German Quernheim

Spielend anleiten und beraten

3. aktualisierte und erweiterte Auflage

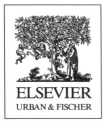

URBAN & FISCHER München

Zuschriften und Kritik an:
Elsevier GmbH, Urban & Fischer Verlag, Hackerbrücke 6, 80335 München. Pflege@elsevier.de
Kontakt@GermanQuernheim.de

Wichtiger Hinweis für den Benutzer
Die Wiedergabe von Gebrauchsnamen, Warenbezeichnungen etc. in diesem Buch berechtigt nicht zu der Annahme, dass solche Namen im Sinne der Markenschutzgesetzgebung als frei zu betrachten wären und daher von jedermann benutzt werden dürfen.
Für Angaben zu rechtlichen Aspekten können vom Verlag und Autoren keine Gewähr übernommen werden. Derartige Angaben sind vom jeweiligen Anwender im konkreten Einzelfall auf ihre Richtigkeit zu prüfen bzw. prüfen zu lassen.

Bibliografische Information der Deutschen Nationalbibliothek
Die Deutsche Nationalbibliothek verzeichnet diese Publikation in der Deutschen Nationalbibliografie; detaillierte bibliografische Daten sind im Internet über http://dnb.d-nb.de abrufbar.

Alle Rechte vorbehalten
3. Auflage 2009
© Elsevier GmbH, München
Der Urban & Fischer Verlag ist ein Imprint der Elsevier GmbH.

09 10 11 12 13   5 4 3 2 1

Das Werk einschließlich aller seiner Teile ist urheberrechtlich geschützt. Jede Verwertung außerhalb der engen Grenzen des Urheberrechtsgesetzes ist ohne Zustimmung des Verlages unzulässig und strafbar. Das gilt insbesondere für Vervielfältigungen, Übersetzungen, Mikroverfilmungen und die Einspeicherung und Verarbeitung in elektronischen Systemen.

Um den Textfluss nicht zu stören, wurde bei Patienten und Berufsbezeichnungen die grammatikalisch maskuline Form gewählt. Selbstverständlich sind in diesen Fällen immer Frauen und Männer gemeint.

Planung und Lektorat: Martina Lauster, München
Redaktion: Fachlektorat Pflege & Gesundheit, Barbara Pschichholz, Gundelfingen
Herstellung: Gabriele Reuter, München; Kerstin Wilk, Leipzig
Satz: abavo GmbH, Buchloe; TnQ, Chennai/Indien
Druck und Bindung: L.E.G.O. S.p.A., Lavis (TN), Italien
Zeichnungen: Thomas Braun, Heidelberg
Umschlaggestaltung: SpieszDesign, Neu-Ulm
Titelfotografie: Andreas Walle, Hamburg

ISBN 978-3-437-26881-6

Aktuelle Informationen finden Sie im Internet unter www.elsevier.de und www.elsevier.com

Vorwort

Liebe Leserinnen und Leser,
vor Ihnen liegt die dritte, erweiterte und aktualisierte Auflage von SPIELEND ANLEITEN UND BERATEN. Nach wie vor stelle ich mit großer Freude fest, dass das Buch in vielen Weiterbildungen für Praxisanleiter und Mentoren eingeführt wurde.

Anregungen durch Leserzuschriften und das Feedback der Seminarteilnehmer bei meinen Veranstaltungen in Kliniken, Heimen, Weiterbildungsinstituten und an Hochschulen sind auch jetzt wieder in die Konzeption mit eingeflossen.

Neu bzw. stark erweitert in der dritten Auflage finden Sie u.a. die Themen:
- Erwachsenenbildung (Andragogik)
- Lernzielstufen
- Handlungspläne/Handlungsbewertungslisten
- Patientenedukation
- Freistellung von Praxisanleitern
- Netzwerk Praxisanleitung
- Leittextmethode
- Überbringen schlechter Nachrichten.

Erstmals ist es nun auch möglich umfangreichere Dokumente und vertiefende Informationen im Internet bereit zu stellen 💻. Dort wählen Sie die gewünschten Formulare aus und laden diese kostenlos herunter. Somit ist der Gesamtumfang von Buch und den Online-Kapiteln durchaus bemerkenswert.

Für die Manuskriptdurchsicht einzelner Kapitel danke ich Herrn Rechtsanwalt Christian Keller (Koblenz) und meinem Zeichner Thomas Braun. Besonderer Dank für die intensive Zusammenarbeit gelten Frau Lauster und Frau Pschichholz vom Lektorat des Verlags.

Ich wünsche Ihnen beim Lesen, Denken und Lernen viel Spaß!

Montabaur, im Mai 2009
German Quernheim

Geleitwort von Dr. A. Zegelin zur 3. Auflage

In den Auswahlgesprächen zur Studienaufnahme an der Universität Witten/Herdecke hat mich immer wieder berührt, wenn die angehenden Pflegewissenschaftsstudenten erzählten, dass sie wenige Male in ihrer Ausbildung oder in ihrem Berufsleben gespürt haben, welchen ungeheuren „Reichtum" der Pflegeberuf bietet. Ein Reichtum an Erfahrungen, Möglichkeiten, persönlichen Entwicklungschancen und auch Sinn und Zufriedenheit.

Für viele BewerberInnen war dies die entscheidende Motivation, im Beruf zu bleiben und einen Beitrag zur Weiterentwicklung leisten zu wollen.

Manchmal wurden dabei PflegelehrerInnen genannt, die diese Einsichten ermöglichten, viel häufiger aber auch PraxisanleiterInnen, die im direkten Pflegegeschehen vorbildlich gehandelt haben. Wie anspruchsvoll die „Nachwuchspflege" sein kann, wird in diesem Buch deutlich. In der Zeit meiner Pflegeausbildung, Ende der 60er Jahre, lernte man durch „Mitlaufen". Jede Hand wurde gebraucht, weniger aber der Kopf. Deswegen hielten sich Routinen und Rituale über viele Jahrzehnte. Christel Bienstein wies schon vor über 25 Jahren daraufhin, dass die Auszubildenden ihren Beruf „nicht richtig" lernen würden – das stimmt (e). Junge Leute wurden und werden auf ein bestimmtes Setting angelernt, zentrale Inhalte und Einstellungen ergeben sich dabei eher zufällig. Die Festschreibung einer qualifizierteren praktischen Vorbereitung in den letzten Pflege-Ausbildungsgesetzen war absolut überfällig. Das Buch geht entsprechend auf die neueren berufspädagogischen Grundlagen, Kompetenzorientierung, Lernfelder usw. ein.

Immer noch gelten pädagogisch-psychologische Tätigkeiten in der Pflege als „Nicht-"Arbeit, als luxuriöses und verzichtbares „Zubrot". Dabei ist Pflege im Kern eine kommunikative Arbeit mit vielen Aspekten, z.B. in der Verständigung mit anderen beteiligten Berufsgruppen. Vor allem gehören Interaktionen mit pflegebedürftigen Menschen und ihren Angehörigen, aber auch Anleitungen und Einarbeitungen von SchülerInnen und KollegInnen dazu.

German Quernheim geht hier auf die Felder ein und der Ausdruck „Spielend…" passt vortrefflich. Mit viel Humor, sehr anschaulich und „leicht verpackt" werden wichtige Grundlagen vermittelt. In den Beispielen können die LeserInnen sich gut wieder finden.

Wie auch in den vorigen Büchern merkt man, dass der Autor weiß, wovon er spricht und viel Erfahrung einbringen kann. Dabei gelingt es ihm, verschiedene Ansätze zum Konzept „Gezielte Anleitung" zu integrieren. Besonders ausführlich geht er auf die Beiträge der pädagogischen Psychologie ein, auch neurowissenschaftliche Erkenntnisse werden dabei berücksichtigt. Innerhalb des Kapitels Beratung fasst er unter der Überschrift „Bezugskontakt" viele neuzeitliche Strömungen zusammen.

Die Struktur der Texte ist vorbildlich. Die Begründungen und Bewertungen zeigen die differenzierten Überlegungen, die einem praktischen Unterricht vorausgehen sollten. Die verschiedenen didaktischen Schritte machen erst deutlich, wie komplex eine Vermittlung sein kann. Dabei gelingt es German Quernheim, neben der Orientierung an den Nutzern des Buches, auch immer wieder „gute" Pflege aus der Sicht der Pflegeempfänger vorzustellen.

Ich bin überzeugt, dass dieses Werk wiederum einen Meilenstein in der Entwicklung von Praxisanleitung in der Pflege darstellen wird und wünsche ihm eine große Verbreitung.

Dr. Angelika Zegelin
Pflegewissenschaftlerin, Universität Witten/Herdecke

Geleitwort von Prof. Christel Bienstein zur Erstauflage

„Sie wissen schon, wo das steht. Das nehmen Sie dann und geben es Herrn Schimanski!"

Die Aufforderung einer Krankenschwester, gerichtet an eine Schülerin im ersten Ausbildungsjahr. Zurück bleibt eine Schülerin, die völlig verdutzt aus ihrem Kittel schaut und nichts, aber auch gar nichts verstanden hat. Was soll sie, womit, wem tun?

Wie sollte sie auch diese Krankenschwester verstehen können, die aus ihrem Gedankenkontext nur eine Aufforderung herausnimmt und den Hintergrund nicht erläutert. Ging es Ihnen nicht häufig auch so, dass es nicht verständlich war, was die anderen von Ihnen wollten?

Diese Situation habe ich häufig erlebt. Ich fühlte mich dann den Anforderungen nicht gewachsen, aber es war keiner da, der mir etwas erklärt hätte.

„Heute habe ich eine Patientin (Frau Berger) gefragt, wie denn ihr Bein bisher von den anderen gewickelt wurde. Sie hat es mir dann auch gezeigt. Ich fand sie sehr nett." (Auszug aus meinem Berichtsheft vom 16. Juni 1969)

Häufig mussten Patienten herhalten, mir etwas zu erklären, oder ich musste durch Versuch und Irrtum eine Lösung finden. Vielen wird es ähnlich ergangen sein.

Inzwischen ist viel Zeit ins Land gegangen, und die Pflege hat sich verändert. So durften 1970 viele Schüler/-innen nicht in die „Kurve" eintragen. Das Mitgehen zur Visite war eine Auszeichnung, und die Nachtwache bei 90 Patienten war keine Seltenheit. Es hat sich viel getan. Besonders wertvoll ist die Veränderung des Bewusstseins von Pflegenden im Umgang mit Schülern und Schülerinnen. Heute ist vielen klar, dass Informationen weitergegeben und Hintergründe erläutert werden müssen, dass Schüler/-innen Anleitungssituationen erhalten müssen und Raum für die Übung gegeben sein muss.

Es ist sehr zu begrüßen, dass endlich ein Buch auf dem Tisch liegt, welches Hilfestellung bei der Gestaltung der praktischen Ausbildung gibt.

Trotzdem: **Das Buch kommt zu spät!** Für alle, die gerne etwas mehr darüber gewusst hätten, und für die, die schon anders ausgebildet worden wären.

Das Buch kommt zur richtigen Zeit! Für alle, die jetzt mehr über die praktische Ausbildung wissen wollen, und für die Schüler/-innen, die ab jetzt eine Ausbildung erfahren.

Das hohe Interesse des Autors an professionellen Pflegekenntnissen und einem professionellen Pflegeverhalten der Praxisanleiterinnen/Praxisanleiter und Mentorinnen/Mentoren durchzieht das gesamte Buch. Anleitungssituationen, die mehr Zeit beanspruchen, werden ebenso erläutert wie Alltagssituationen, die wenig Zeit für eine Gezielte Anleitung lassen, aber dennoch Lernmöglichkeiten bieten.

Das Buch bietet vielfältige Aspekte der Wahrnehmungsschulung und der Entwicklung der eigenen Kreativität. Diesem wesentlichen Auftrag kann in der praktischen Ausbildung besonders Rechnung getragen werden.

Wahrnehmung ist nur durch Erkenntnis möglich.

Erkenntnis ist jedoch nur durch Wahrnehmung möglich.

Beide bedingen einander.

Hierzu kann die Anleiterin/der Anleiter eine große Hilfe leisten.

Ich wünsche den Lesern und den Leserinnen ein drängendes Bedürfnis, die Inhalte des Buches in die Praxis zu übertragen und die Erkenntnis, dass Lehren nicht das Füllen eines Fasses mit Wissen ist, sondern das Entzünden einer Flamme! (nach Heraklit)

Christel Bienstein

Hinweise für den Leser

Dieser Leitfaden wurde für die Kollegen im Pflegedienst geschrieben und illustriert. Er soll Hilfe und Anregung für die *„Pflegenden an der Front"* sein, die sich mit der praktischen Ausbildung von Pflegeschülern beschäftigen. Wenn im Text die Bezeichnung „Pflegeschule" verwendet wird, so steht diese für alle Gesundheits- und Krankenpflege-, Gesundheits- und Kinderkrankenpflegeschulen sowie Altenpflegeschulen.

Dieses Buch ist flott und locker in seiner Ausdrucksweise; Fremdwörter werden, wenn sie unvermeidbar sind, sparsam verwendet. Fachbegriffe werden von mir benutzt, sofern die *Indikation* dafür gegeben ist. Ein Stichwortverzeichnis und ein Glossar am Ende erleichtern das schnelle Nachschlagen und Verstehen. Im Anhang können Sie dem Zitatenverzeichnis die genaue Fundstelle entnehmen – andernfalls ist die Literaturquelle in der Bibliographie aufgeführt.

Zahlreiche stichwortartige Zusammenfassungen und Übersichten erlauben dem Leser, das Wesentliche aus einem komplexen Themengebiet herauszufiltern.

Wortwahl bezüglich der Zielgruppen
Im Buch geht es um die Anleitung und Beratung von Schülern und Klienten. Klienten des Pflegepersonals sind die Pflegeempfänger: Patienten oder Bewohner, aber auch deren Bezugspersonen wie Angehörige und Freunde. Klienten werden von anderen Autoren auch als Kunden bezeichnet. Wenn wir unseren Schülern die Dienstleistung „Anleitung" bieten, gehören somit auch Schüler zu unseren Kunden bzw. Klienten. Ähnliches gilt für Praktikanten, Berufsrückkehrer oder einzuarbeitende Mitarbeiter. Alle diese Personengruppen sind Klienten von Praxisanleitern. Im Text werden aus diesem Grund beide Bezeichnungen verwendet. Wenn es im Buch beispielsweise um konkrete Ausbildungsbelange geht, differenziert sich die Schüleranleitung von der Anleitung eines Klienten. Immer dann, wenn es um beide geht, wird überwiegend vom „Klienten" geschrieben. Kern des Buches ist die „Gezielte Anleitung", im pädagogischen Feld mittlerweile ein fest stehender Begriff, sodass aus diesem Grund durchgängig die Großschreibung erfolgt.

Allgemeine Personenangaben beziehen sich im Buch sowohl auf weibliche wie männliche Menschen aus den Berufen: Gesundheits- und Krankenpflege, Gesundheits- und Kinderkrankenpflege, der Altenpflege, Heilerziehungspflege, Erzieher, Physiotherapie und der medizinischen Fachangestellten.

Erklärung der Symbole

Um Ihnen das Lesen und Bearbeiten zu vereinfachen, nachfolgend eine kleine Übersicht über die verwendeten Symbole:

Kernaussagen, Merksätze oder Tipps

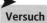
Versuch
Aufforderung zu einem kleinen Experiment

Praxisnahe Beispiele verdeutlichen den Text

▶ verweist Sie auf vernetzte Textstellen in anderen Kapiteln

📖 und Zahl geben die Quellnummer im Zitatverzeichnis am Ende des Buches an.

💻 verweist auf Texte und Literatur, die unter www.pflegeheute.de bereitstehen

Textpassagen in kursiver Schrift
Diese mit Augenzwinkern geschriebenen Erläuterungen sollen Sie und den Text pointiert auflockern. Nehmen Sie bitte meine ironischen oder satirischen Anmerkungen bei kursiven Stellen nicht persönlich.

Pflegepersonen im Buch

Folgende Hauptdarsteller begleiten Sie. Ähnlichkeiten mit lebenden oder verstorbenen Personen wären rein zufällig und sind nicht beabsichtigt.

Ulli (➤ Abb. 1) ist Krankenpfleger und möchte demnächst eine berufspädagogische Weiterbildung zum Praxisanleiter absolvieren. Er hat während seiner Ausbildung erfahren, welche Unterschiede oder „Welten", wie er sagt, zwischen den zwei Anleitungsformen liegen:
- Schüler wird mitgenommen und schaut zu
- Gezielte Anleitung.

Als Schüler im 3. Ausbildungsjahr lernte er im Unterricht die Grundlagen der „Gezielten Anleitung". Durch die Lektüre von Pflegefachzeitschriften und den Besuchen von Fortbildungen fühlt er sich „up to date".

Krankenpfleger **Karl-Heinz** (➤ Abb. 2) hält von *dem ganzen neumodischen Kram* recht wenig. Er ist bereits seit 18 Jahren Krankenpfleger, liest keine Pflegefachzeitschrift und besucht keine Fortbildungen.

In seiner Ausbildung musste er sich „*alles alleine aneignen*". Wie er sagt, habe ihm dies aber nicht geschadet. Zudem hält er spezielle Praxisanleitung für übertrieben. Sorgenvoll blickt er in die Zukunft der Pflege, wenn er sagt: „*Also, man hört ja immer mehr von den Pflegeprozessen. Die Gerichte sind ja völlig überlastet…*"

An Schülern mangelt es nicht. Sie als Leser werden die Eigenarten, Vorlieben, aber auch Probleme der Lernenden noch kennen lernen. In den vielfältigen Praxisbeispielen und Episoden dreht sich alles um

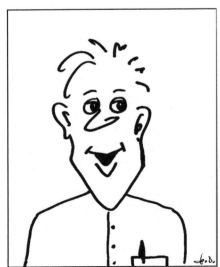

Abb. 1 Ulli

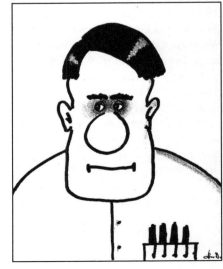

Abb. 2 Karl-Heinz

Pflegepersonen im Buch XI

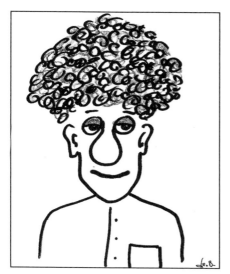

Abb. 3 Schüler Franz

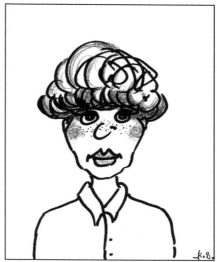

Abb. 4 Schülerin Petra

Schüler Franz (➤ Abb. 3), Schülerin Petra (➤ Abb. 4) und Schüler Ali (➤ Abb. 5).

Abschließend bleibt mein Wunsch, Sie mit diesem Praxisbuch zu *„kontaminieren und infizieren"*, damit auch Sie den Spaß und die Spannung entdecken, die sich während Anleitungs- und Beratungssituationen auf Schüler/Klienten und Anleiter, manchmal sogar auf die Pflegeempfänger, überträgt. Professionell erlernte und trainierte Anleitung macht Spaß!

Starten wir mit einem ungewöhnlichen Auftrag.

▶
Leseauftrag

Lesen Sie bitte als erstes die letzte Seite von Kapitel 5, den Schluss des Buches. Erst danach setzen Sie bitte Ihre Lesegewohnheiten hier an dieser Stelle fort.
Danke!

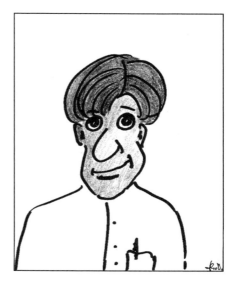

Abb. 5 Schüler Ali

Mit „Lehrern für Pflegeberufe" sind sowohl die traditionell weitergebildeten Kollegen, als auch alle Pflegepädagogen, Berufspädagogen, Medizinpädagogen, Fachlehrer für Pflegepraxis, Lehrer an berufsbildenden Schulen usw. gemeint.

Inhaltsverzeichnis

1	**Grundlagen: Wissensvermittlung und Lernen**	1
1.1	Lernen	2
1.2	Pflegepädagogische Begriffsdefinitionen	4
1.2.1	Erziehung	4
1.2.2	Pädagogik	5
1.2.3	Didaktik und Methodik	6
1.2.4	Anleitung	10
1.2.5	Beratung	13
1.3	**Lernziele**	13
1.3.1	Lernzielarten	14
1.3.2	Affektive Lernzielstufen	14
1.3.3	Umsetzung Lernziele	15
1.4	**Lerninhalt**	16
1.5	**Wahrnehmungskanäle und Lerntypen**	17
1.6	**Medien und Methodik**	20
1.7	**Verarbeitung der Lerninhalte**	22
1.7.1	Gedächtnisarten	22
1.7.2	Gehirnhälften	23
1.7.3	Vergessen	28
1.7.4	Dramatisiertes Lernen	29
1.8	**Voraussetzungen des Lernens**	30
1.8.1	Lernstufen	30
1.8.2	Neugierde	31
1.8.3	Motivation	32
1.8.4	An- und Entspannung	37
1.8.5	Aufmerksamkeit und Zeit	40
1.9	**Grundregeln des Lernens (Lernmaxime)**	42
1.9.1	Verknüpfungen	42
1.9.2	Anfangs- und Endbetonung	43
1.9.3	Ziel- und Handlungsorientierung	43
1.9.4	Struktur der Inhalte	45
1.9.5	Üben und Wiederholen	46
1.9.6	Lernstrategien	48
1.10	**Anleitungs- und Lernmodelle in der Praxis**	51
1.10.1	Signallernen	51
1.10.2	Lernen durch Versuch und Irrtum	52

1.10.3	Beobachtungslernen	53
1.10.4	Lernen durch Einsicht	55
1.11	**Vom Pflegeneuling zum Pflegeexperten**	56
1.11.1	Das Fünf-Stufen-Modell	56
1.11.2	Auswirkungen auf den Einsatz von Pflegestandards	61
1.11.3	Konsequenzen für die Anleitung	62
2	**Selbstverständnis des Anleiters**	**65**
2.1	**Tätigkeitsfeld Anleitung**	65
2.1.1	Voraussetzungen des Anleiters	65
2.1.2	Besondere Eigenschaften von Anleitern	67
2.2	**Entwicklung des Berufsbildes Praxisanleiter**	67
2.3	**Entwicklung des Berufsbildes Mentor**	70
2.4	**Entwicklung von Tutoren/Paten**	71
2.5	**Anleiterdefinitionen und Qualifikationen**	72
2.6	**Berufspolitische Überlegungen**	74
2.6.1	Zeit, Geld und Patientennähe?	74
2.6.2	Stellenwert der Anleitung im Team	78
2.6.3	Motivation des Anleiters	81
2.6.4	Praxisanleitung bietet Spaß und Karrierechancen	82
2.6.5	Anleitungsverpflichtung	83
2.6.6	Netzwerk Praxisanleitung	84
2.7	**Burnout bei Anleitern**	84
2.7.1	Innere Kündigung	84
2.7.2	Symptome der Burnout-Kaskade	86
2.7.3	Burnout-Prophylaxe	87
2.8	**Qualitätsmanagement der Anleitung**	88
2.8.1	Strukturqualität	89
2.8.2	Prozessqualität	89
2.8.3	Ergebnisqualität	90
2.8.4	Qualität der Anleitung	90
2.9	**Mitwirkung bei Führungsaufgaben**	91
2.9.1	Führungsstil	92
2.9.2	Kündigung	93
2.9.3	Bewerberauswahl	94
2.9.4	Stellenbeschreibung	95
2.10	**Haftungsrechtliche Aspekte**	95
2.10.1	Anleitung neuer Mitarbeiter	97
2.10.2	Anleitung und Delegation an Pflegeschüler	97
2.10.3	Wer haftet wann?	99

2.10.4	Rechtliche Bestimmungen bei Anleitungen mit Patienten und Bewohnern	101
2.10.5	Einrichtungsinterne Organisation der Anleitung	101
2.10.6	Weitere rechtliche Aspekte: Jugendarbeitsschutzgesetz	101
3	**Prozess der Anleitung**	**103**
3.1	Vorbereitung des Anleiters	103
3.1.1	Bedingungen durch das Umfeld	103
3.1.2	Bedingungen durch die Zielgruppe	105
3.1.3	Bedingungen durch den Anleiter	118
3.1.4	Bedingungen durch das Anleitungsthema	120
3.1.5	Patienten-/Bewohneranalyse	126
3.2	Planung der Anleitung	129
3.3	Vorbereitung des Schülers/Klienten	134
3.3.1	Lernauftrag für Schüleranleitung	135
3.3.2	Lernauftrag für Klienten	136
3.3.3	Handlungsaufgaben	136
3.4	Vorgespräch	137
3.4.1	Ort und Zeit	137
3.4.2	Struktur	138
3.4.3	Absprachen	141
3.4.4	Beobachtungsschwerpunkte vereinbaren	143
3.4.5	Mentales Training	143
3.5	Durchführung	146
3.6	Nachgespräch	150
3.6.1	Ort und Zeit	150
3.6.2	Struktur	151
3.7	Trainingsphase	163
3.7.1	Übung macht den Meister	163
3.7.2	Beobachtung	165
3.8	Beurteilung	172
3.8.1	Gesetzliche Grundlagen	172
3.8.2	Grundlagen der Beobachtung und Beurteilung	174
3.9	Praxisanleiter als Fachprüfer beim praktischen Examen	182
3.9.1	Anforderungen an die praktische Prüfung	183
4	**Rationelle Anleitungsmöglichkeiten**	**187**
4.1	Informationsweitergabe von Schule an Pflegepraxis	190
4.1.1	Einrichtung eines Mentorenkreises/Praxisanleiterkreises	190
4.1.2	Klassenbuchauszüge	194

4.1.3	Anleitung und Praxisbegleitung durch Lehrer für Pflege	194
4.1.4	Hospitationen	199
4.2	**Informationsweitergabe von Pflegepraxis an Schule**	199
4.2.1	Besprechungen	199
4.2.2	Praxisberichte	201
4.3	**Informationsweitergabe von Station an Schüler**	202
4.3.1	Übergabesituationen	203
4.3.2	Standardisierte Einrichtungsorganisation am Praxisort	207
4.4	**Praktische Lernziele der Pflegeausbildung**	207
4.4.1	Gesundheits- und Krankenpflege	209
4.4.2	Altenpflege	212
4.4.3	Ausbildungskonzepte für die praktische Pflegeausbildung	213
4.4.4	Lernangebotskataloge	213
4.4.5	Auswahl verschiedenster Lernziele	215
4.4.6	Checklisten Lernziele	216
4.4.7	Leitfaden Praxiseinsatzort/Stationsleitfaden	217
4.5	**Impulslernen**	219
4.5.1	Checklisten zur Beobachtung	219
4.5.2	Wochenthemen	223
4.5.3	Lernauftrag „Recherche Internet"	226
4.5.4	Leittextmethode	227
4.5.5	Pflegequiz: Lernen mit Spaß	228
4.6	**Weitere Anleitungsformen**	229
4.6.1	Handlungslisten	230
4.6.2	Projektmethode	230
5	**Prozess der Beratung**	233
5.1	**Beratung in der Pflege**	234
5.1.1	Alltagsberatungen in der Pflege	234
5.1.2	Professionelle Beratungsansätze in der Pflege	234
5.1.3	Pädagogische Beratung	235
5.2	**Beratungsverständnis und -qualität**	236
5.3	**Abgrenzung Beratung – Therapie**	238
5.4	**Patientenedukation**	239
5.4.1	Ablauf einer Patientenedukation	239
5.4.2	Lösungsorientierung und Ressourcenaktivierung	240
5.4.3	Felder der Patientenedukation	241
5.4.4	Abgrenzungen und Überschneidungen	245
5.5	**Beratung unter Gleichen**	245

5.6	**Das Selbstverständnis des Beraters** – *Ein Coach für alle Fälle!?*	247
5.6.1	Wirkung von Coaching/Beratung	248
5.6.2	Abgrenzung zur Supervision	248
5.6.3	Einstellungen des Beraters und des Klienten	249
5.6.4	Kompetenzen eines Beraters	250
5.7	**Bezugskontakt**	252
5.7.1	Angleichen/Spiegeln	255
5.7.2	Führen	260
5.7.3	Bewusst und unbewusst	262
5.7.4	Mentale Landkarten	264
5.7.5	Missbrauch von Bezugskontakt	265
5.7.6	Umsetzung „Bezugskontakt"	267
5.8	**Ablauf Beratung**	267
5.8.1	Vorbereitungen	267
5.8.2	Durchführung	268
5.8.3	Abrechnung von Beratungsleistungen	269
5.9	**Umgang mit Konflikten und „schwierigen" Klienten oder Schülern**	270
5.9.1	„Wenn ich an einem Konflikt beteiligt bin …"	272
5.9.2	Eskalation eines Konflikts	273
5.9.3	Verteidigung im Konflikt	274
5.9.4	Konfliktmanagement	275
5.9.5	Psychohygiene	279
5.9.6	Mitteilen von negativen Nachrichten	281
5.10	**Präsentation und Moderation**	282
	Bevor Sie dieses Buch weglegen…	282
	Anhang	285
	Abkürzungsverzeichnis	285
	Glossar	285
	Zitatenverzeichnis	286
	Register	287

KAPITEL 1
Grundlagen: Wissensvermittlung und Lernen

Es war einmal ein junger Mensch, der interessierte sich für einen Pflegeberuf. Eines Tages bewies er sein Geschick erstmals in der Praxis. Vor allem in der Anfangsphase war er stark auf Hilfe und Unterstützung des ausgebildeten Pflegepersonals angewiesen. Mit großem Interesse beobachtete er die verschiedensten Pflegemaßnahmen. Ohne weitere Erläuterungen blieben ihm jedoch die für ihn unverständlichen Tätigkeiten fremd ...

Erkennen Sie sich vielleicht wieder? Erinnern Sie sich noch an Ihre anfängliche Abhängigkeit vom Wohlwollen der „Erfahrenen"? Haben Sie vielleicht bereits damals den Unterschied zwischen dem Lernen durch Beobachtung der anderen – denn manches ließ sich wirklich einfach imitieren – und dem gezielten Zeigen und Erklären der Pflegemaßnahmen, die Ihnen abschließend einsichtig geworden sind, entdeckt?

Zu Beginn von Weiterbildungen zum Praxisanleiter werden gerade diese Erinnerungen an die eigene Ausbildung reaktiviert. Wie war das damals bei mir? Was fiel mir als Anfänger besonders schwer? Was habe ich damals nicht verstanden? Was gab in meiner Ausbildung den Ausschlag, der schließlich zum Lernerfolg führte?

Wenn Sie sich heute dieser Zusammenhänge bewusst werden, bringen Sie eine der wichtigsten Voraussetzungen für erfolgreiche Anleitungen mit, nämlich die Einsicht, *dass Pflege nicht allein durch Beobachten und Zuschauen erlernt werden kann.*

Wäre dem so, bräuchten wir keine dreijährige Pflegeausbildung. Dann könnten Schüler, ähnlich wie Praktikanten und Zivildienstleistende, einige Monate den Pflegealltag begleiten und abschließend ihre Prüfungen ablegen. Wollen wir uns aber stattdessen von unausgebildeten Kollegen unterscheiden und unsere pflegerische Eigenständigkeit darlegen, so sollten wir in aller Konsequenz eine professionelle praktische Ausbildung anbieten. Bedenken Sie bitte, dass unsere Schüler die Pflege widerspiegeln, die sie selbst erlebt haben. Zudem sind Pflegeschüler unsere Kollegen von morgen.

MERKE
Praxisanleitung ist professionelle, planmäßige und zielbewusste praktische Pflegeausbildung.

Was unterscheidet z.B. eine Ganzkörperwaschung, ausgeführt von einem Praktikanten, von der Waschung durch eine ausgebildete Pflegende? Sollten bei einem solchen Vergleich keine Unterschiede festgestellt werden, könnten sich Pflegeschüler zu Recht fragen, warum sie überhaupt eine Ausbildung mit vielen theoretischen Inhalten absolvieren müssen. Dabei erleben sie den überwiegenden Teil ihrer dreijährigen Ausbildung in den Pflegeeinrichtungen. In der Praxis haben sie die Möglichkeit, das von der Schule vermittelte Wissen umzusetzen. Hier sollen sie sich qualifizieren, um später den Berufsanforderungen genügen zu können. In der praktischen Ausbildung lernen sie die eigentlichen Pflegehandlungen. Aber wie ist Lernen definiert?

1.1 Lernen

Unter dem Begriff **Lernen** werden umfassende geistige, emotionale und körperliche Vorgänge verstanden, durch die sich der Mensch entfaltet. Wir eignen uns neues Wissen an (kognitiv = geistig), entwickeln persönliche Verhaltensweisen weiter (emotional = gefühlsmäßig) oder erwerben neue motorische Fähigkeiten (psychomotorisch = körperlich). Erfahrungen und neue Denk- und Verhaltensweisen werden dadurch erworben. Menschen lernen oft durch Identifizierung: Dabei orientieren wir uns an Verhaltensweisen der anderen, die unsere individuellen Handlungen beständig lebenslang prägen. Kurzum, wir eignen uns Fähigkeiten, Ansichten und Verhaltensweisen an, um uns an die Erfordernisse des Lebens anzupassen. Somit emanzipieren oder befreien wir uns aus der Abhängigkeit unserer Eltern, Lehrer, Anleiter etc., um uns schließlich mit ihnen gleichstellen zu können.

Immer dann, wenn die emotionalen Anteile im Gehirn stimuliert werden und zugleich unser Gefühl „Ja sagt", lernen wir besonders erfolgreich. Lernen ist auch dann effektiv, wenn man nicht daran denkt, dass jetzt etwas gelernt werden soll.

MERKE
Je spielerischer Lernprozesse verlaufen, desto eindrucksvoller ist das positive Ergebnis.

Lernen kann dabei in verschiedene Richtungen gehen. Neben dem oben dargestellten Lernen, welches das Ziel einer Leistungssteigerung oder Kompetenzerweiterung hat, kann es auch zu Verschlechterungen kommen im Sinne von „falschen" oder unerwünschten Handlungen. Ebenso können erworbene Verhaltensweisen, Fähigkeiten oder Einstellungen auch wieder verlernt werden.

Während der Pflegeausbildung lernen Schüler eine Berufspersönlichkeit zu entwickeln und sich Stück für Stück in ihren Ausführungen zu verselbstständigen. Dies ist die eigentliche Lernmotivation. Kaum ein Schüler strengt sich des Lernens wegen an, sondern er hat das Ziel, sich mit dem Examen auf die gleiche Stufe zu stellen, auf der seine Praxisausbilder heute schon stehen.

In den folgenden Kapiteln bewegen wir uns schrittweise von den Grundlagen hin zu den Lernmodellen der Pflegepraxis. Beziehen Sie sich während des Lesens weniger auf Ihre Schüler, sondern setzen Sie sich zunächst mit Ihrem eigenen Lernen auseinander. Wie war es damals? Erinnern Sie sich bitte an Ihre ersten Arbeitstage in einer Pflegeeinrichtung. Durch Ihre bis heute erfolgreich absolvierten Prüfungen haben Sie den Beweis, dass es Ihnen gelungen ist zu lernen. Hat sich in den letzten Jahren Ihr Lernverhalten geändert? Haben Sie möglicherweise neue Lernstrategien entwickelt?

Aktuelle Erkenntnisse der Hirnforschung haben die alte Vorstellung, dass ein junges Gehirn lernt und ein „älteres Hirn" nur noch abbaut, eindeutig widerlegt. Das Höchstmaß der Hirnaktivität wird statistisch im Lebensalter von 39 Jahren erreicht. Danach geht es langsam bergab. Je mehr der Betroffene auch jenseits der „40" weiterlernt und versucht „up-do-date" zu bleiben, desto gemächlicher geschieht dieser Prozess.

Ältere Menschen lernen zwar langsamer als junge, dafür verfügen sie jedoch über einen großen Erfahrungsschatz an Wissen und integrieren neue Informationen besser. Wer früher häufiger Probleme gelöst hat, kann diese auch jetzt einfacher und schneller bewältigen. Das bedeutet beste Voraussetzungen für lebenslanges Lernen!

Lernbeeinträchtigungen

Patienten soll im Rahmen von Anleitungen, Beratungen oder Schulungen neues Wissen bzw. Handeln beigebracht werden. Manche der Klienten (in diesem Sinne die Empfänger der Anleitungen), haben krankhafte Probleme mit dem Lernen. Hier werden zwei Arten der Beeinträchtigungen unterschieden:

Physische Beeinträchtigungen
- Aufgrund fehlender Entwicklung oder Reife verstehen Klienten (zum Beispiel Kleinkinder) Zusammenhänge (noch) nicht
- Krankhafte Veränderungen im Gehirn z.B. durch Durchblutungsstörungen oder die Abnahme der Astrozyten (Sternzellen)
- Gehirn- und Schädelverletzungen nach Unfällen.

Psychische Beeinträchtigungen
- Durch schwere Depression stellt sich keine positive Zielmotivierung, ein um neues Wissen zu erlangen
- Aufgrund des geringen Selbstbildes halten sich Klienten in der Lernphase für nicht belastbar und unfähig
- Starke Angstzustände, beispielsweise möchte der Patient keine weiteren Informationen zu seinem Krankheitsbild erfahren.

Erwachsenenbildung

Die Erwachsenenbildung (Andragogik) nimmt im Bereich der pflegerischen Anleitung eine zentrale Rolle ein. Die Adressaten sind dabei Erwachsene. Deren Lernverhalten ist abhängig von der individuellen Lernbereitschaft und dem aktuellen Lerntrainingszustand. Zu beachten ist dabei auch der Krankheitszustand von anzuleitenden Patienten oder Bewohnern. Die nachfolgenden Grundsätze sind bei allen Anleitungsformen zu berücksichtigen:
- Erwachsene müssen wissen warum sie etwas lernen sollen.
Legen Sie aus diesem Grund Ihren Schwerpunkt auf eine optimale Entwicklung des Anleitungsziels und verdeutlichen Sie dem Klienten, welchen Nutzen er durch die Anleitung hat
- Erwachsene möchten vorher gerne wissen was sie erwartet.
Sie lieben es nicht besonders „im Nebel zu stochern" und passiv abzuwarten, was passiert
- Egal ob Schüler oder Klienten – Erwachsene haben das Bedürfnis selbstbestimmt zu sein:
Sie möchten nichts „aufgeschwätzt" bekommen, sondern autark ihre Entscheidungen treffen können

- Erwachsene haben im Gegensatz zu jüngeren Menschen Erfahrungen gemacht, die sie einbringen können. Damit knüpfen sie meist schneller an bereits vorhandenes Wissen an
- Erwachsene sind motiviert und lernbereit wenn sie begreifen, dass sie die gestellten Aufgaben durch das Gelernte effektiver und befriedigender lösen können
- Erwachsene lernen besonders effektiv, wenn der Anleitungsprozess aufgaben- und problemzentriert ist oder auf Erfahrungen des täglichen Lebens aufbaut.

Bei allen Gemeinsamkeiten haben Patienten, Bewohner und ihre Angehörigen andere Bedürfnisse als Pflegeschüler im Ausbildungsprozess. So sind sie meist älter und haben unterschiedliche Lernbiografien. Auch können sich ihre Krankheitsvorstellungen subjektiv stark unterscheiden. Für den einen ist die Erkrankung nur ein *Klacks* – den anderen lässt sie depressiv werden. Anleitungen sollen sich an der Lebenswelt des Klienten orientieren, d.h. beispielsweise an der direkten Umgebung (Haushalt, Bewohnerzimmer). Immer geht es darum, dass der Klient einen Nutzen durch die Anleitung erfährt um seinen Alltag anschließend besser bewältigen und sich versorgen zu können.

1.2 Pflegepädagogische Begriffsdefinitionen

Der Schwerpunkt dieses Buches liegt in Anleitung und Beratung. Zum besseren Verständnis zunächst einige Definitionen, die für das Verstehen der Gesamtzusammenhänge notwendig sind. Im jeweiligen Kapitel werden die entsprechenden Themenkomplexe dann vollständig erarbeitet.

1.2.1 Erziehung

MERKE
Eine diskutable Grundannahme der Pädagogik lautet:
Der Mensch ist ein erziehungs- und lernbedürftiges Wesen.

Erziehung ist das Formen der Persönlichkeit eines Menschen nach bestimmten Vorstellungen oder Gesichtspunkten. Erziehung zielt darauf ab, dass bestimmte, gewünschte Lernvorgänge stattfinden und andere unerwünschte vermieden werden. In unserer Gesellschaft haben ausgebildete Erzieher und Lehrer die Aufgabe, die Heranwachsenden für ihre Rolle in der Gesellschaft „fit" zu machen.

Erziehung wird vom Gesetzgeber als Ausbildungsinhalt in den Fachbereichen Geistes- und Sozialwissenschaften vorgegeben. Beispielsweise erwähnt Anlage 1 A Punkt 3 (KrPflAPrV): „Unterstützung, Beratung und Anleitung". Pflegende und damit auch die Schüler arbeiten in einem Teamberuf. Darum sollten alle Teammitglieder lernen, kollegial miteinander umzugehen: Gegenseitiger Respekt, Freundlichkeit, Rücksichtnahme und Unterstützung kann das neue Teammitglied durch Vorleben erlernen. Zudem wird sich der Schüler mit dem Führungs- und Erziehungsstil des Praxiseinsatzortes auseinander setzen. Beim Ausbildungsinhalt „Gesundheitsberatung" spielt beispielsweise der erzieherische Aspekt eine wichtige

Rolle. Schließlich sollten Schüler auch lernen, später als Führungskraft Mitarbeiter zu organisieren, Pflegebedürftige und ihre Angehörigen anzuleiten und Verantwortung anderen gegenüber zu übernehmen. Damit bewegen sie sich permanent im Bereich der „Erziehung".

1.2.2 Pädagogik

Die deutsche Bezeichnung für den Begriff Pädagogik lautet „Erziehungswissenschaft". Zielsetzungen sind dabei, die eigenen Ressourcen von Schülern und Klienten (weiter) zu entwickeln und damit deren Verhalten zielgerichtet zu verändern. Die relativ junge Disziplin der **Pflegepädagogik** beschäftigt sich mit dem Lernen, Lehren, Anleiten und Beraten im Kontaktbereich zwischen Klienten und Pflegepersonal, im Feld der Aus-, Fort- und Weiterbildung sowie im Fachbereich der Pflegeforschung. Gegenüber anderen vorwiegend naturwissenschaftlichen Disziplinen wie Chemie oder Nuklearmedizin kämpft die Pflegepädagogik, wie übrigens andere (Geistes)Wissenschaften auch, mit einem besonderen Problem: Jeder, der in irgendeiner Weise Kontakt mit Pflegeschülern hat, vom Oberarzt über die Reinigungskraft bis zum Mitarbeiter der Verwaltung, meint hier mitreden zu dürfen. Ärgerlich wird es dann, wenn pflegefremde Berufsgruppen, zudem ohne pädagogisches Hintergrundwissen, versuchen maßgeblichen Einfluss auf die Pflegeausbildung zu nehmen.

Der Arzt als Prüfungsvorsitzender, der aufgrund eines sechswöchigen Pflegepraktikums innerhalb seines Medizinstudiums meint, insoweit pflegeerfahren zu sein, dass er sicher beurteilen kann, ob ein Prüfling in der professionellen Pflege kompetent ist. Oder ein Chefarzt, der einer Schülerin wegen Inkompetenz kündigen will bzw. ein Verwaltungsleiter, der Pflegepersonal auswählt und einstellt.

Wissensdefizit

Wenn Schüler angestrebte Handlungen noch nicht ausführen können oder über ein Themengebiet falsches oder unzureichendes Wissen haben, liegt ein so genanntes **Wissensdefizit** vor. Nach den nordamerikanischen Pflegediagnosen ist es bei Klienten definiert als:

„Informationsdefizit oder mangelndes Verstehen von Informationen und/oder die Unfähigkeit, Handlungen zu steuern, die für den Gesundungsprozess notwendig sind". (📖 ➤ 1)

Patienten zeigen dabei Nichtverstehen, Mangel an Erinnerungsvermögen oder Unvermögen eine Handlung zu erlernen oder auszuführen. Häufig sind erfolglose Anleitungen oder Beratungen vorausgegangen, die beim Klienten keine sinnvolle Verhaltensänderung oder Wissenserweiterung zur Folge hatten. Durch Anleitung, Beratung, Schulung oder Unterricht werden Wissensdefizite ausgeglichen.

Im großen pädagogischen Feld der praktischen Pflegeausbildung kommt es häufig zu Überlastungen innerhalb der Berufsgruppe. Pflegende fühlen sich überfordert, wenn sie ohne bzw. mit unzureichendem pädagogischem Hintergrundwissen gezielt anleiten oder differenzierte Beurteilungen formulieren sollen. Ebenso spiegelt sich

Pädagogik im Auswahlverfahren von geeigneten Bewerbern wider. Egal, ob es um die „Berufstauglichkeit" von Praktikanten, um die spätere Übernahme der Oberkursschüler oder um die Neuanstellung von ausgebildetem Pflegepersonal geht, das Handwerkszeug für die Führung und Beurteilung von Kollegen wurde selten gelernt. Somit liegen möglicherweise auch bei ausgelernten Pflegenden Wissensdefizite vor.

1.2.3 Didaktik und Methodik

MERKE
Didaktik beschäftigt sich mit der aktiven Steuerung von Lernprozessen. Sie beinhaltet jegliche Formen des Anleitens, Unterrichtens und Lernens.

Didaktik findet in organisierter Form statt und bezweckt Lehren und Lernen.

Unterricht oder Schulung beinhaltet im eigentlichen Sinne die theoretische Klärung eines Themas. Erst wenn der Anleiter weiß, welches Handlungsziel der Klient abschließend erreichen soll, kann er sich mit den nachfolgenden Fragen befassen:

Welches **Ziel** soll mit welchem **Inhalt**, durch welche **Methode**, in welcher **Zeit**, an welchem **Ort** mit welchen **Medien** in welcher **Beziehung** gelernt werden?

Die folgende Geschichte nach von Münchhausen verdeutlicht den Begriff **Methodik** (> Abb. 1.1): *Der Lehrer beginnt die Stunde mit der Frage: „Wer von Ihnen mag Zitronen?" Einige der anwesenden Schüler melden sich. „Na prima, hier sind welche." Er enthüllt einen Korb mit gelb leuchtenden Zitronen, geht auf Schüler Ali, einen der „Zitronenliebhaber" zu und reicht ihm eine reife Frucht. „Bitte beißen Sie kräftig hinein!" Der Schüler weicht zurück und lehnt dankend ab. Erstaunt fragt der Lehrer nach dem Grund. „Zu fest und hart!" und „Zu bitter!" erwidert die Klasse. „Habe verstanden!", bekommen die Lernenden zu hören und schon holt der Lehrer eine Zitronenpresse mit Messer und Becher. Nachdem er eine Zitrone geteilt und ausgepresst hat, reicht er den Becher wieder Schüler Ali, der sich zu Beginn als Zitronenliebhaber outete. Aber weder er noch die anderen Mitschüler wollen den Saft probieren. Sie entgegnen: „Viel zu konzentriert und zu sauer!"*

Darauf holt der Lehrer einen Cocktail-Shaker hervor, gießt den frischen Zitronensaft hinein, gibt etwas Zucker sowie kühles sprudelndes Mineralwasser hinzu und schüttelt die Zitronenlimonade. „Wer möchte probieren?", fragt er. Ist es verwunderlich, dass sich fast alle Schüler melden und dass es ihnen schmeckt?

Wir sind am Ende der Unterrichtsstunde zum Thema Didaktik. Die Zitronen stellen die Ergebnisse wissenschaftlicher Forschung und Detailwissen dar. Für den *Normalmenschen* und Schüler ist dieses Wissen unverdaulich und auf eine solche Weise „ungenießbar". Im ersten Schritt bringt die Didaktik das Wesentliche auf den Punkt und reduziert damit die Wissensfülle. Im zweiten Schritt wird dieses Wissen strukturiert, anschaulich gemacht und emotionalisiert. Auf diese Weise wird es leicht aufgenommen und verarbeitet.

MERKE
Didaktik hat die Aufgabe, das Lernen durch geeignete Methoden zu optimieren.

1.2 Pflegepädagogische Begriffsdefinitionen

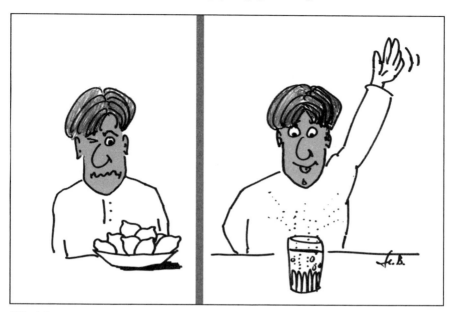

Abb. 1.1

Eine weitere Untergliederung verbindet sich mit dem Begriff „Neurodidaktik". Er umschreibt (nach Gerhard Friedrich) die Aufgabe, Zusammenhänge zwischen neurobiologischen Bedingungen des Menschen und seiner Lernfähigkeit aufzudecken und daraus Erkenntnisse für die Pädagogik zu gewinnen. Aktuelle Forschungsergebnisse dieser Disziplin sind in diesem Buch integriert. Die anleitende Pflegeperson wählt z.B. die Methode des mündlichen Erklärens.

- Erläutern Sie dem Schüler in einer Anleitungssituation, was Kontrakturen sind.
- Methode: mündliches Erklären.
- Der Anleiter spricht, ist dabei aktiv. Der Schüler hört zu und bleibt passiv.

Eine andere Methode und zeitsparende Alternative ist der gezielte Literaturhinweis.

Dem Unterkursschüler wird die genaue Fundstelle zum Thema Kontrakturen im Lehrbuch genannt. Bis zum Anleitungstermin soll er diese lesen und sich unklare Zusammenhänge und Verständnisfragen notieren. Im Vorgespräch werden seine Fragen vom Anleiter beantwortet. Methode: Schüler recherchiert aktiv und formuliert selbst Fragen, die ihn interessieren.

MERKE
Anleitungsdidaktische Definitionen

Zum besseren Verständnis hier einige häufig verwendete Begriffe mit einer kurzen Erklärung zur Orientierung und Abgrenzung:
- **Kenntnisse** sind gespeicherte und aktualisierbare Wissensbestände.
- **Erkenntnisse** sind Einsichten in Beobachtetes, Erfahrenes und Erlebtes, um zu einer „eigenen Wahrheit" zu gelangen.

> - **Fähigkeiten** sind Aufgabenbezogene individuelle Aktivitäten, das Können und die Begabung um eine Leistung erbringen zu können
> - **Fertigkeiten (Skills)** sind durch Training erworbene Geschicklichkeit und Können, verfügbare spezielle technische oder geistige Befähigung
> - **Wissen** ist die Gesamtheit der Kenntnisse und Fähigkeiten, die Individuen zur Lösung von Problemen einsetzen. Wissen kann vermittelt werden
> - **Bildung** ist das Aneignen von Kenntnissen und Erkenntnissen, ist hochwertiger als Wissen.

Kompetenzen, Lern- und Handlungsfelder

Seit 2003 richtet der Gesetzgeber eine moderne berufspädagogische Pflegeausbildung auf **Kompetenzen** aus. Was ist der Grund für diese Neuorientierung? Warum wurde dieses im Krankenpflege- und Altenpflegegesetz verankert?

Kompetenzen

Nicht nur in Pflege und Medizin, sondern in der gesamten Gesellschaft beschleunigen sich Entwicklungsprozesse. Permanent ändern sich Anforderungen für Mitarbeiter.

Die Pflegenden stehen fortwährend vor neuartigen und unerwarteten Praxissituationen.

Die „Halbwertzeit des Wissens" fordert ständige Aktualisierung.

Veraltete Berufsausbildungen vermittelten einseitig überwiegend Wissen- und Fertigkeiten. Es darf prognostiziert werden, dass die Arbeitnehmer der Zukunft bei einer solchen Ausrichtung den sich verändernden Arbeitsanforderungen nicht mehr gerecht werden können.

Lernen soll nun vielmehr neben der Aufnahme von neuem Wissen, auch auf Verhaltensänderungen und den Erwerb von neuen Kompetenzen abzielen. Diese erlauben es, mit unübersichtlichen Situationen selbstorganisiert umzugehen. Kompetenz beinhaltet einerseits Befugnis und Zuständigkeit aber auch die Befähigung zur Bewältigung komplexer Handlungssituationen (Hundenborn 💻). Der kompetente Mensch hat also die Eigenschaft, selbstorganisiert zu handeln und sich Wissen eigenständig anzueignen.

Um Anforderungen und Probleme erfolgreich zu bewältigen, sind Kompetenzen zunächst kognitiv bestimmt (Fachkompetenz), diese kommen aber in der Pflege nicht ohne personale und soziale (vgl. Schewior-Popp 💻) sowie affektive Fähigkeiten aus.

Kompetenz ist keine statische Größe, sondern entwickelt sich permanent und ist in der praktischen Ausbildung abhängig von den Bedingungen des Umfeldes.

Je nach Perspektive können Kompetenzen in unterschiedliche Klassen eingeteilt werden. Im Bereich der Pflegeausbildung werden 4 Dimensionen von Kompetenzen unterschieden, die auch ineinander greifen können:

- **Fach- und berufsbezogene Kompetenzen.** Fachwissen bezüglich Pflegeinterventionen, wissenschaftliche Erkenntnisse, das Denken in Zusammenhängen, Qualitätssicherung
- **Soziale Kompetenz.** Kommunikation (schriftliche und mündliche Ausdrucksfähigkeit), Team- und Konfliktfähigkeit, Fähigkeit zu Kooperation und Diskussion, Kritikfähigkeit, Einfühlungsvermögen, Einstellungen, Haltungen

1.2 Pflegepädagogische Begriffsdefinitionen

- **Personal/Selbstkompetenz.** Fähigkeiten zur Reflexion und Anpassung, Selbständigkeit, Kreativität, Initiative, geistige Offenheit und Mobilität, Ausdauer, Verantwortungsbereitschaft, Leistungsbereitschaft, Zuverlässigkeit, ethisches Urteilsvermögen, Werte vertreten, sich hinterfragen
- **Methodische Kompetenz.** Systematische Problemerfassung und Lösung, Zusammenhänge erkennen, vernetzt denken, Flexibilität, die Fähigkeit zu logischem, abstraktem und konzeptuellem Denken, die Fähigkeit sich neue Kenntnisse anzueignen

Die besondere **Beratungs- oder Anleitungskompetenz** bezieht sich somit nicht nur auf soziale Kompetenz, sondern tangiert je nach Inhalt und Umfeld auch die anderen Kompetenzklassen.

MERKE

Kompetenzen sind also die inneren Voraussetzungen, die ein Mensch hat, um Anforderungen bewältigen zu können.

Lern- und Handlungsfelder

In den Pflegeausbildungsgesetzen von 2002 und 2003 sind **Lernfelder** aufgeführt, die im Bereich der Ausbildung **Handlungsfelder** genannt werden. Solche Felder orientieren sich an realen betrieblichen Handlungssituationen. Handlungsfelder verknüpfen pflegerische, individuelle und gesellschaftliche Problemstellungen und sind mehrdimensional. Sie definieren sich durch klare Inhaltsangaben und durch Zielformulierungen im Sinne von Kompetenzbeschreibungen. Zudem stellen Handlungsfelder (> Abb. 1.2) auch den betrieblichen Kontext, in denen die Schüler eingesetzt werden, dar.

Handlungsorientierung

Handlungsorientierung ist überlegtes und zielgerechtes Handeln. Dabei werden möglichst viele Wahrnehmungskanäle stimuliert. Schüler agieren selbstverantwortlich und kooperativ mit einem direkten Bezug zur Lebenswelt des Patienten/Bewohners.

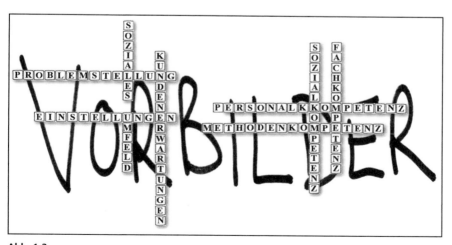

Abb. 1.2

Kompetenzmessung

Nun stellt sich in der Anleitung das Problem: Wie messen wir bei Beurteilungen und Prüfungen in der Praxis die Kompetenzen unserer Schüler? Wie erkennen wir solche „inneren Voraussetzungen", die erst im direkten Verhalten – also live – in der konkreten Pflegesituation sichtbar werden?

Wir wissen, dass als Kompetenz die Eigenschaft gilt, selbstorganisiert zu handeln. Ob es unser Schüler dann auch tut, ist eine andere Frage und hängt unter anderem von der Praxissituation ab. Affektive Lernziele wie Einstellungen und Haltungen spielen sich im Kopf oder Bauch des Schülers ab und sind nicht direkt beobachtbar. Damit die Anleitung aber nicht in *„Ganzheitlichkeit" verschwimmt*, sollte zumindest versucht werden, beobachtbare Kriterien abzuleiten. Begeben Sie sich zum Beispiel mit Ihrem Schüler in die Perspektive des Patienten. Durch welche Handlungen und Verhaltensweisen des Schülers erlebt es der Patient? Wie ist diesbezüglich die Zielsetzung Ihrer Anleitung?

> Woran hört, sieht, spürt der zu Pflegende, dass der Schüler: „freundlich", „aufgeschlossen", „einfühlsam" oder „patientenorientiert" arbeitet?

Ob ein Schüler diese Kompetenzen „aufgenommen" oder entwickelt hat, lässt sich meist erst nach längerer Zeit bestimmen. Gerade affektive Lernleistungen (> 1.3.2) sind mehrdimensional; d.h. sie verknüpfen gegenüber eindimensionalen kognitiven Lernzielen, wie beispielsweise die Bedienung einer Infusionspumpe, mehrere Anforderungen.

Qualifikationen

Anspruchsvoll ist die Abgrenzung zwischen Kompetenz und Qualifikationen.

MERKE
Qualifikationen sind direkt beobachtbare Handlungen, die nacheinander erbracht werden.

Qualifikationen zeigen beispielsweise in der Prüfungssituation, ein Lernergebnis eindeutig auf. Doch unter diesem Aspekt erlauben sie wiederum keine Rückschlüsse auf eine eventuell vorhandene Selbstorganisation oder Kreativität des Schülers. *Das ist aber auch verflixt*; gehört aber zum pädagogischen Alltag.

1.2.4 Anleitung

MERKE
Anleiten bedeutet, jemandem etwas zu zeigen, etwas beizubringen oder ihn zu unterweisen bzw. ihn bei etwas zu leiten und zu führen.

Ziel der Anleitung ist es, dem Klienten den Lerninhalt verständlich zu machen, damit ihm die Maßnahme idealerweise einsichtig wird und er diese Handlung nach einer Trainingsphase selbstständig vornehmen kann. Ein systematisches und geplantes Anleiten führt zum praktischen Tun.

Praxisanleitung darf nicht reduziert werden auf: Vor- und Nachmachen oder „Üben unter Anleitung" bzw. „Selbständiger Durchführung". Denn Pflege beschränkt sich bekanntermaßen nicht nur auf Tätigkeiten und funktionale Qualifikationen, sondern bezieht sich immer auf komplexe Pflegesituationen (vgl. Elsbernd, die durch pflegerische Kompetenzen optimal gestaltet werden können. Es geht auch nicht um die ausschließliche Vermittlung von Technik und Wissen, sondern um den Aufbau eines professionellen Pflegeverständnisses und um die individuelle Förderung des Schülers bezüglich seiner Haltung zur Patientenorientierung. Hier stehen wiederum affektive Lernziele im Mittelpunkt.

Das Konzept „Gezielte Anleitung"

Die von mir entwickelte **„Gezielte Anleitung"** entstand 1995 im Rahmen meiner pflegepädagogischen Diplomarbeit an der Katholischen Fachhochschule Osnabrück. Sie stellte damals eine Neuentwicklung dar, weil sie Anteile von mehreren berufspädagogischen Modellen integrierte. Teilstücke entnahm ich:

- Dem berufspädagogischen „Training-on-the-job"-Instrument, der „Unterweisung" welche von Christel Bienstein im berufspädagogischen Fachseminar 1988 vorgestellt wurde.
- Der „4-Stufen-Methode" (Allen)
- Dem Konzept des kognitiven Ausbildungsverhältnis „Cognitive apprenticeship" (Collins, Brown, Newmann)
- Dem „Gehirngerechten Lernen" (Birkenbihl)
- Dem „Lernen durch Einsicht" (kognitive Lerntheorie)
- „Lernen am Modell" (Bandura)

Daraus entstand ein theoretischer Entwurf, der sich in hunderten Anleitungssituationen zum Konzept der Gezielten Anleitung entwickelte und seither in vielen Praxisanleiterweiterbildungen vermittelt und permanent aktualisiert wird. Dabei werden anzuleitende Pflegeinterventionen schrittweise an den Klienten – Schüler, Patient/Bewohner oder Angehörigen – übertragen. Vergleichen Sie dazu bitte auch das Konzept der Patientenedukation (➤ 5.4). Die Gezielte Anleitung betrifft sowohl fachliche, methodische, soziale und personale Kompetenzbereiche, da diese wie jede Pflegesituation, alle Aspekte umfasst. Zudem werden weitere Ziele angestrebt:

Persönlichkeitsentwicklung

Der Praxisanleiter sorgt in der Anleitung für eine Persönlichkeitsentwicklung des Schülers, die sich auf die Übernahme von Verantwortung und Selbständigkeit bezieht. Ziel ist es, professionelle Einstellungen und Verhaltensweisen zu entfalten.

Mehrdimensionales Lernen

Schüler Franz soll ein Beratungsgespräch schriftlich vorbereiten und dabei notieren, auf welche Bestandteile der Interaktion (gegenseitig beeinflussendes Verhalten) er seinen Schwerpunkt legen wird.

Eine reine Ausrichtung auf funktionale Eignungen entspricht nicht der Komplexität der modernen Pflege. Die Gezielte Anleitung favorisiert ein umfassendes Lernen, in dem es um das individuelle Vermitteln von Prinzipien und das einsichtige Verstehen sowie „Begründen können" geht. Durch anfängliche punktuelle Anleitungen, in denen der Schüler Einzeltätigkeiten lernt, entwickelt sich mit Fortschreiten der Ausbildung eine situative Handlungskompetenz. Ausgerichtet auf diesen Fokus, decken Gezielte Anleitungen (z.B. in Form der Bereichspflege), ein breites Spektrum der pflegerischen Kompetenzen ab. Beispielsweise überträgt der Schüler seine neu erworbenen Fähigkeiten aus einzelnen Anleitungen nun in der Bereichspflege auf eine Patientengruppe. Gemeinsam mit dem Praxisanleiter kombiniert er die Grundlagen der Kinästhetik in den Lagerungsplan der bettlägerigen Patienten und entwickelt dabei individuelle Bewegungsinterventionen.

Pflege als Beziehungsarbeit

Viele Jahre lang war die praktische Pflegeausbildung von Handlungsschritten innerhalb des Pflegeprozesses geprägt. Der Schwerpunkt wurde zu einseitig auf Fertigkeiten gelegt. In Folge dessen ist oft die Beziehung zum Patienten zu kurz gekommen. Aus ähnlichen Gründen verändern sich derzeit übrigens auch die Ausbildungen anderer Berufe mit dialogisch-interaktiver Beziehung hin zur Kompetenzorientierung, wie z.B. bei Sozialpädagogen, Erziehern, Lehrern oder Psychotherapeuten.

Als weiteres Extrem ist hier die zu ausgeprägte Medizinorientierung zu nennen. Hier imitieren manch ungeeignete Pflegeanleiter ihr Vorbild „Mediziner", indem sie sich ausschließlich in Gliederungsrastern wie: Diagnose, Symptome, Ätiologie, Komplikationen, Therapie usw. bewegen. Das ist keine *Pflege*anleitung.

Praxisbezug und Heimlicher Lehrplan

Lernen am Praxiseinsatzort ist oft erfolgreicher als in der Theorie: Denn Schüler können vor Ort handeln, übernehmen dabei Verantwortung und schätzen sich dabei selbst ein. In diesem Zusammenhang spielt der „Heimliche Lehrplan" der Station eine wichtige Rolle. Wenn Schulleitungen möchten, dass der Schüler eine empathische Grundhaltung zu Patienten oder Bewohnern aufbaut, so setzt die Leitung den Lernenden auf einer Station ein, wo das Team eine solche Einstellung vorlebt. Zwar sind professionelle Haltungen nur eingeschränkt durch Praxisanleitung vermittelbar, jedoch sind sie im Prozess der Ausbildung lernbar. Dieses Lernen findet durch Beobachten und Handeln statt. Auch wenn Schüler Verantwortung übernehmen gelingt Lernen leichter. Die Bedeutung, die der Schüler dem Lernstoff entgegenbringt hat einen starken Einfluss auf den Erfolg der Anleitung.

Wissensstufen

Wissen unterscheidet sich nach verschiedenen kognitiven Wissenstiefen. Während Schüler in **Stufe 1** das bei Anleitungen vermittelte Faktenwissen rein reproduktiv wiedergeben folgt in **Stufe 2** ein erstes Verstehen der Hintergründe. Schüler verwerten die angeleiteten Informationen und können es schließlich selbst erläutern, flexibel übertragen und begründen. In **Stufe 3** wendet der Angeleitete sein Wissen an. Er passt z.B. einen Pflegestandard ganz konkret an einen Bewohner an und findet die individuellen Pflegeprobleme eigenständig heraus.

Mit der **Stufe 4** beginnt die Analyse des Schülers, um die vorliegenden Beziehungen und Strukturen zu durchschauen. Beispielsweise kontrolliert er die Effizienz der Pflegeplanung der letzten Tage. Schließlich führt der Angeleitete in **Stufe 5** seine Kenntnisse und Einsichten in einer umfassenden Zusammenschau zur Synthese zusammen. **Stufe 6**: die Bewertung, lässt auf differenzierte intellektuelle Fähigkeiten des Lernenden schließen. Der Angeleitete ist selbst in der Lage, sein Wissen verständlich und motivierend an andere weiterzugeben.

Ulli vermittelt die Pneumonieprophylaxe in Form einer Gezielten Anleitung.
Schülerin Petra:
- Stufe 1. Sie schildert Pflegemaßnahmen und Indikationen
- Stufe 2. Sie erläutert den Bedarf der Pneumonieprophylaxe
- Stufe 3. Sie erstellt für einen bestimmten Patienten Pflegeziele und Maßnahmen
- Stufe 4. Sie identifiziert aus der vorgelegten Alternativplanung fehlerhafte Ziele und Maßnahmen
- Stufe 5. Sie stimmt die Pneumonieprophylaxe mit der Zielsetzung einer Pflege nach Bobath ab
- Stufe 6. Sie begründet und bewertet kriterienorientiert eine Pflegeplanung bezüglich der effizienten Berücksichtigung der Pneumonieprophylaxe. Sie kann dieses Wissen motivierend weitergeben.

Anleiter verknüpfen die Unterrichtstheorie mit der praktischen Pflegeausbildung vor Ort und schaffen lernfördernde Bedingungen. Für eine individuelle Anleitung wählt der Praxisanleiter aus der Vielzahl der möglichen Alternativen die für seinen Klienten geeignetste aus. Der Anleitungserfolg ist sowohl vom Lernenden abhängig, als auch von der klientenspezifischen Vorgehensweise des Anleiters und seines pädagogischen Geschicks.

TIPP
Die eigentliche Aufgabe der Bereiche Erziehung, Pädagogik, Didaktik, Methodik und Anleitung besteht meiner Meinung nach darin, nachzuweisen, welche Fähigkeiten (Ressourcen) der Lernende hat und nicht mit erhobenem Zeigefinger aufzuzeigen, in welchen Bereichen noch Lücken vorhanden sind

1.2.5 Beratung

MERKE
Eine **Beratung** orientiert sich individuell an der Situation des Klienten und stellt ihm verschiedene Möglichkeiten vor.

Der Schwerpunkt der Beratung liegt auf der unverbindlichen Präsentation von Zusammenhängen und Möglichkeiten. Die Beratung ist vom Grundsatz her offen. Der Berater begleitet den Klienten durch die Vielzahl der gangbaren Wege. Am Ende entscheidet alleine der Patient/Bewohner oder seine Angehörigen, ob oder welche der Alternativen umgesetzt werden sollen. In Kapitel 5 ist der Prozess der Beratung ausführlich dargestellt.

1.3 Lernziele

Lernziele beschreiben, welches Verhalten und welchen Lernzuwachs der Klient nach der Anleitung zeigen soll. Sie werden in größere Richtziele und kleinere Feinziele unterteilt. Zur besseren Überprüfbarkeit werden größere Lernziele zu kleinen Feinzielen beobachtbar gemacht (operationalisiert). Das Wissen zur Zielformulierung darf aus der Pflegeplanung vorausgesetzt werden und wird nachfolgend stichpunktartig wiederholt:

Ziele sind:
- Realistisch
- Positiv formuliert
- Überprüfbar
- Terminiert
- Klientenorientiert
- Verschriftlicht.

Anleitungen im Ausbildungsprozess geben Lernziele ziemlich genau vor. Bei Patientenanleitungen (> 5.4 Patientenedukation) werden Feinziele an die Bedürfnisse des Klienten angepasst.

Eine alte Auffassung von Lernzielen bezieht sich auf die Umsetzung. Früher glaubte man, dass bei Unterrichts- oder Anleitungsende der Lernprozess abgeschlossen sei und der Schüler das Lernziel erreicht habe. Von dieser sicher verständlichen Wunschvorstellung geht man heute in Zeiten der Handlungsorientierung nicht mehr aus.

Pädagogen unterscheiden drei Arten von Lernzielen. Am Anleitungsbeispiel „intramuskuläre Injektion" werden die Unterschiede aufgezeigt.

1.3.1 Lernzielarten

- **Kognitive Lernziele** beziehen sich auf Wissen und Denken, Ergänzung von Erfahrungswissen, Verknüpfen von Theorie und Praxis.

> Der Schüler nennt die korrekte Kanülenlänge zur ventroglutäalen Injektion beim normalgewichtigen Erwachsenen.

- **Psychomotorische Lernziele** beziehen sich auf die motorischen Fähigkeiten des Schülers. Es geht um das Trainieren von Handlungsabläufen, die wiederum berufliches Pflegehandeln auf theoretisch gelerntes stützt.

> Der Schüler tastet beim Patienten sicher:
> - Spina iliaca anterior superior (vorderer oberer Darmbeinstachel)
> - Crista iliaca (Darmbeinkamm)
> - Trochanter major (großer Rollhügel).

- **Affektive Lernziele** beschreiben die Veränderungen von Interessenlagen, beziehen sich auf die Entwicklung von dauerhaften Werthaltungen oder auf die Bereitschaft, etwas zu tun. Sie betreffen die Selbsteinschätzung des Schülers zu Nähe und Distanz, das umfassende Wahrnehmen von Pflegesituationen, die professionelle Entwicklung einer empathischen Einstellung, die Teamfähigkeit etc.

> Der Schüler respektiert die Angst des Patienten vor der Injektion und kann diese durch individuelles Eingehen auf den Patienten reduzieren.

1.3.2 Affektive Lernzielstufen

Wie bei kognitiven Wissensstufen, lassen sich auch affektive Lernziele zum besseren Verständnis in eine Reihenfolge bringen. Diese erlaubt eine klarere Differenzierung.

- **Stufe 1:** Beachten und Aufmerksamwerden
  Bestimmte Phänomene werden beachtet.
- **Stufe 2:** Reagieren
  Der Lernende initiiert nach Aufforderung selbst Aktivitäten
- **Stufe 3:** Werten
  Entwicklung eines Verhaltens das für ihn einen Wert hat
- **Stufe 4:** Strukturierter Aufbau eines Wertsystems

1.3 Lernziele

Beim Auftreten mehrerer Werte werden diese gewichtet
- **Stufe 5:** Erfülltsein durch eine Wertstruktur
Das Verhalten des Lernenden orientiert sich an länger bestehenden Weltanschauungen/Wertstrukturen

Affektive Lernleistungen sind nicht so klar darzustellen wie kognitive und können darum nicht ähnlich präzise anhand der Verhaltensweisen beschrieben werden. Stattdessen geht es mehr um erwünschte Verhaltensdispositionen (Meyer 2003, S. 137). Dazu das nächste schöne Beispiel (vergl. Schewior-Popp S. 59)

Ulli leitet Schüler Franz hinsichtlich seines Kooperationsverhaltens an. Als affektives Lernziel geht es ihm um die Entwicklung einer kooperativen Einstellung.
- **Stufe 1:** Schüler Franz wird sich bewusst, dass für eine optimale Patientenversorgung die Kooperation der einzelnen Berufsgruppen einer Klinik notwendig ist
- **Stufe 2:** Franz ist bereit sich während seines Stationseinsatz kooperativ zu verhalten und zeigt dieses insbesondere nach Aufforderung
- **Stufe 3:** Er fühlt sich der Kooperation verpflichtet und verhält sich in allen möglichen Situationen auch in den Folgeeinsätze entsprechend
- **Stufe 4:** Franz ist in der Lage seine geplanten Leistungen der Notwendigkeit eines kooperativen Umgangs der verschiedenen Berufsgruppen miteinander zum Zweck der „Patientenorientierten Pflege" unterzuordnen
- **Stufe 5:** Der Schüler verhält sich aus innerer Überzeugung in allen Bereichen seiner Berufstätigkeit (ggf. auch seines Privatlebens) kooperativ.

Es ist in der Tat schwierig, affektive Lernziele abzubilden (➤ 4.4.4). Dieses ist nur mit Einschränkung möglich und benötigt längere Zeit. Hier reichen einmalige Anleitungen nicht aus. Oft lassen sich aber aus spontanen Äußerungen der Lernenden Ableitungen treffen, inwieweit die anvisierten Lernziele erreicht wurden.

Bei Einsatzende von Schüler Ali bemerkt er zu Anleiter Ulli: „Weißt Du, ich stelle mir ziemlich krass vor, wie das für Patient Herr Y ist, wenn er nicht nach Hause, sondern in ein Pflegeheim entlassen wird."

1.3.3 Umsetzung Lernziele

Obwohl der Anleiter die drei verschiedenen Lernziele unterschiedlich vermitteln kann, gibt es für den Schüler immer nur *einen Lernprozess*. Ihm ist es egal, ob das Thema kognitiv, affektiv oder psychomotorisch ist.

Lernziele sind eine gute Sache ...
Anleiter sparen eine Menge Zeit und Energie, wenn sie wissen, wohin sie möchten. Eindeutige Lernziele machen die Anleitung schlüssig und transparent. Schließlich kann anhand der geplanten Ziele überprüft werden, ob die Anleitung erfolgreich war und ob der Schüler das Ziel erreicht hat. Die Erfolgskontrolle wird dadurch objektiver. Eine klare Zielformulierung erleichtert zudem das Begreifen.

... wenn es da nicht eine extreme Lernzielorientierung gäbe
Nämlich dann, wenn das erwartete Schülerverhalten nach der Anleitung haarklein beschrieben werden muss.

Trotzdem lässt sich zusammenfassen, dass je enger Lernziele formuliert sind, desto eindeutiger lässt sich das Verhalten direkt beobachten. Eine weitere Lernzieldefinition, z.B. der Schüler erfasst, toleriert, kann nachvollziehen – zielt eher auf angestrebte Einstellungen ab, die nicht so leicht beobachtbar und damit überprüfbar sind. Enge und weite Zielformulierungen ergeben nach Schewior-Popp das mögliche Spektrum des Lernzielbegriffs. Nachfolgend ein Beispiel für missverstandene Lernzielpräzisierung:

> Der Schüler soll nach dreimaligem Üben innerhalb von 30 Sekunden ohne weitere Hilfsmittel bei einem männlichen Patienten mit Idealgewicht, der im Bett auf der linken Seite liegt, nach hygienischen Regeln und durch die Anwendung der Crista-Methode eine intramuskuläre Injektion selbstständig vornehmen ...

Solch ein detailliertes Beschreiben des zu erwartenden Schülerverhaltens ist praxisfern und für Anleitungen irrelevant. Der Komplexität und Situativität einer realen Anleitungssituation wird dies nicht gerecht.

MERKE
Lernzielkataloge (Lernangebotskataloge) für die praktische Ausbildung beschreiben, was der Schüler im praktischen Einsatz lernen kann.

Klare Lernzielbeschreibungen verwenden Verben, die visuell-sichtbare, auditiv-hörbare und kinästhetisch-spürbare Verhaltensweisen beschreiben (➤ 1.5).

> Der Schüler: mobilisiert, reinigt, berichtet, erkennt, begründet, beachtet, reflektiert....

In Anbetracht der weiten Verbreitung des Kompetenzbegriffs verlangen manche Kollegen eine Ablösung vom Lernzielbegriff. Doch gerade Lernziele sind in der Lage, den fassbaren Weg der Kompetenzanbahnung auf unterschiedlichen Kompetenzstufen darzustellen. Nach Schewior-Popp markieren Lernziele, die einzelnen Lernschritte des Schülers in Bezug auf kognitive, affektive und psychomotorische Zielbereiche (Schewior-Popp S. 6). Ergänzend wird auf eine Expertise verwiesen, die vom Bundesministerium für Bildung und Forschung in Auftrag gegeben wurde und ebenso die Verwendung von Lernzielen empfiehlt. Darin ist zu lesen: *„Die pädagogisch-psychologische Forschung zeigt jedoch, dass es nicht ausreicht, fächerübergreifend „Schlüsselqualifikationen" als Allheilmittel (...) auszuweisen. Auch wenn Komponenten wie Methoden-, Personal- und Sozialkompetenzen bedeutsam sind, ersetzen sie doch nicht die starke fachliche Bindung von Kompetenz".* (2003 S. 75).

1.4 Lerninhalt

MERKE
Der **Lerninhalt** ist der eigentliche Lernstoff, also die Information, die ein Schüler benötigt, um das Ziel der Anleitung zu erreichen.

Ein Zuviel an Lerninhalten, anders ausgedrückt, ein Zuviel an Wissen, bewirkt das Gegenteil von Lernen. Mit Wissen überfrachtete Anleitungen sind nutzlos, wenn sie für den Schüler oder Klienten nicht zu mehr Handlungsalternativen führen.

Der Lerninhalt im Anleitungsbeispiel „Kanülenlänge zur intramuskuläre Injektion" lautet u. a.: Das Wissen, mit welcher Kanülenlänge das Medikament ventroglutäal appliziert wird. Antwort: 55 bis 60 mm.

Im Rahmen der Vorbereitung einer Anleitung beschäftigen sich Praxisanleiter häufig zeitintensiv mit dem Zusammenstellen der Lerninhalte. So müssen verschiedene Literaturquellen gelesen und ausgewertet werden. Später sitzen sie vor einem Berg Kopien und Unterlagen und müssen entscheiden, welche Informationen dem Schüler vermittelt werden. Das heißt, was soll der Schüler lernen, was präsentiert der Anleiter – und welcher Inhalt wird weg gelassen. Sie wählen also selektiv das Lernangebot aus.

TIPP
Liegen in Ihrem Hause verbindliche Pflegestandards vor, die mit der Pflegeschule abgestimmt wurden, können Sie Zeit sparend auf fertig ausgearbeitete Lerninhalte zurückgreifen.

1.5 Wahrnehmungskanäle und Lerntypen

Weitere Informationen 💻
Während der Entwicklung des Menschen, bilden sich je nach Lernangebot und Reiz, unterschiedliche **Wahrnehmungskanäle** aus. Somit ist es nicht verwunderlich, dass jeder Klient auf seine individuelle Art und Weise lernt.

▶
Geben Sie Ihren Schülern oder Kollegen einen Text, den diese noch nicht kennen. Im günstigsten Fall verwenden Sie etwas, das sowieso gelernt oder gelesen werden soll, z.B. die Bedienungsanleitung eines neuen Gerätes. Setzen Sie einen nahen Termin, etwa eine Stunde, zu dem der Inhalt möglichst vollständig verstanden und korrekt wiedergegeben werden soll. Beobachten Sie die Lernenden.

Vielleicht erleben Sie am Beispiel der Bedienungsanleitung folgendes: Eine Schülerin liest das Manuskript zweimal und „hat es kapiert". Ein anderer muss darüber mit anderen Lernenden diskutieren, und Ihrer dritten Schülerin „bringt das Lesen überhaupt nichts"; sie beschäftigt sich mit dem Gerät, drückt auf die Tasten und testet die Funktionen.

Vorausgesetzt, alle Versuchspersonen können anschließend das Gerät vorschriftsmäßig bedienen, so erreichen alle drei erfolgreich das Lernergebnis durch Aufnahme und Verarbeitung über verschiedene Wahrnehmungskanäle.

Was lernen Sie daraus?
Wichtig wird dieses Grundmuster, wenn es um die Aufnahme von neuem Wissen geht.

◐
Schüler Franz hat eine Vorliebe für das Zusehen. Er beobachtet gerne, vergleicht Bilder und Skizzen und liest häufig etwas nach. Im Unterricht schreibt er, wie er sagt, „feste mit" und muss zu allem Übel die Thematik für Klausuren nochmals schriftlich ausarbeiten (➤ Abb. 1.3).
Pfleger Ulli möchte ihm das Anlegen einer Patientenkurve zeigen. Franz freut sich, denn er wünscht sich dieses Thema in seinem Erstgespräch. Doch Pfleger Ulli verwendet selbst die Methode des Erklärens. Bedingt durch seine Vorlieben für bestimmte Wahrnehmungskanäle erklärt er sehr genau, bespricht vieles ausführlich und verzichtet dabei auf schriftliche Informationen. Während seiner Ausbildung genügte es völlig, wie er stolz berichtet,

wenn er dem Unterricht konzentriert folgte. Somit kam er in seiner Ausbildung nahezu ohne Notizen aus. Seine schriftlichen Überbleibsel beschränkten sich auf die vom Lehrer verteilten Arbeitsblätter und Kopien. Sicherlich vermuten Sie schon, was geschieht:
Ulli startet freudig mit einem Schwall voller Erklärungen, Begründungen, Hinweisen und vielen, vielen Worten. Und Franz? (➤ Abb. 1.4). Sollte Franz auf einen extrem ausgeprägten visuellen (sehenden) Wahrnehmungskanal angewiesen sein, so hat er von der gut gemeinten - aber doch einseitig auditiv (verbalen) Vermittlung von Ulli wenig.

TIPP
Stellen Sie sich individuell auf den von Ihrem Schüler bevorzugten Wahrnehmungskanal ein.

Keine einseitige Favorisierung eines *(häufig Ihres Lieblings-)* Wahrnehmungskanals, sondern gestalten Sie die Anleitung so, dass möglichst viele Wahrnehmungskanäle stimuliert werden.

Wie viele Lernarten gibt es? Fragen Sie mal Ihre Kollegen. In ➤ Abbildung 1.5 sehen Sie Auszüge einer Befragung von Schülern im dritten Ausbildungsjahr einer

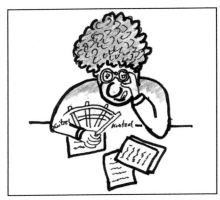

Abb. 1.3

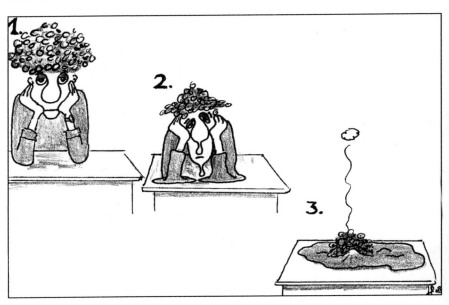

Abb. 1.4

1.5 Wahrnehmungskanäle und Lerntypen

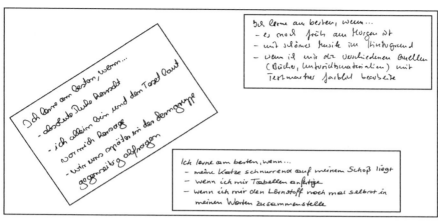

Abb. 1.5

Krankenpflegeschule. Die Frage lautete: Wie lernen Sie am effektivsten?

Die bekanntesten und somit „klassischen" drei Wahrnehmungskanäle (Lerntypen) sind:

- Auditiv: Hören, etwas im Gespräch erklären (➤ Abb. 1.6)
Die Wahrnehmung konzentriert sich auch auf Klänge, Tonfall, Musik, Geräusche
- Visuell: Sehen, Beobachten, Zuschauen (➤ Abb. 1.7)
Die Wahrnehmung konzentriert sich auch auf Farben, Formen, Bewegung im Raum
- Kinästhetisch-Haptisch: Anfassen, Ausprobieren, Fühlen (➤ Abb. 1.8)
Die Wahrnehmung konzentriert sich auf Emotionen und Tiefenwahrnehmung, die wie das Salz in der Suppe sind. Diese Bedeutung des Fühlens hat zunächst nur wenig mit der Bewegungsart „Kinästhetik" der professionellen Pflege zu tun.

Glücklicherweise hat jeder von uns eine Wahrnehmungsmischform entwickelt. So

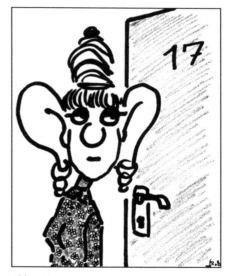

Abb. 1.6

gelingt es uns mehr-dimensional, also auf mehrere sinn-ansprechende Weisen zu lernen. Zum Beispiel können bei einem Lernenden der auditive und visuelle Wahrnehmungskanal stärker ausgeprägt sein als der kinästhetisch-haptische. Eine Mischform ist deshalb günstig, weil ansonsten

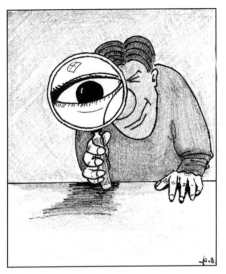

Wenn Sie eine Anleitung konzipieren, die Sie später für mehrere Schüler verwenden möchten, berücksichtigen Sie bitte verschiedene Wahrnehmungskanäle. Planen Sie allerdings eine Anleitung nur für einen bestimmten Schüler, so können Sie sich auf seinen favorisierten Eingangskanal konzentrieren.

TIPP
Je mehr Sie über Ihren eigenen bevorzugten Wahrnehmungskanal/Lerntyp wissen, desto besser können Sie anderen Wissen vermitteln.

Abb. 1.7

1.6 Medien und Methodik

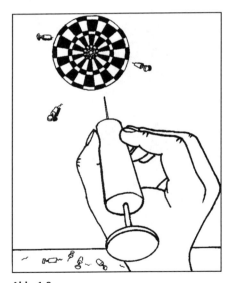

Abb. 1.8

Medien haben die Aufgabe, den Inhalt von Anleitungen oder Beratung an den Klient zu vermitteln. Wobei hier angemerkt werden muss, dass Sprache – ob nun in gesprochener oder gedruckter Form – das meist benutzte Medium ist. Person A möchte Person B etwas erklären. Somit glaubt A hinterher, dass B ziemlich genau meint, was er als A nun denkt. Von wegen! Ein klarer sprachlicher Ausdruck ist bei Anleitungen und Beratungen von großer Bedeutsamkeit. Und um es hier schon einmal klarzustellen: Wenn Person A Person B etwas erklären möchte, B es aber nicht versteht, liegt die Ursache in der Regel bei A. Person A wechselt dann flexibel seine bisherige Kommunikationsstrategie und stellt sich individuell auf B ein (➤ 5.9, „Umgang mit „schwierigen Schülern")

viele Schüler ihre Schulkarriere abbrechen müssten. Gerade im theoretischen Unterricht kommt es durch Lehrer und Fachdozenten häufig zu extremer Einseitigkeit.

MERKE
Das wichtigste Medium ist der Anleiter selbst.

1.6 Medien und Methodik

Beispiele für Medien:
- Patienten- und Bewohnerunterlagen: z.B. Pflegeplan, Pflegediagnosen, Bewohnerbiographie
- Pflegeutensilien: z.B. verpackter Katheter, Kissen, Körperlotion
- Skizzen, Bilder, Kopien, Fotos, Lehrbücher, Fachzeitschriften
- Im operativen Sektor: OP-Präparate wie Gallensteine
- Stations- oder abteilungsinterne Mappen und Ordner
- Patienteneigene Materialien wie Prothesen oder Glasaugen
- Mitschriften aus dem Unterricht
- Papierausdruck einer Internetrecherche.

TIPP
Gute Medien sind in der Regel umso erfolgreicher, je außergewöhnlicher sie sind.

Die **Methodik** beschreibt die Art der Vermittlung. Während der Anleitung kann der Klient beispielsweise das hygienische Öffnen einer Verpackung einer Einwegspritze und das Aufziehen eines Medikamentes praktisch üben oder im Selbstversuch das Einreiben mit Aktivgel® und anschließendes segmentförmiges Abklopfen zur Pneumonieprophylaxe „erleben".

Andere Möglichkeiten der Eigenerfahrung sind:
- Lagerungshilfsmittel im Bett anwenden
- Eigenständiges Ausfüllen eines Fragebogens
- Liegend das Essen angereicht bekommen
- Verbände angelegt bekommen
- Desinfektionsmittel ohne Vorinformation auf die eigene Haut gesprüht bekommen usw.

Die Grenzen des Medieneinsatzes zur Eigenerfahrung sollten verständlicherweise

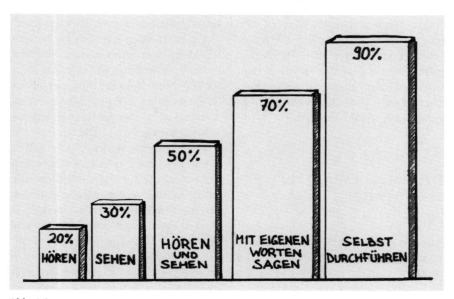

Abb. 1.9

bei Anleitungsthemen wie *Reanimationsmaßnahmen, Katheterismus etc.* liegen.

Das Diagramm in ➤ Abbildung 1.9 zeigt anhand von Mittelwerten, wie lerneffektiv der Medieneinsatz sein kann. Unabhängig von den Wahrnehmungskanälen lässt sich daraus folgern:

> **MERKE**
> - Sage es mir und ich werde es wahrscheinlich vergessen.
> - Zeige es mir und ich werde es vielleicht behalten.
> - Lass es mich tun und ich werde es können.

Wird ein Lernender durch Eigeninitiative selbst aktiv und eignet sich beispielsweise mit interessant gestellten Aufgaben Wissen alleine an, stellt dieses Wissen für ihn eine hohe Wertigkeit dar. Das selbst Erarbeitete wird stärker gespeichert und später leichter erinnert als vom Anleiter vorgestellte und passiv aufgenommene Wissensinhalte. Wenn Schüler und Klienten während Anleitungen nur passive Wissenskonsumierer sind, wird diese Methode im ersten Moment zwar als bequem und einfach empfunden, ein langfristiger Lernerfolg gegenüber dem aktiven Erarbeiten ist jedoch weniger wahrscheinlich.

1.7 Verarbeitung der Lerninhalte

Nachdem die Grundmuster der Informationsaufnahme und die Konsequenzen für die Anleitungen klar geworden sind, steigen wir nun in die interne Verarbeitung ein.

1.7.1 Gedächtnisarten

Visuell erklärt gelangen neue Wahrnehmungen nicht wie auf einer Rutschbahn, sondern eher wie auf einer dreistufigen Hindernislaufstrecke in unser Gehirn. Alle Informationen, die wir – über welche Kanäle auch immer – aufnehmen, rotieren zunächst für wenige Sekunden im **Ultrakurzzeitgedächtnis**. Wir können uns dies in Form einer kreisrunden Bahn vorstellen. Ein neuer Reiz dreht sich darin als punktförmiges Signal, ähnlich wie eine Leuchtdiode. Anfangs stark flammend und schnell, im Verlauf langsamer und matter, bis dieser Reiz verlischt.

Auch wenn wir uns selbst vielleicht als gewissenhaft, überlegt im Handeln und konzentriert bei Beobachtungen einschätzen, vergessen wir einen Großteil unserer Wahrnehmungen, die im Ultrakurzzeitgedächtnis gespeichert waren. Kurzum, der kreisende Reiz verlischt. Darum wird diese Gedächtnisart mit einer „Filterfunktion" gleichgesetzt. Oberste Instanz bei der Entscheidung, was aufgenommen wird und welche Informationen gar nicht erst abgespeichert werden, ist der Hippocampus. Er ist ein wichtiger Teil des limbischen Systems und steht unter dem Einfluss von positiven und negativen Emotionen.

Prof. Spitzer von der Uniklinik Ulm konnte in einer Untersuchung zeigen, dass der emotionale Zustand, in dem neutrale Fakten gelernt werden, darüber entscheidet, in welchen Hirnarealen diese gespeichert werden. Lernt man beispielsweise pflegerische Fachtermini in einem positiven emotionalen Zusammenhang, werden sie im Hippocampus gespeichert. Bei negativen Gefühlen dagegen im so genannten Mandelkern, d.h. im grauen Hirnkern Nähe Schläfenpol, einem Teil des limbischen Systems. Vor allem der Hippocampus bewirkt das langfristige Speichern von Informationen. Der Mandelkern dagegen bereitet den Körper und den Geist auf Kampf und Flucht vor.

Vergleichen Sie dazu „Angst mindert die Lerneffektivität" (➤ 1.8.3)

Wenn Menschen etwas nicht lernen möchten und sich widerwillig dagegen sträuben, ist ein Lernerfolg nahezu ausgeschlossen. *„Eine positive Grundeinstellung (spielerisches Lernen) fördert dagegen das Tempo der Überführung ins (...) Gedächtnis: Wir lernen nicht nur lieber, sondern auch besser".* (Schwegler 📖 2). Der Hippocampus fällt die Entscheidung, welche Informationen aufgenommen und weiterverarbeitet werden bzw. welche unwiderruflich verloren gehen.

Das Filtern hat durchaus seine guten Seiten. Wir würden wahnsinnig, wenn wir jedes kleinste Detail registrieren und im Bewusstsein speichern würden. Zur Verdeutlichung ein Beispiel: *„Der Patient konnte kein noch so winziges Detail, keinen Namen, kein Bild, Gefühl, Geräusch etc. jemals vergessen. Im Gehirn liefen die Impulse wie in einer Endlosschleife Amok. Trotz dieser enormen Fähigkeit war der Patient nicht in der Lage, logisch abstrakt zu denken oder ein Buch zu lesen."* (📖 3)

Erfahrene Pflegende erkennen beispielsweise in der Notfallsituation die relevanten Informationen sofort (z.B.: Hautfarbe und Vitalzeichen). Zwar registrieren sie auch Nebensächlichkeiten (z.B.: Zimmer ist nicht aufgeräumt), vergessen diese aber wieder, weil sie im Moment nicht entscheidend sind.

Damit wichtige Handlungsketten sicher und fast schon wie im Schlaf automatisch ausgeführt werden können, z.B. Spritze aufziehen oder Patienten/Bewohner mit allen Unterlagen zur Verlegung vorbereiten, müssen diese im Gehirn als feste Programmabläufe gespeichert sein. Dies bedarf vieler Übungen. Bestimmte Informationen, die im Ultrakurzzeitgedächtnis kreisförmig rotieren, werden durch den Filter erfasst und zur nächsten „Abteilung" weitergeleitet.

Dort, im **Kurzzeitgedächtnis,** werden sie nicht mehr in Form elektrischer Impulse, sondern nun als feste Eiweißmolekülketten gespeichert. Ohne besondere Wiederholung behalten Menschen in der Regel bis zu sieben verschiedene Informationen auf einmal. Aber auch hier gilt: Wird der neue Stoff nicht verarbeitet und zum Langzeitgedächtnis weitergeleitet, zerfallen die Eiweiße nach ca. 20 Minuten.

Im **Langzeitgedächtnis** sind viele „lebensnotwendige" Informationen als feste Eiweißmolekülketten langfristig gespeichert. Es gleicht einer riesigen Bibliothek. Um das gesuchte Buch (wieder) zu finden, müssen wir den Standort kennen. Aus diesem Grunde sollten neue Informationen logisch und systematisch abgespeichert werden.

MERKE

Das Langzeitgedächtnis speichert neues Wissen umso effizienter, je mehr Wahrnehmungskanäle beim Aufnahmeprozess stimuliert werden.

1.7.2 Gehirnhälften

Enorme Auswirkungen für das Lernen hat folgende Tatsache: Der Mensch hat zwei Gehirnhälften. Bis zum Eintritt ins Schulalter lernen Kinder überwiegend mit der rechten Hirnhälfte. Kinder sind stark trieb-

und gefühlsbestimmt. Sie leben ihre Fantasien unbekümmert aus. Beim Memory®-Spielen verbinden sie beispielsweise mit der Bildkarte „Schiff" sofort Wasser, Anker und Segel. Diese Bildervorstellung kombinieren sie mit dem Platz, an dem die Karte wieder verdeckt abgelegt wird. Ältere Schulkinder und Erwachsene dagegen denken häufig vorrangig an die Buchstaben „Schiff" oder an andere abstrakte Dinge. Durch die Vielzahl der verdeckten Karten fällt es ihnen im Spiel schwerer, zusammengehörende Kartenpärchen wieder zu finden.

Unser Pflege-, vor allem auch der Schulalltag, favorisiert häufig die linke Gehirnhälfte. Faktenwissen ist überrepräsentiert. Beispielsweise die benötigten Aufnahmedaten eines Patienten, auswendig gelernte Hormonfamilien oder auch nur Telefonnummern. Bezogen auf die Wahrnehmungskanäle lässt sich sagen, dass im linken Hirnbereich eher die auditiven Verknüpfungen und im rechten vorwiegend visuelle und kinästhetische Verbindungen manifestiert sind. Aufgaben und somit auch die Unterschiede zwischen beiden Hälften (➤ Tab. 1.1).

TIPP
Versuchen Sie lernende Schüler vor allem über die rechte Hirnhälfte zu stimulieren, denn abstraktes, eingepauktes Wissen kann in neuen Situationen nur schwer angewendet werden und bleibt träge.

➤ Abbildung 1.10 soll die Gegensätzlichkeit beim Rechtshänder hirngerecht illustrieren. Interessanterweise sind bei Linkshändern diese Funktionen eher gleichmäßig auf beide Gehirnhälften verteilt.

Kein Schüler ist nur rechts- oder linkshemisphärisch ausgeprägt. Bei einigen Ler-

Tab. 1.1 Aufgabenunterscheidung linke und rechte Hirnhälfte.

Dominant in der linken Gehirnhälfte	Dominant in der rechten Gehirnhälfte
Bewusstsein	Unterbewusstsein
Sprache und Formeln	Gefühle und Bilder
Details	Gesamtbild
Einkreisen von Informationen	überfliegt Informationen
Sprache	Töne und Musik
Vernunft	genießerisch
trennt Gedanken und Wörter	verbindet Gedanken und Wörter
Pauken und stupides Wiederholen	Gefühl und Rhythmus
Zeitplanung	Spontan
Regeln	Intuition

nenden überwiegen die Fähigkeiten der einen oder anderen Hirnhälfte. Anatomiebücher bezeichnen die linke Hälfte meist als „dominante Hemisphäre". Ein gehirngerechtes Lernen fordert die Aktivierung von beiden Hirnhälften, so wie es dann auch in der Gezielten Anleitung realisiert wird.

Gedächtnislandkarten als kreative Lernmethode

Ein Weg zum einfachen Lernen und Erinnern ist das Anfertigen so genannter **Gedächtnislandkarten**, teilweise auch als Mindmaps bezeichnet. Praxisanleiter, Schüler und Lehrer verwenden diese Vorgehensweise zur Aufbereitung des lernenden, anzuleitenden oder zu beratenden Wissensstoffs. Ziel ist es, die umfangreichen Texte und Informationen in eine logische Struktur und Gliederung zu bekommen. Verknüpftes und vernetztes Denken ist im Ausbildungsalltag leider noch zu we-

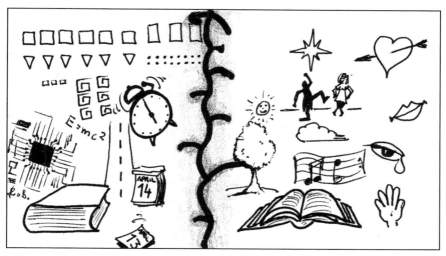

Abb. 1.10

nig an der Tagesordnung. Menschen lieben ihre Gewohnheiten und erarbeiten sich den Stoff in bekannter Weise linear – obwohl sie in Gedanken bereits systemisch oder vernetzt denken. Linear aufzeichnen bedeutet, chronologisch von oben nach unten vorgehen, im Hochformat. Dieses bildet die Vielschichtigkeit von komplexen Zusammenhängen oftmals nicht klar genug ab. Gedächtnislandkarten werden grafisch meist im Querformat dargestellt und nur mit Oberbegriffen vervollständigt. ➤ Abbildung 1.11 zeigt eine Gedächtnislandkarte, welche später im Kapitel ➤ 5.7 erläutert wird.

Erstellen von Gedächtnislandkarten

- Verwenden Sie ein leeres Blatt Papier der Größe DIN A 4 oder besser DIN A 3 im Querformat
- Zentrieren Sie den Zentralbegriff ihrer geplanten Ausarbeitung. Eine zusätzliche optische Hervorhebung gelingt durch die Ausgestaltung mit Wolken, Ellipsen oder ähnlichem. Geeignet ist auch die Zeichnung eines illustrierenden kleinen Bildes. Hier gilt der Grundsatz: *Es muss nicht schön – es muss eindeutig sein*
- Notieren Sie die wichtigsten Kernthemen zum Zentralbegriff und ordnen Sie diese beispielsweise uhrziffernartig an. Der erste Begriff orientiert sich räumlich an der Uhrzeit „1" der letzte an der „12". Diese Kernthemen verbinden Sie durch so genannte Hauptäste mit Ihrem Zentralbegriff
- Ergänzen Sie nun weitere Äste. Diese können wiederum in Unteräste aufgegliedert werden oder Sie platzieren Unterbegriffe erneut uhrziffernartig um den Begriff. Mögliche Beziehungen zwischen den Stichworten markieren Sie grafisch durch entsprechende Verbindungen. Ihrer Kreativität sind keine Grenzen gesetzt. Diverse Ast- und Schriftfarben oder farbliche Markierungen mit Leuchtstiften lassen vor allem Ihre rechte Hirnhälfte

1 Grundlagen: Wissensvermittlung und Lernen

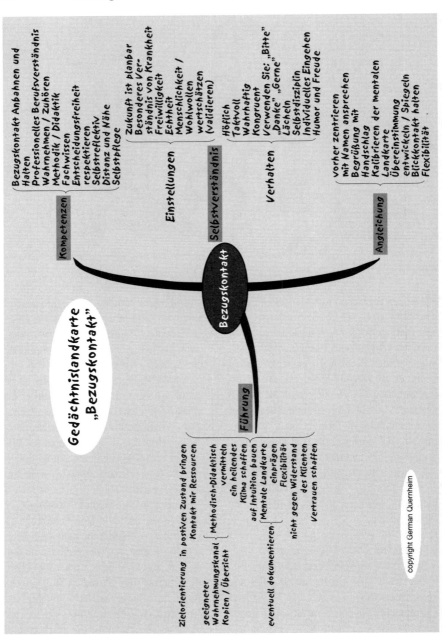

Abb. 1.11 Beispiel für eine Gedächtnislandkarte (> 5.7).

sinnlich-temperamentvoll und visuell entflammen. Bei Bedarf integrieren Sie Pfeile, andere Symbole bzw. Nummerierungen.

Die Vorteile der Methode hier in linearer Aufzählung zusammengefasst:
- Bereits während des Erarbeitungsprozesses entsteht eine logische Struktur und Gliederung
- Verbindungen, Beziehungen und Verknüpfungen werden eindeutig, einprägsam und übersichtlich dargestellt
- Weitere Überarbeitungen erleichtern das individuelle Anfertigen für die Belange des Klienten bzw. der eigenen Person, z.B. während der eigenen Prüfungsvorbereitung
- *Auf den ersten visuellen Blick* entsteht beim Betrachter die Gesamtübersicht
- Diese Gesamtdarstellung lässt sich besser erinnern
- Aktualisierungen lassen sich optisch leichter integrieren
- Der Anwender vermeidet durch diese Landkarten eine vorschnelle inhaltliche Einengung auf einen Teilaspekt
- Zudem bereitet diese Bearbeitungsart aufgrund von direkten Erfolgserlebnissen schon beim Zusammenfassen und Erstellen mehr Spaß.

Hirngymnastik: Bewegung steigert Lernerfolg

Was einige erfolgreiche Anleiter und Lehrer schon immer ahnten, wird nun auch wissenschaftlich erforscht. Erfolgreiches Lernen hängt auch von körperlicher Bewegung ab. Je besser die linke und rechte Körperhälfte miteinander verbunden sind – und dies geschieht natürlich in Bewegungszuständen – desto effizienter lernt der Mensch. In den USA wurde dazu das so genannte BrainGym® entwickelt, eine Art Hirngymnastik. Sie verhindert nach Angaben der „Entdecker" auch Lernblockaden, also Situationen unter Angst und Stress.

Wissenschaftliche Überprüfung der Effizienz

Der deutsche Medizin- und Wissenschaftsjournalist Jörg Blech kommt zu dem Fazit, dass körperliche Bewegung einen segensreichen Effekt auf die geistigen Fähigkeiten hat. Demnach soll sie sogar die Voraussetzung dafür sein, dass das Gehirn seine Leistungsfähigkeit vollendet nutzen kann. Es bedarf einer Mindestmenge an Aktivität um über optimale Hirnleistung verfügen zu können. Je ausgeprägter die körperliche Geschicklichkeit trainiert ist, desto größer ist auch die geistige Leistungsfähigkeit. Mehrere deutsche Untersuchungen belegen nach Blech, dass schon Grundschüler, die balancieren, mit Bällen spielen, toben und rennen sich deutlich besser konzentrieren als andere. Motorik und Kognition sind also eng miteinander verbunden. Im Pflegealltag kann niemand über Bewegungsmangel klagen. Aus diesem Grunde betrachten Sie diese Informationen bitte als Anregungen für eigene Lernaktivitäten zu Hause, bzw. berücksichtigen Sie diese, wenn Sie sich auf Anleitungen oder Beratungen lernintensiv *sitzend* vorbereiten.

Bitte achten Sie bei sich selbst und bei Ihren Klienten auf geeignete physiologische Durchblutungsvoraussetzungen. Durch langes Sitzen sackt das Blut in die Beine. Venenklappen und Muskelpumpe werden durch obige Bewegungsübungen zu Höchstleistungen angeregt. Es kommt in der Folge zur Steigerung des venösen Rückstromes und damit auch zur Förderung der Gehirndurchblutung. Statt in Lernpausen zu sit-

28 1 Grundlagen: Wissensvermittlung und Lernen

zen, sollten sich Menschen wirklich bewegen. Ein Aufzugverzicht unterstützt die Lernanstrengung. Die Bewegungen führen Sie am besten in frischer Luft. *Sitzend dann auch noch eine zu rauchen ist lernphysiologischer Unfug!*

Hirngerechte Ernährung: „Klüger essen"

Neuere Untersuchungen deuten laut Veröffentlichungen der Stiftung Warentest darauf hin, „dass man sich klüger" essen kann. Die für den Körper schnell verfügbaren Kohlenhydrate spielen eine wichtige Rolle. (Weitere Informationen 🖥)

1.7.3 Vergessen

Aber ist wirklich alles, was wir einmal genauestens wussten und bei Klausuren überzeugt anwendeten, heute noch präsent?

War Hildegard von Bingen die eingeheiratete Schwägerin von Paracelsus?

In der Vergessenskurve (➤ Abb. 1.12) wird deutlich, dass der Lernverlust in den ersten Tagen am größten ist. Pädagogen sprechen von so genannten Vergessensschüben. Diese sind bei Lernenden individuell verschieden, erlauben uns aber grundsätzlich einen hilfreichen Einblick, um als Anleiter praktische Trainingsphasen lerneffektiv zu steuern.

MERKE
Vergessensschübe
Merke: Vier, vier, vier, Vergessen ist nicht hier!
- 1. Schub nach ca. 4 × 5 Minuten = 20
- 2. Schub nach ca. 4 Stunden
- 3. Schub nach ca. 4 Tagen
- 4. Schub nach ca. 4 Wochen/Monaten

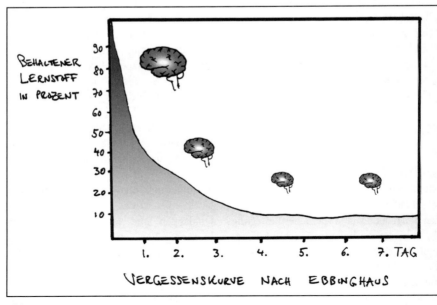

Abb. 1.12

1.7 Verarbeitung der Lerninhalte

Vergessen ist eine Art geistige Hygiene. Die für den Menschen nicht benötigten Informationen werden verlernt oder vergessen.

MERKE
Ohne Übung, Wiederholung oder Verknüpfung der neuen Lerninhalte mit bereits gespeicherten Gedächtnisinhalten erfolgt kein Behalten.

Dabei ist das „Verknüpfen" der entscheidende Faktor Den Fachbegriff erfahren Sie im Kapitel ➤ 1.9.1. Somit verknüpfen Sie jetzt gerade im Moment diese letzte Information: Was kommt da wohl für ein Fachbegriff? Interessiert mich das? Hab' ich den schon mal gehört? Was meint der Autor damit? Übrigens: Aktives, bewusstes Vergessen ist nicht möglich. Das glauben Sie nicht?

➤
Bitte löschen Sie jetzt ganz konzentriert das Bild der Vergessenskurve. Sie haben drei Minuten Zeit.

Isoliertes Wissen, das nur klausur- und prüfungsbezogen eingepaukt wird, steht bestenfalls einige Tage abrufbereit zur Verfügung, wird aber anschließend vergessen.

Somit erledigt sich ganz von allein die Angst mancher „alter Pflegehasen" vor Pflegeschülern, die unmittelbar vor den Abschlussprüfungen stehen. Manche er- oder eingefahrene Pflegende meidet in diesen Examenswochen Kontakt zu den Prüfungskandidaten und leitet darum auch nur wenig oder gar nicht an, um sich selbst vor Bloßstellung zu schützen. Solche Pflegende glauben, die Prüflinge hätten das vollständige Wissen von Pflege, Anatomie, Physiologie, Pharmakologie, Pflegewissenschaft und Krankheitslehre „voll drauf". Darum besser nicht blamieren und Wissensdefizite eingestehen. Kennen Sie das?

Dies ist natürlich Unsinn, denn nur wenige Wochen nach dem Examen ist der Zustand des Langzeitgedächtnisses stark verändert. Jetzt bezieht sich das abrufbare Wissen meist nur noch auf das unmittelbare Arbeitsfeld – und hier dann hoffentlich sachkundig. Die Gesundheits- und Krankenpflegerin auf der Entbindungsstation hat die geriatrischen Ausbildungsinhalte weitgehend vergessen, und der Altenpfleger wird im Seniorenheim die postoperativen Ablaufschemata nur noch stark reduziert erklären können. Dafür sind aber beide geübt in ihrem Gebiet. Sind sie auch kompetent bei Anleitungssituationen?

MERKE
Wir stellen fest, dass das Vergessen weniger ein passives Verlieren von Kenntnissen ist, sondern dass eine Überlagerung durch neues Wissen und Wahrnehmungen stattfindet.

1.7.4 Dramatisiertes Lernen

Woran liegt es, dass wir manche Dinge, die von uns nie bewusst „gepaukt" wurden, trotzdem präsent haben, doch andere, die wir früher mit viel Engagement lernten, die wir in- und auswendig wussten, scheinbar vergessen haben? Dazu wieder ein kleines Experiment:

➤
Welche Patienten haben Sie exakt einen Monat vor Ihrer praktischen Examensprüfung gepflegt? Können Sie sich an die Namen, Diagnosen, an die damals anwesende Personen im Raum und sonstige Besonderheiten erinnern? Wie war es im Gegensatz dazu am Tag Ihrer praktischen Prüfung? Vielleicht erinnern Sie sich hier sehr genau an Details!

Ähnliche Merkfähigkeiten haben Sie eventuell noch in Bezug auf Ihre Führerscheinprüfung, an sehr traurige oder freudige Erlebnisse, an das Kennenlernen Ihres Partners usw. Hier bedarf es keines Einpaukens oder Auswendiglernens von Details. Vielleicht fällt Ihnen eine Situation während der Pflegeausbildung ein? Möglicherweise erinnern Sie sich, dass ein Patient Sie besonders gelobt oder kritisiert hat, oder ein Pfleger hat Ihnen eine Tätigkeit „ein für alle mal" im rüden Ton erklärt *Einmal erlebt – nie vergessen*. Bei dieser Lernform spricht man vom **dramatisierten Lernen**.

Bei Ereignissen, die wir sehr intensiv erlebt haben, genügt meist die einmalige Wahrnehmung vor allem über die rechte Hirnhälfte. Hier bleibt das Wissen häufig bis zum Lebensende im Langzeitgedächtnis gespeichert und kann immer wieder abgerufen werden. Ebenso die im wahrsten Sinne des Wortes merkwürdigen Dinge, die ungewöhnlichen, komischen und erstaunlichen. Aber Achtung, oftmals prägen sich auch unwichtige Details ein:

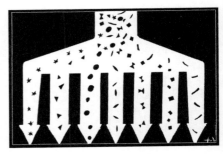

Abb. 1.13

wiederholt aufgenommen werden. Dabei verknüpft unser Gehirn den neuen Stoff mit bereits vorhandenen Gedächtnisinhalten. Es muss Vorstellungen, Bilder und Ordnungsregeln zusammenbringen, um die vielen Wahrnehmungskanäle eines echten Erlebnisses wie Sehen, Fühlen, Anfassen, Schmecken, sich Bewegen, Freude oder Wut wenigstens teilweise zu ersetzen.

TIPP
Aus der Ein-Kanal-Information machen wir für den Klienten eine Mehr-Kanal-Information und damit das Lernen zu einem „inneren Erlebnis".

Ulli nimmt sich dies zu Herzen und „motzt" alle folgenden Anleitungssituationen mit Show-, Horror- oder Schockeffekten auf. Keine Sorge, spätestens bei der dritten Anleitung würde sich der Schüler daran gewöhnen und den eventuell explodierenden Katheterbeutel nur noch belächeln.

Was dies für Anleitungen bedeutet zeigt ➤ Abb. 1.13.

1.8 Voraussetzungen des Lernens

1.8.1 Lernstufen

Lernprozesse laufen nach gewissen Grundmustern ab. Vergleichen Sie folgende Abbildung der Lernstufen:

Trotzdem schließen wir aus dieser Lernform Rückschlüsse: Integrieren Sie möglichst viele positive Gefühle des Klienten in die Anleitung. Gerade bei Kompetenzvermittlungen ohne Aha-Effekte und eigene Erfahrungen sollte jede neue Information

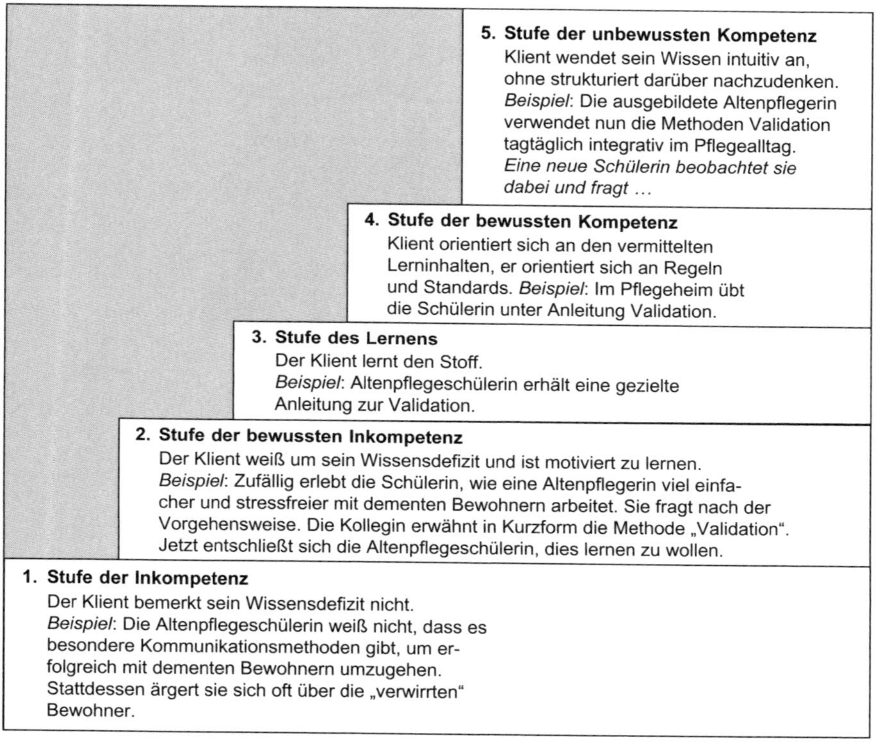

1.8 Voraussetzungen des Lernens

5. Stufe der unbewussten Kompetenz
Klient wendet sein Wissen intuitiv an, ohne strukturiert darüber nachzudenken.
Beispiel: Die ausgebildete Altenpflegerin verwendet nun die Methoden Validation tagtäglich integrativ im Pflegealltag. *Eine neue Schülerin beobachtet sie dabei und fragt ...*

4. Stufe der bewussten Kompetenz
Klient orientiert sich an den vermittelten Lerninhalten, er orientiert sich an Regeln und Standards. *Beispiel*: Im Pflegeheim übt die Schülerin unter Anleitung Validation.

3. Stufe des Lernens
Der Klient lernt den Stoff.
Beispiel: Altenpflegeschülerin erhält eine gezielte Anleitung zur Validation.

2. Stufe der bewussten Inkompetenz
Der Klient weiß um sein Wissensdefizit und ist motiviert zu lernen.
Beispiel: Zufällig erlebt die Schülerin, wie eine Altenpflegerin viel einfacher und stressfreier mit dementen Bewohnern arbeitet. Sie fragt nach der Vorgehensweise. Die Kollegin erwähnt in Kurzform die Methode „Validation". Jetzt entschließt sich die Altenpflegeschülerin, dies lernen zu wollen.

1. Stufe der Inkompetenz
Der Klient bemerkt sein Wissensdefizit nicht.
Beispiel: Die Altenpflegeschülerin weiß nicht, dass es besondere Kommunikationsmethoden gibt, um erfolgreich mit dementen Bewohnern umzugehen. Stattdessen ärgert sie sich oft über die „verwirrten" Bewohner.

Abb. 1.14

1.8.2 Neugierde

Obwohl wir im Alltag darauf bedacht sind, nicht neugierig zu erscheinen, so ist doch Neugierde Basis und Grundtrieb jeglichen Lernens. Ein Trieb, der die Abwehr gegen alles Fremde überwinden kann. Schon Albert Einstein empfahl: *„Das wichtigste ist, Fragen nicht zu unterbinden. Neugier hat ihre eigene Existenzberechtigung. Verlieren Sie nie eine heilige Neugier".* (4)

Neugier und ihre *märchenhafte Schwester* „Begeisterung" sind stärkste Lernzustände. Durch die Auflösung der Neugier erzielen Menschen Sicherheit; aus Unbekanntem wird Bekanntes. Eine Information wird nur dann ver- oder bearbeitet, wenn der Lernende dieses neue Wissen für sich selbst als notwendig erachtet. Die Konfrontation mit einer interessanten Fragestellung löst beim Schüler das Bedürfnis nach zusätzlichen Lerninhalten aus. Verpacken Sie darum das Lernziel so spannend und handlungs- und zielorientiert wie möglich. Erfolgreiche Anleiter und Berater stellen gute Fragen und aktivieren damit die eigenen Ressourcen ihrer Schüler und Klienten. Wenn Sie sich vor Jahren nicht für das Aufgabengebiet im Pflegeberuf interessiert und eventuell sogar neugierig gefragt hätten: „Wie arbeitet denn ein/e ...", hätten Sie möglicherweise einen

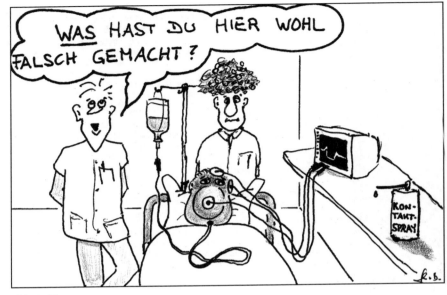

Abb. 1.15

anderen Beruf gewählt. Der Mensch hat ein ureigenes Interesse an Neuem. Er lernt in seiner Welt, in seinem Umfeld, in seiner Wirklichkeit zu leben und Neues zu erfahren. Aufmerksamkeit und Interesse sind zur Informationsaufnahme notwendig. Im Umgang mit Schülern und Klienten sollten wir versuchen, deren Neugierde zu wecken. Oft ist eine provokante Frage des Anleiters der Zündfunke für eine Kettenreaktion an Schüleraktivitäten (➤ Abb. 1.15).

1.8.3 Motivation

Die Wissenschaft unterscheidet im Bereich der **Motivation** (Beweggründe) zwei große Faktorengruppen:
1. **Die intrinsischen Motivationsfaktoren.**

Dazu gehören u.a. die innere Einstellung des Menschen, seine Bedürfnisse und sein Selbstwertgefühl, sein Rückhalt im Privatleben, seine Gesundheit…
2. **Die extrinsischen Motivationsfaktoren.**

Dazugehören die Anerkennung von Außen durch Feedback (Rückmeldung) und Lob, die Erweiterung seines Verantwortungsbereiches, der Gestaltungsfreiraum bei der Arbeit, die Teamzufriedenheit, die Arbeitsbedingungen und die Arbeitsablauforganisation …

Im Gegensatz zur allgemeinbildenden Schule mit Schulzwang können wir davon ausgehen, dass der Großteil unserer Schüler zu Beginn der Ausbildung (intrinsisch) motiviert ist. Nicht umsonst entscheiden sich Auszubildende in der Regel freiwillig für ihren Beruf. Wenn nach einiger Zeit der Ausbildungspraxis plötzlich Motivationsprobleme auftauchen, sollten die Ursachen nicht nur beim Schüler (intrinsisch), sondern auch selbstkritisch im beruflichen Umfeld (extrinsisch) gesucht werden.

Compliance – Adherence

Bei Anleitungen von Patienten und ihren Angehörigen ist deren Motivation und damit ihre Mitwirkung unverzichtbar. **Compliance** bezeichnet die Bereitschaft des Patienten, an der Pflege, Therapie oder Diagnostik mitzuwirken. Der Begriff wird im Rahmen einer humanistischen Pädagogik (➤ 5.4) kontrovers diskutiert, weil damit die Hintergründe und Ursachen einer „Non-Compliance" oft nicht ergründet werden. Manchmal hat es der Klient nicht richtig verstanden oder es treten unerwartete Schwierigkeiten im Alltag auf, weil beispielsweise die Finanzierung oder Zeitumstände zum Problem werden. Statt Compliance wird im Umfeld der Patientenedukation zunehmend der englische Begriff „Adherence" (Adhärenz = festhalten, befolgen) verwendet. Er beschreibt die anfängliche Konsensfindung zwischen den Pflegenden und dem angeleiteten Patienten und hat die Einhaltung des Vereinbarten im Blick.

Wenn ein Klient beispielsweise ein Schulungsprogramm nicht akzeptiert, sind alle weiteren Bemühungen vergebens. Verhält sich ein Patient nicht kooperativ, dann bezeichnet das therapeutische Team sein Verhalten gerne als „non-compliant" und er gilt als *schwierig*. Aber ist dabei wirklich immer nur eine Seite „schwierig"? Gibt es in der Tat schwierige Patienten, Schüler usw. oder gibt es vielmehr *unflexible Anleiter und Berater*? Leben Sie ein professionelles Berufsverständnis: Rechnen Sie mit Enttäuschungen und lernen Sie damit umzugehen. *Wer hat denn gesagt, dass das Leben gerecht ist?* (➤ 5.9)

Motivationskiller vermeiden

Sie kennen sicherlich viele Beispiele, wo kooperative Pflegebedürftige die Zielsetzung der Pflegeplanung erreicht haben, oder Sie erinnern sich andererseits an Situationen, in denen demotivierte Klienten die Zielerreichung unmöglich machten.

Die Motivation verstärkt sich enorm, wenn dem Klienten klar ist, was er möchte. Das anvisierte Ziel kann nur Stück für Stück erreicht werden, dazu gehört es auch, Fehler machen zu dürfen.

MERKE
Denn: Proben, Tüfteln, Trainieren, Üben, Wagen, Versuchen und Ausklügeln heißt nicht können!

Ein Klavierspieler, der während eines Konzertes statt Fis die Note F spielt, bricht ebenso wenig ab wie Pfleger Ulli, der während seiner ersten Anleitung bemerkt, dass er eigentlich (einseitig auditiv) viel zu viel erzählt. Ulli lernt daraus und vermeidet zukünftig den gleichen Fehler.

Motivationskiller im beruflichen Umfeld treten auf, wenn:
- Keine Zielvorgaben vorliegen
- Zielvorgaben nicht erreicht werden können (Lernmöglichkeiten reichen bis zur Prüfung nicht aus)
- Keine Führung erlebt wird und somit auch keine Konsequenzen gezogen werden

- Die Belastungen des Arbeitsumfeldes nicht mehr ausgeglichen werden können: z.b. bei Burnout oder berufsfremde Tätigkeiten
- Der Betroffene die Frage nach dem Sinn seiner Tätigkeit nicht positiv beantworten kann
- Eigene Vorschläge zur Verbesserung permanent abgelehnt werden
- Entscheidungen von ganz oben für ganz unten nicht transparent werden.

Sie können Schüler und Klienten motivieren und ihnen zur Seite stehen, indem Sie:
- Deren Bedürfnisse individuell erkennen
- Klare und eindeutige Aussagen machen
- Eine „Feedbackkultur" leben: „Wie geht es dir heute?"
- Bezugskontakt halten (> 5.7)
- Bei Bedarf Stressminderungstechniken anleiten
- Erst- und Zwischengespräche führen
- Ihnen klarmachen, dass sie als Lernende Fehler machen dürfen. Aus diesem Grund werden sie von erfahrenen Pflegekollegen begleitet, die im Bedarfsfall eingreifen
- Eine Zielvorstellung mit dem einzelnen Schüler realistisch anstreben, und bei Bedarf zunächst nur das Nahziel anpeilen
- Sach- und fachkundig anleiten
- Dem Schüler zeigen, welche positiven Auswirkungen sein Lernzuwachs auf die Pflegequalität und Patientenzufriedenheit hat
- Der Leistung des Schülers und Klienten Sinn geben: ihm vermitteln, dass er eine sinnvolle Maßnahme verwirklicht
- Balance zwischen Über- und Unterforderung halten, d.h. für ein mittleres Aktivierungsniveau sorgen
- Den Schüler bei Entscheidungen im Team integrieren und mit einbeziehen
- Ggf. den Schüler loben, wenn dabei die Anmerkungen im nächsten Abschnitt berücksichtigt werden.

Im Pflegealltag ist Anerkennung selten. Viele Routinetätigkeiten gelten als selbstverständlich, obwohl sie dies für einen Anfänger nicht sind. Bedenken Sie aber bitte: Ein persönlicher Erfolg ist weniger das Lob von Anleitern, Lehrern oder Leitungspersonen, sondern das, was Schüler oder Klient selbst für Erfolg halten!

Bedürfnisbefriedigung und Loben

Erfolgreiches Lernen funktioniert bekanntermaßen, wenn die Grundbedürfnisse (Atmen, Essen und Trinken, Schlaf, Bewegung usw.) gestillt sind. Wenn aber „Lob" gezielt als *„Bestechungsmittel"* eingesetzt wird, kann es demotivieren. Dazu beleuchten wir die ursächliche Begründung dafür.

Menschen möchten ihr Bedürfnis nach Anerkennung befriedigt haben. Sicherlich kennen Sie aus der Psychologie die viel zitierte Bedürfnispyramide von Maslow. Dieses Modell, in dem der Mensch als ein hierarchisch gestaffeltes *Bedürfnisbündel* angesehen wird, bezeichnen Kritiker als eine zur Karikatur verkürzte Bedürfnis-Befriedigungs-Konstruktion. Nach Reinhard Sprenger wird diese Pyramide trotz längst wissenschaftlich erwiesener Unhaltbarkeit auch heute noch als Schlüssel zur Motivation von Mitarbeitern zelebriert. *Vielleicht, weil sie so schön einfach ist?*

Lassen sich Bedürfnisse überhaupt befriedigen? Wenn man Befriedigung erfährt, entwertet sie sich schnell. Hat man ein Ziel einmal erreicht, hält die Befriedigung nicht an, denn sie ist damit Vergangenheit. Bedürfnisbefriedigung ist (nach Sprenger) ein episodisches Phänomen mit grundsätzlich flüchtigem Charakter. Es gibt keine stabile Bedürfnisbefriedigung. Baut ein Teamleiter darauf, wird Mitarbeiterführung zum Topfschlagen, *denn er weiß nie, was darunter ist.*

Manche Führungskräfte führen ihr Team durch eine Kombination von Verhaltensweisen, *mit denen sie ihren Hund abrichten können* oder manche Eltern auch ihre Kinder erziehen. Motto „Wenn du X tust, bekommst du Y!" Verhindern Sie die nachfolgende „Motivationsreihenfolge" im Umgang mit ihren Schülern. Also bitte nicht:

- Belohnen
- Belobigen
- Bestechen
- Bedrohen
- Bestrafen.

Alfie Kohn widerlegt (laut Sprenger) ein fundamentales Lerngesetz und bestätigt damit eine Reihe neuester psychologischer Studien. Diese besagen, dass Belohnungen nicht das beste Mittel zur Leistungssteigerung sind. Belohnungen sind extrinsische Faktoren, die die intrinsischen zerstören können. Untersuchungen belegen Folgendes: Wenn Kinder mit Belohnungen für eine Aufgabe „motiviert" werden, verlieren sie schneller das Interesse, werden unzufriedener und leisten weniger als die Vergleichsgruppe, die eine Aufgabe ohne versprochene Belohnung übernimmt. Ursache: Ihr Handeln erfolgt nicht aufgrund der Tatsache, dass die Kinder es für sinnvoll halten, sondern weil die Belohnung den Sinn „ersetzt".

Anreizsysteme können also ein gesamtes Kollegenteam zu einer Horde „belohnungssüchtiger Kinder" abwerten, denen es nicht mehr um die Tätigkeit, sondern um die nachfolgende Belohnung geht. In der Folge sind sie fremdbestimmt. Aus diesem Grunde gehen Sie bitte sorgfältig mit den Führungsinstrumenten Lob und Belohnung um. In Maßen können sie angebracht sein. Im begründeten Einzelfall geben Sie dem Schüler so genannte Verstärker bzw. empfehlen Sie ihm diese. Wenn er eine Übungsphase abgeschlossen hat, darf er *sich selbst* belohnen, z.B. Eis essen oder ins Kino gehen. Oder Sie können im Praxiseinsatz Tätigkeiten delegieren, die er sehr gerne macht, bzw. ihm in Absprache mit der Leitung des Einsatzortes Lernzeiten einräumen. Neue Verhaltensweisen werden so nach dem Prinzip der Verstärkung gelernt. Andererseits können bereits eingeübte Verhaltensweisen, die nicht bekräftigt oder sogar sanktioniert werden, wieder verlernt werden.

Neue Aufgaben als Herausforderung

Aus internationalen Vergleichsstudien und Schulexperimenten kennt die Pädagogik einen weiteren wichtigen Motivationsfaktor fürs Lernen, der auf Anleitungssituationen transferiert werden kann:

TIPP
Konfrontieren Sie Lernende mit Anforderungen, für deren Lösung sie bereits ein gewisses Maß an Vorkenntnissen und Vorwissen mitbringen. Irrtümer und Fehler machen gehört dazu und werden vom Anleiter als konstruktive Hilfe genutzt. Anzuleitende erhalten dadurch die Gelegenheit, ihr Wissen zu erweitern und an die Alltagssituationen anzupassen.

Ein Fehler ist kein Versagen, sondern Orientierungshilfe. Die Auseinandersetzung mit dem Fehler ist der Grundvorgang des Lernens überhaupt.

MERKE
Man wird aus Fehlern nur dann klug, wenn man weiß, dass ein Fehler gemacht wurde und über diesen nachdenkt.

Flexibilität und Kaizen

Es gibt keine Leistung im Gesundheitsbereich, es gibt keine Organisation, keinen Prozess usw., der nicht verbessert werden kann. Eine Redensart besagt, dass Veränderungen zumeist in Sackgassen stattfinden. Bedeutet dies nicht auch, dass immer erst dann, wenn der Mensch mit einem Problem nicht weiterkommt, wirkliche Bereitschaft aufkommt, etwas anders zu tun? Vorher folgt man auf bequemem Wege den Gewohnheiten. Aus dieser Perspektive betrachtet, können wir manche Problemkonstellationen als wichtige und nützliche Lernerfahrungen nutzen.

Die Mentalität der Japaner kennzeichnet der Drang nach permanenter Lernbereitschaft. Dieses In-Frage-stellen des eigenen Vorgehens und Verhalten wird im japanischen „Kaizen" genannt und „Kaiseen" ausgesprochen. Vielleicht liegt in dieser Einstellung auch die Ursache für den faszinierenden Erfolg der japanischen Wirtschaft (Mitsubishi, Sony, Yamaha, Toyota usw.). Das Beispiel veranschaulicht der Übertragung von Kaizen in den Pflegealltag.

Eine Pflegende im Frühdienst überlegt: „Wie kann ich im heutigen Dienst besser und erfolgreicher arbeiten als gestern? Wie verhalte ich mich, dass es mir selbst, aber auch meinen Patienten, Klienten und meinem Arbeitgeber noch etwas besser geht als im letzten Dienst und ich meinen Arbeitsplatz noch lange behalte? Wie kann ich unnötige Arbeitswege reduzieren? Wie kann ich die Zufriedenheit meiner Patienten und Kollegen steigern?"

Im Gegensatz zum deutschen Arbeitnehmer macht ein japanischer pro Jahr ein Vielfaches mehr an Vorschlägen zur Verbesserung seines Unternehmens. Fehler werden hier bei uns oft als etwas Negatives gesehen, dort „freut man sich" über das mögliche Verbesserungspotenzial durch Fehler, weil diese als eine Rückmeldung gelten, Prozesse weiter zu optimieren. Wobei gar nicht so sehr der einzelne Verbesserungsvorschlag im Mittelpunkt steht, sondern die Philosophie der systematischen Verbesserung.

Sachlich formulierte Kritik ist ein Juwel. Nutzen Sie die Chance und *freuen Sie sich darauf*, die Fremdwahrnehmung von anderen zu hören. Stellen Sie in einem solchen Falle Ihren mentalen Rekorder auf Aufnahme und nehmen Sie bitte genau wahr, was der andere Ihnen sagt.

TIPP
Nicht ärgern – ändern!

Die schnelle Lernfähigkeit ist ein entscheidendes Kriterium menschlicher Intelligenz. Sie haben alle Freiheiten und viele Möglichkeiten dazu. Veränderung beginnt im Kleinen. Warten Sie nicht auf Ihre Pflegedirektion, Schule, Kollegen oder den Gesetzgeber. Fangen Sie bei sich selbst an. Jetzt!

Wenn es aber nicht auf Anhieb funktioniert, sollte die Strategie überdacht werden. Erfahrungsgemäß versuchen es Menschen dann wieder und wieder in gleicher Weise – ohne die ersehnte Verbesserung zu erhalten. Hier bringt manchmal eine kleine Variation den durchschlagenden Erfolg. Wenn das, was Sie bisher machten, immer noch nicht funktioniert, dann machen Sie etwas anderes! *Unser Kopf ist rund, damit unsere Gedanken die Richtung wechseln können!*

Das Kollegenteam von Karl-Heinz und Ulli beklagt den Einsatzstart der Schüler auf ihrer Station. Trotz langfristiger Planung und Erstgespräch kommt es an diesen „heißen Montagen" fast ausnahmslos zu Chaos und großer Belastung. Weil das Personal aufgrund des verlängerten Wochenendes nur mit halber Besetzung im Dienst ist, bleibt kaum Zeit zum systematischen Einarbeiten der neuen Auszubildenden. Immer wieder ist diese Problematik Thema bei Teamsitzungen und im Mentoren- und Praxisanleiterkreis. Endlich hat Ulli die Idee: Er macht der Schule den Vorschlag, den Schülereinsatzwechsel zukünftig für mittwochs vorzuplanen, wenn eine bessere Personalbesetzung gegeben ist. Die Schule geht darauf ein, modifiziert den Block- und Einsatzplan und die Problematik ist gelöst.

1.8.4 An- und Entspannung

Entscheidend sind Gefühl und Umfeldsituation, die mit dem Lerninhalt verbunden werden. Wissenschaftliche Untersuchungen belegen, dass Testpersonen im Zustand von Entspannung, deutlich mehr Wissen aufnehmen und behalten als Menschen in Stresssituationen, unter Zeitdruck und/oder mit Angsterlebnissen. Darum beginnen manche Lern-Workshops mit Entspannungsprogrammen. Während die Teilnehmer im gelösten Zustand mit allen Sinnen im Geiste neue Verbindungen schaffen, erleben sie lernfördernde Visualisierungen.

„Ich stelle mir in meinen Gedanken mit allen Sinnen vor, wie ich die Thematik sicher und mit viel Freude und positiven Emotionen beherrsche."

Entspannende Musik, die dem Lernenden gefällt, kann den Prozess unterstützen. Nachfolgend für Sie eine kleine Übung. Lassen Sie sich den Text von einer Person Ihres Vertrauens vorlesen, oder nehmen Sie diesen selbst mit Mikrofon auf und genießen das Anhören.

Lerntrance

Einleitung: *Bevor wir beide uns gleich mit der Anleitung beschäftigen, lade ich Sie zu einer kleinen Entspannungsübung ein. Recken und strecken Sie sich noch einmal kräftig und machen es sich dann bitte auf Ihrem Stuhl so bequem wie möglich. Nehmen Sie sich die Zeit, die Sie brauchen, um bei sich selbst anzukommen. Ihr Körper sitzt entspannt und sicher im Stuhl und wird von ihm getragen. Ihre Füße berühren locker den Fußboden. Während Sie meinen Worten folgen, merken Sie, wie Ihr Rücken..., Ihr Gesäß... und Ihre Füße sichern Kontakt zum Untergrund haben. Sie können Ihre Augen jetzt oder etwas später schließen. Atmen Sie langsam und tief ein, lassen Sie die Luft in den Bauch einströmen und atmen sie noch langsamer wieder aus. Dieser*

Rhythmus, Ihr Atemrhythmus wird nun ganz allmählich langsamer und tiefer. Ihre Gedanken fließen und plätschern wie in einem kleinen Bach vorbei. Das, was Sie im Moment beschäftigt, kommt und geht und Sie lassen es einfach kommen und gehen. Ganz langsam werden Sie innerlich ruhiger und gleiten in eine Balance zwischen Entspannung und innerer Wachheit.
Ruhe: *Sie wissen und freuen sich vielleicht auf das neue Wissen und die neuen Möglichkeiten, die Ihnen nach der Anleitung zur Verfügung stehen. Diese neuen Informationen verknüpfen sich leicht mit ihrem vorhandenen Wissen. Ganz spielerisch eröffnen sich für Sie dadurch neue Horizonte und Entscheidungsmöglichkeiten.*
(Im weiteren Verlauf können Sie die Inhalte der Anleitung für den Klienten positiv und attraktiv darstellen ...)
Ausleitung: *Ganz behutsam und langsam richten Sie nun Ihre Aufmerksamkeit wieder nach außen. Sie kommen zurück in diesen Raum. Nehmen Sie ein paar tiefe und kräftige Atemzüge. Lassen Sie Bewegung in Ihre Zehen und Hände kommen. Ihre Bewegungen werden größer und Sie öffnen die Augen und recken und strecken sich. Nehmen Sie wahr, wie es Ihnen jetzt im Vergleich zu vorher geht. Und mit voller Aufmerksamkeit und ausgeruhter Wachheit befinden wir uns mitten in der Anleitung/ Beratung, in der es um das Thema ... geht.*

Sprechen Sie alle Sätze ruhig. Orientieren Sie sich zunächst am Atemrhythmus Ihres Klienten (> 5.7.1). Nutzen Sie Pausen. Die erste Lerntrance wird für den Lernenden ungewöhnlich sein. Bei der zweiten kennt er schon Anteile und schätzt die lernfördernde Wirkung und bei der dritten wünscht er sich möglicherweise zukünftig einen solchen Einstieg. Auch hier sind Ihrer Kreativität und Flexibilität keine Grenzen gesetzt. Schmücken Sie die Lerntrance nach den Wünschen und Bedürfnissen der Lernenden aus.

Bei meinen Seminaren und Trainings integriere ich häufig solche Entspannungsübungen. Die Teilnehmer beurteilen dieses beim Ende durchgehend positiv. Ein abschließender und nützlicher Hinweis:

TIPP
Verzichten Sie direkt nach dem Essen auf Entspannungsphasen, sonst verstärken Sie die übliche postpraniale Müdigkeit (= die nach dem Essen auftritt).

Leider ist es (noch) unrealistisch, wenn Ulli mit jedem seiner Schüler zu Beginn der Anleitung eine Trance vornehmen würde.

Aber probieren können Sie es. Gerade bei Stress- und Belastungssituationen, die unmittelbar vor einer Anleitung auf Anleiter und Lernenden eingewirkt haben, bietet sich eine Lerntrance an. Weitere Alternativen: Durch Yoga, Tai-Chi, Autosugges-

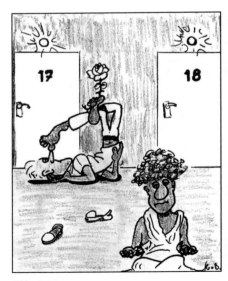

Abb. 1.16

tion, Achtsamkeitstraining und Meditation werden körpereigene Antriebs- sowie energiesteigernde und angstlösende Botenstoffe aktiviert. Achten Sie bitte trotzdem darauf, dass alle Elemente der Unterweisung, z.B. Vorgespräch, Durchführung und *(hier wird am meisten gehetzt)* Nachgespräch ohne Zeitdruck ablaufen.

Vermeiden Sie beim Schüler Angstgefühle, indem Sie z.B. darauf hinweisen, dass Sie als Kollege aus der Praxis in dieser Situation keine Noten vergeben. Bezeichnen Sie komplizierte Wissenszusammenhänge niemals als „schwierig", „schwer" oder „verwirrend". Das Phänomen der *sich selbst erfüllenden Prophezeiung* wirkt sofort. Erwähnen Sie stattdessen, dass die von Ihnen ausgearbeitete Anleitung für einige wenige Klienten möglicherweise „anspruchsvoll" ist, aber mit Spaß und Freude vermittelt werden kann. Zudem spricht es nicht für einen guten Anleiter, wenn er „komplizierte" oder nur „schwer verständliche" Lerninhalte wenig klientengerecht aufbereitet bzw. sie als solche deklariert.

Angst mindert die Lerneffektivität

Mit Drohungen und Strafen wird in der Erziehung oft versucht, unerwünschtes Verhalten zu unterdrücken. Doch damit lässt sich keinesfalls der Erwerb von Kompetenzen fördern. Lernen unter Stress, Furcht, Angst vor Kränkungen etc. erzeugt eine feindliche Haltung und die Ausschüttung von Stresshormonen. Es ist vor allem der Mandelkern im limbischen System, der für diese Reaktionen verantwortlich ist (➤ 1.7.1). Das hat folgende physiologische Ursache: Bei Konfrontation mit etwas Neuem, Unbekanntem, oder bei Ohnmachtgefühlen (etwa bei der Aussage eines Schülers: „Die Pflegerin kann veranlassen, dass ich in der Probezeit gehen muss") reagiert der Körper und produziert Hormone wie Adrenalin. Dieser genetisch fest verankerte Stressmechanismus mobilisiert schlagartig die Energiereserven des Körpers mit dem Ergebnis: entweder Kampf oder Flucht. Kommt ein Raubtier von links, läuft der Mensch nach rechts. *Wer in solch einer lebensbedrohenden Ursituation damals lange fackelte und zunächst Problemlösungsstrategien entwerfen wollte, überlebte es wahrscheinlich nicht!* Dies war in der frühen Geschichte der Menschheit sinnvoll, führt heute jedoch zu Schwierigkeiten, wenn mit Angst und Druck gelernt wird. Denn mancher Schüler erlebt so einen „Blackout", der hauptsächlich bei praktischen, schriftlichen und mündlichen Prüfungen, bisweilen aber auch in Anleitungssituationen vorkommt. Doch keine Panik: wenn der Schreck nachlässt und das vermeintlich Unbekannte erklärt wird – kurzum, beim Absinken des Adrenalinspiegels, setzt das kontrollierte Denken wieder ein.

Wo Neugier, Faszination und Erwartung fehlen, wird die Lernbereitschaft für den frischen, noch unbekannten fremden Stoff nicht stimuliert. Im Gegenteil, der Kontakt mit dem Unbekannten löst eine Ausschüttung von Stresshormonen aus, die das Behalten stark beeinträchtigen und zudem die Abwehrhaltung gegen den Lernstoff zementieren.

Völlig anders ist es, wenn wir eine neue Thematik mit positiven Gefühlen und Interesse aufnehmen. Die Lerninhalte und Wissensgebiete, für die wir uns sowieso stark interessieren, bedürfen kaum großer Lernanstrengung. *Haben Sie schon einmal den Fan eines Fußballvereines oder einer*

Musikgruppe gesehen, der sich die Namen von Mannschafts- oder Gruppenmitgliedern durch Einpauken und wochenlanges Üben merken musste?

Auch das Wissen um den eigenen Lerntyp verbessert die gesamte emotionale Struktur. Die Tatsache, dass Lernen auf einmal klappt, ganz gleich auf welchem Weg, bedeutet ein Erfolgserlebnis, welches Stress abbaut und das Lernen nachhaltig steigert. Durch Aktivierung der anregenden Hormonreaktion (wenn Anleitung als etwas Positives empfunden wird), kommt es zu einem doppelten Effekt: Beim späteren Anwenden, z.B. in einer anderen Abteilung, wird der Schüler sich auch an die Freude erinnern, an den Spaß und die Begeisterung, die damals bei der Anleitung erlebt wurden. Dadurch gelangt er in einen ähnlichen hormonalen Zustand, der ihn in diesem positiven Falle des dramatisierten Lernens wieder „entstresst". Darum erinnern wir uns viel eher an positive als an negative Begebenheiten der Vergangenheit.

1.8.5 Aufmerksamkeit und Zeit

Das Zerhacken des theoretischen Unterrichtes in 45-Minuten-Einheiten ist kein pädagogisches Dogma, sondern eher schulorganisatorisches Übel. Die Aufmerksamkeit verläuft beim Menschen wellenförmig. Bei vielen Erwachsenen im Arbeitsprozess, lässt die Konzentration nach ca. 20 Minuten nach.

Verteilen Sie ein Anleitungsthema auf kleinere Portionen, reduzieren Sie damit für sich und Ihren Klienten die notwendige Konzentrationsenergie. Zusätzlich verringern Sie den Aufwand an Wiederholungen. Bei umfangreichen Einarbeitungsthemen neuer Mitarbeiter, beispielsweise zur Einweisung in Beatmungsgeräte, verlängern sich Lerneinheiten nach Bedarf.

MERKE
Das Zeitlimit für ein Vorgespräch liegt bei maximal 20 Minuten (➤ 3.4.1.)

Regeln zum optimalen Lernzeitpunkt, die für Schüler während des theoretischen Blockunterrichtes bezüglich ihrer Tageskondition gelten, kann man nur teilweise auf den Pflegealltag übertragen. Bei extremen Schichtzeiten, z.B. Frühdienst ab 5:50 Uhr oder im Nachtdienst, bestimmen Sie individuell die Bestform Ihres Schülers und natürlich auch Ihre eigene. Im Wechselschichtbetrieb *nerven und stressen* die Dienstzeiten unter Umständen ausgeprägte Morgen- oder Abendlerner gehörig. Der Schüler, der besonders gut spätabends lernt, wird um 6:00 Uhr vielleicht noch ziemliche Aufnahmeprobleme haben.

Vermeiden Sie Anleitungen:
- Während der Stoßzeiten, z.B. wenn Patienten oder Bewohner zu Therapien müssen
- Während der Übergabe
- Wenn andere, für den Schüler interessante Dinge vorgenommen werden, z.B. Anleitungen parallel zu seltenen Untersuchungen oder Besprechungen
- Bei unerledigten Tätigkeiten, die dringend anstehen
- Direkt nachdem Sie oder Ihr Schüler gegessen haben: Kohlenhydrate zum Frühstück kurbeln die Leistung an, ausgiebige Kohlenhydrate zum Mittag fördern den Schlaf.

> **TIPP**
> Die physiologisch günstigen Zeiten liegen:
> - Vormittags von 8:00 bis 11:00 Uhr
> - Nachmittags von 15:00 bis 18:00 Uhr, sofern Sie in dieser Zeit nicht schon das Abendessen verteilen müssen.

Ausnahmen bestätigen auch hier die Regel. Manchmal bieten sich *goldene Anleitungsstunden* zwischen 19:00 und 20:00 Uhr an, wenn es auf der Station ruhiger ist und der Schüler mit Ihnen auf den Kollegen des Nachtdienstes wartet. Ebenso günstig ist die Chance, mittags Zeit für Anleitung zu haben, wenn die Personalüberlappung mehrerer Dienstschichten dies ermöglicht – nach der Übergabe. Einige Praxisanleiter bevorzugen auch ruhigere Wochenenden oder den Nachtdienst.

Ruhe fördert die Konzentrationsfähigkeit

Ist die Geräuschkulisse beim Arbeiten und Lernen zu laut, sinkt die Arbeitsleistung um bis zu 30 %. Nach einem Bericht der Berufsgenossenschaft für Gesundheitsdienst und Wohlfahrtspflege (BGW) wurde festgestellt, dass eine begonnene Arbeit umso häufiger wieder von vorne angefangen wird, je lauter es an der Arbeitsstelle ist. Selbst ständiges Telefonklingeln führt zur Beeinträchtigung der Konzentrationsfähigkeit. Besonders anspruchsvolle Aufgaben, wie das Formulieren von Texten, wurden bei lautem Umfeld nur unvollständig oder gar nicht bewältigt.

Anfänger brauchen Zeit

Lernende benötigen für die Durchführung einer Tätigkeit mehr Zeit als ausgebildete Fachkräfte. Machen Sie das sich selbst – und Ihren Kollegen im Team bewusst. Wie war es noch zu Beginn Ihrer eigenen Ausbildung? Erstellten Sie Ihre ersten Pflegeanamnesen in der gleichen Zeit wie heute? Oder denken Sie an die Lernerfahrungen des Alltags. PKW-Fahrlehrer trichtern Fahranfängern anfangs immer wieder ein: „Kupplung durchtreten, dosiert Gas geben, Kupplung kommen lassen ...". Von „dosiert" kann bei Anfängern keine Rede sein. Völlig ruckartig schnellen Fahrschulwagen in den Straßenverkehr, doch der Fahrlehrer bremst bei Bedarf rechtzeitig. Dieses Zerlegen der Handlung in kleine Einheiten benötigt Zeit, die anfangs jeder braucht! ... *Und unsere Schüler sollen alles sofort schnell und perfekt können?*

Pausen verfestigen Lernen

Beim körperlichen und geistigen Arbeiten verbrauchen wir Kraft. *Durch Pausen laden wir unsere Akkus wieder auf* und regenerieren uns. Pausieren Sie im „Lernmarathon" zwischen Neulernen, Wiederholen und Abfragen, damit sich neues Wissen „setzen" kann. Das Langzeitgedächtnis benötigt für die dauerhafte Verankerung bis zu 24 Stunden. Die grundlegenden Umbauprozesse an den Nervenzellen erfordern Ruhepausen. Kämen jetzt neue Inhalte Schlag auf Schlag dazu, würden diese Inhalte konkurrieren und sich gegenseitig auslöschen.

Zur Prüfungsvorbereitung gilt: Bei konzentriertem Lernen erreichen Sie nach etwa einer Stunde den größten Wissenszuwachs. Bei vielen Menschen nimmt danach die Gedächtnisleistung ab. Machen Sie an dieser Stelle eine (Bewegungs-)Pause von einigen Minuten. Nach insgesamt drei

Stunden ist die Aufnahmekapazität erschöpft. Jetzt benötigen Sie eine Erholungszeit von mindestens zwei Stunden. Geeignet ist eine erste Wiederholung noch am Abend des gleichen Tages, spätestens am Folgetag.

> **Beispiel eines „Lernmarathons"**
>
> Montag → Lernstart Prüfungswissen: Pflegediagnosen" und „DRGs"
> Dienstag → Wiederholen
> Mittwoch → Wiederholen und Abfragen in der Lerngruppe.

Im Sinne der Motivationsförderung führen angekündigte Pausen zu einem höheren Leistungsniveau. Uta Oelke berichtet von einer Untersuchung, bei der sich herausstellte, *„dass die Gruppe mit Pausen von vornherein auf einem wesentlich höheren Leistungsniveau begann ihre Lernaufgaben zu lösen, als die Gruppe ohne Pause. Dies lässt sich dadurch erklären, dass die Personen, die wussten, dass sie 3 Stunden pausenlos durcharbeiten müssen, von Anfang an demotivierter und lustloser waren als die anderen VersuchsteilnehmerInnen."* (5)

TIPP
Pause heißt auch **Pause der Wahrnehmungsaufnahme.** Also sich bitte nicht während der Erholungspause mit zusätzlichem „Müll" aus Fernsehen und Radio „zuknallen". Und bitte auch keine aufwühlenden Gespräche mit anderen. Was als Ablenkung gedacht ist, kommt im Langzeitgedächtnis als Störsignal an und blockiert.

1.9 Grundregeln des Lernens (Lernmaxime)

1.9.1 Verknüpfungen

Die bewusste Aufnahme einer neuen Information ist abhängig von der Aufmerksamkeit. Ob man sich für neues, noch fremdes Wissen interessiert, ist von den Verknüpfungen abhängig, die dieses neue Wissen im Gehirn vorfindet. Lernforscher sprechen hierbei von Assoziationen.

MERKE
Assoziationen sind Verflechtungen, Verkettungen oder Verknüpfungen zwischen bereits gespeicherten Lerninhalten.

Unser Gehirn ist relativ ordnungsliebend. Neue Informationen werden nicht nach dem Zufallsprinzip oder in einer festen Reihenfolge abgespeichert, sondern sie suchen sich vorhandene, meist prägnante Erinnerungen, die in irgendeiner Form etwas mit diesen neuen Informationen zu tun haben (könnten). Dadurch entstehen gedächtnisrelevante **Verknüpfungen.**

Stellen Sie sich solche Verknüpfungen mit ihrer rechten Gehirnhälfte visuell vor: Ein Netz voller Wissenszusammenhänge wird ausgebreitet, um neue Lerninhalte einzufangen. Je mehr Haken und Verbindungspunkte dieses neue Wissen zum bereits bekannten (Netz) hat, desto effizienter wird das Lernen. Assoziationen spielen beim Behalten eine entscheidende Rolle. Neue Informationen, die der Schüler intern nicht zuordnen kann, z.B. einzelne Laborwerte ohne Bezug zur Diagnose, bzw. für ihn „unlogische" Zahlenreihen oder anatomische Begriffe wie „os lunatum, os pisiforme", können nur schwer behalten werden. Daraus ergibt sich eine wichtige Konsequenz für jede Anleitung:

MERKE
- Vom Bekannten zum Unbekannten
- Vom Allgemeinen zum Besonderen
- Vom Leichten zum Schweren fortschreiten.

Beginnen Sie immer mit den allgemeinen Informationen, die der Klient bereits kennt bzw. die in der Schule besprochen wurden. Dadurch knüpfen Sie an bereits Gelerntes an. Sie vermitteln damit beim Lernenden ein gewisses Maß an Sicherheit, nach dem Motto: „Ja, davon habe ich schon mal etwas gehört."

TIPP
Holen Sie den Schüler da ab, wo er steht. Informieren Sie sich zunächst über seinen bisherigen Wissensstand und präsentieren ihm erst dann die für ihn neuen Informationen.

Stellen wir uns Schülerin Petra vor, die nach einer Anleitung erstmals bei einem ZVK-Verbandwechsel assistieren soll. Sie sagt, diese pflegerische Maßnahme noch niemals zuvor gesehen zu haben. Bevor Anleiter Ulli die ZVK-Besonderheiten erklärt fragt er, wie oft die Schülerin selbstständig einen Verbandwechsel bei einem Venenverweilkatheter (z.B. Braunüle®, Viggo®) vorgenommen hat. In unserem Beispiel antwortet Petra: „Ziemlich oft, so etwa 15 mal." Jetzt kann Ulli an bereits bekanntes Wissen der Schülerin sinnvoll anknüpfen: „Prima Petra, dann kannst du mir sicher das Prinzip „Von der Einstichstelle weg" erklären. Viele dieser Grundprinzipien verwenden wir auch beim ZVK-Verbandwechsel."

Auch durch geschickte Fragestellung wecken Sie beim Schüler Neugierde oder ein Problembewusstsein. Dadurch speichert er neue Details bei bereits bekannten Informationen ab. Eselsbrücken halfen Ihnen vielleicht damals während der Schulzeit, im Geschichtsunterricht beim Thema Alexander der Große: „333, bei Issos Keilerei" – sie helfen auch während der Pflegeausbildung. So etwa bei der Anatomie der Handgelenkknochen: „Ein Schifflein fährt im Mondenschein im Dreieck um das Erbsenbein. Vieleck groß, Vieleck klein, der Kopf, der muss beim Haken sein". Ein weiteres Beispiel aus der Physik: „Wer konvex mit Podex verbindet, wird nie vergessen, dass die Krümmung nach außen geht."

1.9.2 Anfangs- und Endbetonung

Untersuchungen über Schülererinnerungen an Unterrichtsstunden ergaben, dass die Anfangs- und Schlussphasen besser behalten werden als Abschnitte im Verlauf der Stunde. Bringen Sie daher besonders wichtige Lerninhalte möglichst zu Beginn der Anleitung. Eine stichpunktartige Wiederholung durch den Klienten ist abschließend empfehlenswert. Die Realität beginnt für den Lernenden in seinem Kopf: Am Anfang war der Wunsch!

1.9.3 Ziel- und Handlungsorientierung

Handlungsorientierte Zielsetzung

Stellen Sie dem Schüler oder Klienten bereits zu Beginn ein für ihn *unwiderstehli-*

ches und handlungsorientiertes **Ziel** in Aussicht. Dadurch wächst bei ihrem Gegenüber die Motivation, eventuell anstehende Probleme aktiv aus dem Weg zu räumen. Ähnlich wie der Autopilot eines Flugzeugs den größten Teil der Flugstrecke eigenständig „erfliegt", visiert das Unterbewusstsein Ihres Klienten das für ihn positiv besetzte und einzigartige Ziel an.

> **Beispiel Beratung:** „Nach unserem Gespräch entscheiden Sie sich für den für Sie optimalen Weg. Ich präsentiere Ihnen Ihre derzeitigen Möglichkeiten mit allen Vor- und Nachteilen und Sie haben Zeit, sich in aller Ruhe, die für Sie beste Möglichkeit auszuwählen."
> **Beispiel Anleitung:** „Nach dieser Anleitung und nach fünfmaligem Training unter meiner Aufsicht, kannst du ohne weitere Hilfe und ohne zusätzliche Belastung für deinen Rücken, Bewohner alleine vom Bett in den Sessel mobilisieren!"

Wecken Sie bei Ihrem Gegenüber Vorfreude. Dadurch entwickelt der Klient eine lernfördernde Eigendynamik. Fordern Sie den Anzuleitenden auf, einmal so zu tun, als ob sein Ziel erreicht sei und alle derzeit noch vorhandene Probleme mental gelöst wären. Dieses bringt Ihren Klienten in Kontakt mit seinen bis dahin unbewussten Ressourcen und erzeugt neurologische Vernetzungen im Körper.

> Ulli probiert diesen Grundsatz spielerisch bei Schülerin Petra aus:
> „Angenommen, ein Wunder geschieht und du hast in einer Sekunde das gesamte prüfungsrelevante Pflegewissen präsent, was genau würdest du wahrnehmen?"

Vorteile der Praxisanleitung

Praxisanleitung ist immer ein individuelles und förderndes Eingehen auf den Klienten. Gerade durch solche „Kleinigkeiten" wie die motivierende Zielformulierung kommt es häufig zu deutlichen Lern- und Leistungsfortschritten. Diese können sich auch vom Leistungsverhalten in der Schule unterscheiden. Gegenüber theoretischem Schulunterricht erleben Schüler die Effektivität dieser Lehrform „Anleitung" unmittelbarer. Denn jedes Anleitungsziel erweitert ihre Handlungskompetenz in der Praxis. Sofern sie die Zielsetzung erreicht haben, bewegen sie sich wieder ein Stück unabhängiger und eigenständiger im pflegerischen Alltag. Oft begründen sie ihren Wunsch nach Anleitung mit den Argumenten, etwas „Praktisches und Umsetzbares" richtig erklärt und demonstriert zu bekommen.

Beteiligen Sie die Lernenden aktiv in der Anleitung zu neuen Handlungen. Wenn Klienten ihre Fragen selbst stellen, bleiben Sachverhalte länger und intensiver im Gedächtnis gespeichert als umgekehrt. Weitere Beispiele um Schüler zu Aktivieren folgen im Kasten.

Handlungsorientierung

- Die Schülerin soll die Utensilien zusammentragen und begründen, warum sie diese braucht
- Der Schüler soll auf seiner Station Patienten zum Anleitungsthema gezielt befragen, z.B.: Wie häufig und wie intensiv waschen sich unsere Patienten zu Hause?
- Der Patient dokumentiert seine Blutzuckerwerte selbst im Bericht

- Die pflegende Angehörige trainiert den Höhertransfer des kranken Vaters im Bett allein.
- Die Schülerin erhält einen Lernauftrag (➤ 3.3.1).

1.9.4 Struktur der Inhalte

Die interne Verarbeitung und Verknüpfung, aber auch das Interesse für einen neuen Lernstoff, ist von der Ordnung der Lerninhalte abhängig. Lernen wird immer dann erleichtert, wenn Sie Kontraste und widersprüchliche Aussagen, z.B. Indikationen und Kontraindikationen, durch tabellarische Gegenüberstellung präsentieren.

TIPP
Zunächst stellen Sie dem Schüler bitte das „Grundgerüst" vor.

Pfleger Ulli zu Schüler Ali: „Ich zeige dir jetzt die Blutzuckerbestimmung mit dem Blutzuckermessgerät. Zuerst besprechen wir:
- Die Bedienungselemente
- Dann das Display mit den Anzeigewerten
- Anschließend die Codierung der Teststreifen im Gerät
- Und zum Schluss das Vorgehen bei der Blutabnahme."

Leider sieht es in der Pflegepraxis häufig anders aus. Auch ausgebildete Profis (Praxisanleiter oder Lehrer) bilden hier keine Ausnahme und missachten diese Regel gelegentlich. Schülern wird direkt zu Beginn Detailwissen sowie Zahlen und Werte ohne Bezug sowie ein „Rauf und Runter" von Prinzipien zugemutet (➤ Abb. 1.17).

Selbst wenn für den Schüler zum Abschluss die Struktur der Anleitung klar werden sollte, kann es zu spät sein. Sein

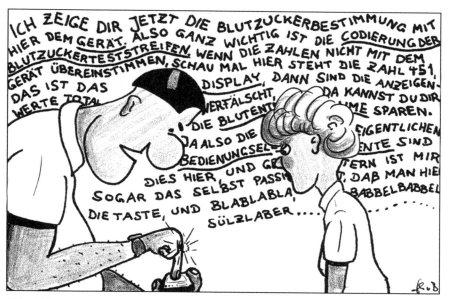
Abb. 1.17

„mentaler Filter" (Erinnern Sie sich noch, welches Gedächtnis diese Aufgabe hatte?) verweigert dem zusammenhanglosen Detailwissen mangels Assoziationen regelrecht die Aufnahme. Wird dagegen beim Start das Gerüst klar verdeutlicht und der Schüler versteht, wohin es geht, vereinfacht sich das Lernen enorm. Kombiniert mit bereits vorhandenem Wissen schaffen Sie als Anleiter ein ideales pädagogisches Fundament.

In gleicher Anleitung äußert Ulli zu Schüler Ali: „Erinnerst du dich noch an den Komazustand von Patientin Frau X? Weißt du noch, wie hoch ihr Blutzuckerwert war?" Ali überlegt und breitet somit unbewusst sein Wissensnetz „Diabetes – Blutzuckerwerte – kapillare Blutentnahme" aus.

Die neuen „zufliegenden Informationen" über das Blutzuckermessgerät bleiben jetzt viel sicherer an den aufgespannten mentalen Netzen hängen. Infolgedessen prägt sich neues Wissen auf mehreren Ebenen im Gehirn ein.

TIPP
Stellen Sie also zu Beginn in Kurzform die Gliederungsstruktur der Anleitung vor, damit sich der Schüler einen Überblick verschaffen kann. Mit der gleichen Methode begeben Sie sich zum Beispiel an neue, Ihnen unbekannte Lesetexte.

1.9.5 Üben und Wiederholen

Gute Anleitungen und Schulungen enthalten einen ausgewogenen Rhythmus von Aktiv- und Passivphasen, bei denen möglichst viele Wahrnehmungskanäle stimuliert werden. Rhythmus und musikalische Assoziationen fördern das Behalten.

TIPP
• Gehirne lieben Gedichte und Reimformen.
• Nicht nur auditive Hirne lieben das.

Etwas „laut" zu lernen, also es für sich auszusprechen, ist empfehlenswerter als die „stumme" Vorgehensweise. Dabei werden nicht nur Betonung und Aussprache der Fremdwörter und Fachbegriffe trainiert, sondern die Kombination mit der synchronen Kieferbewegung fördert den Lernprozess.

Erinnern Sie sich noch an die Vergessenskurve? Wie war das mit dem Wiederholen? Verhindern Sie Langeweile und stupides Auswendiglernen! Aber wie?
• Die Erfolgsquote des Übens und Wiederholens steigt, wenn dabei möglichst viele Klientenaktivitäten integriert werden.

Die Schülerin **richtet** die Utensilien. Sie **kontrolliert** die Einhaltung der Einwirkzeit des Desinfektionsmittels **mit ihrer Uhr**. Sie soll den Ablauf mittags bei der Übergabe den Kollegen **vorstellen**.

• Das Einprägen des neuen Stoffes wird erschwert, wenn parallel dazu oder anschließend ähnliche Inhalte gelernt werden sollen. Dieses Phänomen des Überlagerns von vergleichbarem Lernstoff wird **Interferenz** genannt.

Auf einer interdisziplinären Station erklärt Karl-Heinz leider zuerst das urologische Routinelaborprogramm, anschließend direkt die internistische Labordiagnostik.

1.9 Grundregeln des Lernens (Lernmaxime)

- Das Behalten wird erschwert, wenn im Anschluss daran neue und aufregende Inhalte erlebt werden.

Um 12.30 Uhr wird ein Anleitungsthema mit viel neuem Wissen vermittelt. Die Schülerin weiß aber, dass sie bei der Übergabe um 13.00 Uhr zum ersten Mal selbstständig Informationen von fünf Patienten an den Spätdienst weitergeben soll.

- Regelmäßige kleinere Übungsphasen sind effektiver als seltene, dafür aber kolossale und imposante „Mammutwiederholungen".
70 % des neu Gelernten sind nach vier Tagen ohne Wiederholung vergessen (➤ 1.7.3). Dagegen hilft die Regel: Den neuen Stoff in den nächsten Tagen viermal wiederholen und planen Sie deshalb die Übungsphase zeitnah
- Durch vielfältige Anwendungen in unterschiedlichen Situationen kommt es zum Verdichten der bisherigen Erkenntnis und diese führt wiederum zum Verstehen und zu Sicherheit. Besonders im rechts-hirnigen Bereich verhindert der Einsatz von Variationen bei Übungen, Unlust und Abwehrhaltung beim Lernenden
- Berücksichtigen Sie das „Verteilte Üben": Auf Phasen höherer Konzentration folgen Phasen der Entspannung
- Erst durch Wiederholen und Üben wird der Lerninhalt endgültig erschlossen
- Lerninhalte, die dem Schüler oder Klienten notwendig erscheinen, werden leichter wiederholt als mechanisch auswendig gelernter Stoff.

Kenntnisse der Lokalisation des Musculus glutaeus medius bei der ventroglutäalen Injektion gegenüber dem pauschalen Lernen aller (für den Dozenten) „bedeutenden" Muskeln.

- Ebenso soll der Schüler komplexere Sachverhalte in eigene Worte fassen oder für sich selbst Skizzen, Tabellen oder Gegenüberstellungen entwerfen. Kenntnisse, über die man mit Kollegen, Mitschülern oder Freunden diskutiert und in der Praxis häufig anwendet, werden zum bleibenden Besitz.

TIPP
Ein Tipp für Anleiter bei der Vermittlung von sehr wichtigen Lerninhalten:
- Sagen Sie dem Lernenden, was Sie gleich sagen werden.
- Sagen Sie es nun.
- Sagen Sie zusammenfassend, was Sie eben gesagt haben.

- Auch Wiederholungen in verschiedenen Zusammenhängen sind empfehlenswert. Das Schüleranleitungsthema „Verbinden eines Venenkatheters" übertragen Sie beispielsweise auf weitere Patienten. Dadurch bleiben die grundlegenden Handlungsabläufe gleich. Schwerpunktmäßig vertiefen Sie bei bestimmten Patienten konkrete Anteile der Anleitung, zum Beispiel die Hygiene.

MERKE
Das Wort „Wiederholen" bedeutet wörtlich, etwas immer *wieder und wieder herholen*.

1.9.6 Lernstrategien

Bitte rechnen Sie jetzt mit keiner „Wunderwaffe" zum Thema Lernstrategien und Lerntechnik, mit der Sie einfach und ohne Anstrengung ein Lernergebnis erreichen. *Soweit sind wir noch nicht.* Stattdessen finden Sie hier in Kurzversionen erprobte Tipps zu erfolgreichem und leichteren Lernen, die ich mit meinen Schülern und Seminarteilnehmern ausprobiert habe. Sie sollen keine Rezepte darstellen, sondern sind vielmehr als Anregungen zu verstehen.

Ritualisieren Sie Ihr Lernen

Wenn Sie bereits positive Lernerfahrungen gemacht haben, so erinnern Sie sich bitte konkret an die damalige Situation. Versuchen Sie ähnliche Voraussetzungen wieder zu schaffen. Angenehmes Lernen und erfolgreich absolvierte Prüfungen werden mit den Umgebungsfaktoren in Ihrer Erinnerung assoziiert. Lernen Sie darum auch in Zukunft nach Möglichkeit unter ähnlichen Voraussetzungen:

- Immer am gleichen (bisher positiv erlebten) Ort
- Am selben Schreibtisch und Stuhl
- Zur gewohnten Zeit
- In ähnlicher, bequemer Kleidung usw.
- Meiden Sie Umgebungsfaktoren, mit denen Sie negative Erfahrungen verbinden
- Trinken Sie beim Lernen viel Wasser oder Tee; Fruchtsäfte, Kaffee und anregenden Tee in Maßen
- Organisieren Sie nur das auf der Tischfläche, was Sie während des Lernens wirklich benötigen. Alles andere lenkt ab und sollte aus diesem Grund außer Reichweite liegen. Schaffen Sie sich eine (für Sie!) gemütliche Atmosphäre
- Sollten Sie am PC arbeiten, so schalten sie ein eventuell parallel laufendes Emailprogramm aus – damit sie ungestört *am Ball bleiben*
- Schalten Sie auch weitere Störungen von vornherein aus. Anrufe und SMS von Freunden, die in Zeiten höchster Konzentration ablenken, sollten verlegt oder stumm geschaltet werden. Hier leistet ein auf „unhörbar" gestellter Anrufbeantworter wertvolle Dienste. Bei Wohnverhältnissen mit anderen (Familie, WG, Personalwohnheim) informiert ein Schild an Ihrer Tür über Ihre derzeitige Beschäftigung: *„Muss dringend lernen – bitte nur bei Gefahr stören!"*

Licht ist wichtig

Helles Licht wirkt positiv auf Denken und Lernen. So romantisch Kerzenschein sein mag, Lernen und geistiges Arbeiten in hellen Lichtverhältnissen steigert Konzentration und Denkvermögen. Einige Leser berichten, dass die Verwendung von Tageslichtlampen zusätzlich ein angenehmeres Arbeitsklima schafft, weil diese das natürliche und volle Lichtspektrum nachahmen.

Lesetechnik

Manche Menschen lesen Texte ziemlich langsam. Fragt man nach den Ursachen kann festgestellt werden, dass beispielsweise zeitaufwendig „Wort für Wort" gelesen wird. Doch Ihr Gehirn *kann auch ganz anders*. Integrieren Sie die nachfolgenden Hinweise und steigern Sie nicht nur Ihr Lesetempo, sondern auch Ihre Merkfähigkeit neu gelesener Manuskripte.

Vorab gestellte Fragen zu einem Text fokussieren die Aufmerksamkeit und verbessern deutlich das Aufnahmevermögen. Trotzdem ist es empfehlenswert, nachträglich zu kontrollieren, ob durch vielleicht einseitige Fragestellungen nur ein Teil der Informationen aus dem Text erfasst worden sind.

- Fragen Sie sich vorher nach Begriffsdefinitionen oder Meinungen des Verfassers
- Fragen Sie, ob sich das Lesen für Sie rentieren wird. Fehlt eine Zusammenfassung, so überfliegen Sie den Text nach Schlüsselbegriffen
- Verschaffen Sie sich anschließend einen groben Überblick
- Eine Checkliste mit klaren Ja-Nein-Alternativen lernt sich besser als ein Text ohne Gliederungsstruktur
- Stellen Sie eigene Fragen an den Text. Beispiel: Was interessiert mich besonders? Machen Sie sich dazu Notizen
- Lesen Sie abschnittsweise und beantworten sie schließlich die gestellten Fragen mit eigenen Worten.

Sie überwachen mit dieser Vorgehensweise das eigene Verstehen. Ein endgültiger Austausch, besser noch eine Diskussion über den gelesenen Text mit Kollegen, festigt das Lern- und Leseergebnis.

Lerngruppen

Zur Vorbereitung auf Prüfungen eignen sich **Lerngruppen.** Im freundschaftlichen Rahmen trifft man sich z.B. unter Mitschülern oder Weiterbildungsteilnehmern und tauscht sich dabei diskussionsartig aus (soziales Lernen). Leistungsstarke Kurskollegen erklären mit ihren eigenen Worten den Schülern mit vorhandenem Wissensdefizit den Sachverhalt, und lernen selber dadurch. Ohne Hierarchiegefälle traut sich jeder Teilnehmer Fragen zu stellen. Die Ressourcen der einzelnen Gruppenmitglieder bringt die Gesamtgruppe weiter.

Brainstorming

Brainstorming ist eine Art Ideenkonferenz für Gruppen. Spontan, ohne Bewertung der einzelnen Beiträge werden die Gedanken aller Teilnehmer gesammelt – zum Beispiel in Form einer Gedächtnislandkarte (➤ 1.7.2).

Clustering

Clustering bezeichnet eine Ideensitzung für Einzelpersonen. In Anlehnung an Gedächtnislandkarten gehen Sie in zwei Schritten vor. Der Kernbegriff wird in der Mitte zentriert. Danach assoziieren Sie Ihre Ideen, Erfahrungen und spontanen Gefühle um diesen Kernbegriff. Eine Idee weckt eine neue Idee und Ihre Gedanken fließen.

Der nächste Schritt wertet aus. Mit Verbindungslinien, gerne auch in farblicher Unterscheidung, verknüpfen Sie zusammenhängende Begriffe.

Zeitplan

Es ist nicht wichtig, ob Sie möglichst viel Zeit mit dem Lernen verbringen. Entscheidend ist: richtig – und das Richtige zu lernen!

Setzen Sie sich dabei erreichbare Ziele. Also kein riesiges Arbeitspensum, welches kaum zu schaffen ist. Dafür lieber kleinere und kontinuierliche Lernportionen *genießen*. Das vermeidet verzögertes Lernens. Also bitte nicht: „Ich hab noch Zeit und lerne erst zwei Tage vor der Prüfung!"

Lernen Sie Ähnliches nicht hintereinander, denn ähnliche Lernstoffe hemmen sich gegenseitig, weil sie Gedächtnisintern zu Verwechslungen und Überschneidungen führen können.

Wenn Sie den Lernerfolg überprüfen, stärkt sich Ihre Lernmotivation. Erarbeiten Sie sich spielerisch kleine Tests oder selbst gebastelte Prüfungskonstellationen. Gerade diese sind für das Lernen in der Gruppe besonders geeignet. *Herzlichen Glückwunsch bei positivem Lernergebnis.* Sollte Ihnen dieser Erfolg selbst nicht ausreichen, so belohnen Sie sich *autostimulierend* mit angenehmen Dingen: eine leckere Pizza, Ihr Lieblingssport oder ein Kinobesuch.

TIPP
Beim Lernen verwenden Sie 10 – 30 % der Arbeitszeit zur Pausengestaltung, die gleichmäßig über die Lernzeit verteilt wird.

Memotechnik
Überlegen Sie sich einen Handlungsablauf, den Sie „in- und auswendig" kennen. Beispielsweise notieren Sie auf einem Blatt die einzelnen Stationen, wie Sie morgens aufstehen und zur Arbeit gehen.

1. Weckerklingeln
2. Badezimmer (Morgentoilette)
3. Küche (Frühstück)
4. Wohnzimmer (Fenster schließen)
5. Diele (Jacke anziehen)
6. Haustür (abschließen)
7. Garage (PKW starten) / Bus- oder U-Bahn
8. Ampel (Supermarkt) usw.

Den neu zu lernenden Stoff, z.B. den Ablauf einer Tätigkeit, verknüpfen Sie nun mit diesen Ihnen vertrauten und chronologisch aufeinander folgenden Orten. Visualisieren Sie mit allen Sinnen und assoziieren Sie das neue Wissen mit der bekannten Ablauffolge. Je merkwürdiger und ungewöhnlicher, desto höher ist die Wahrscheinlichkeit des „wieder Erinnerns"! Sie erleichtern sich dadurch das Lernen komplexer Ablaufbeschreibungen in der richtigen Reihenfolge (> Tab. 1.2).

Tab. 1.2 Beispiel Memotechnik.

Übernahme eines Patienten zur Anästhesie		
Chronologie	Realer Klinikablauf	Mentale denkwürdige Imagination
1. Weckerklingeln	1. Begrüßung und Vorstellung des Anästhesiepflegers an der Schleuse	1. Begrüßung: „Guten Morgen. Mein Name ist ..."
2. Badezimmer	2. Identitätskontrolle	2. Der richtige Patient im richtigen Badezimmer
3. Küche	3. Kontrolle auf Zahnprothese, Schmuck, Nagellack, Kontaktlinsen	3. In meiner Küche liegen Zahnprothese und Schmuck, der Wasserhahn der Spüle ist rot mit Nagellack lackiert
4. Wohnzimmer	4. Nüchternheit erfragen	4. In meinem Wohnzimmer gähnende Leere, nichts zu Essen, schwebendes Fragezeichen mit der Aufschrift „Nüchtern".
usw.	...	...

1.10 Anleitungs- und Lernmodelle in der Praxis

1.10.1 Signallernen

Viele Autoren führen als Beispiel für das **Signallernen** das Pawlow-Experiment an. Alternativ berichte ich in meinen Trainings vom so genannten *Quernheimschen Hund*, wobei wohl die meisten Hundebesitzer ähnliche Beispiele anführen können.

Beispiel 1: Hundedame läuft zur Weide mit blökenden Schafen, berührt dabei Elektrozaun. Hündin bekommt Stromschlag, fürchtet sich seitdem vor jedem Schaf, ergreift die Flucht, sobald sie Schafe sieht oder hört.
Beispiel 2: Hündin hat keine Angst vor PKWs. Häufig kommt es zu gefährlichen Situationen, in denen Autofahrer gerade noch ausweichen konnten. Eines Tages geht Herrchen mit Hund über Straße namens „Ostring" spazieren. Hund wird vom Auto angefahren und leicht verletzt, humpelt tagelang. Wir denken: „Na endlich hat sie Respekt vor PKWs." Nein, nun meidet sie die Straße „Ostring" und hat in allen anderen Straßen auch weiterhin keine Angst vor Autos (➤ Abb. 1.18).

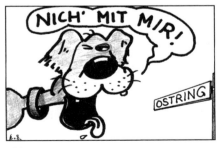

Abb. 1.18

Memorieren

Eine weitere Variation stellt das Memorieren dar: Um einen längeren Text in der richtigen Reihenfolge einzustudieren, durchläuft der „Trainierende" mental die Räume oder markanten Stellen seiner Wohnung. Chronologisch legt er dort geistig die unterschiedlichen Inhalte seiner Textinhalte ab – er assoziiert also den Lernstoff mit den gewohnten Raumgegebenheiten. Während der Textvorstellung oder Prüfung spaziert er mental durch die einzelnen Zimmer und erinnert sich spielend an die Inhalte in der richtigen Reihenfolge.

Weitere Möglichkeiten

- Auditive Lerner nehmen den Lernstoff mit Mikrofon auf. Parallel zu verschiedenen Alltagstätigkeiten (Auto fahren, Spülen, Bügeln, Einschlafen) hören sie sich die Aufnahme immer wieder an
- Themengebiete werden auf Karteikarten notiert. Diese werden nach speziellen Vorgaben (z.B. Antwort auf der Rückseite) beschriftet und sortiert. Beim Durcharbeiten werden die Karten mit dem erfolgreich gelernten Stoff nach hinten versetzt. Im Verlauf des Trainings ist ein systematisches Wiederholen gewährleistet
- Gestalten Sie bunte Lernplakate und Collagen auf Papier/Pappe oder gestalten Sie Lernlandschaften im Raum. Dabei assoziieren Sie den Stoff mit symbolhaften Gegenständen. In der Prüfung erinnern Sie sich an das Gesamtbild.

Verhalten, welches Sie als eine bestimmte Reaktion auf einen Reiz angewöhnen, bezeichnen Pädagogen als Konditionierung. Dazu zählt zum Beispiel das (fast schon automatische) Anklopfen vor dem Eintreten in ein Patientenzimmer. Für Anleitungsthemen hat dieses Signallernen geringere Bedeutung. Lediglich Vorlieben und Abneigungen für ganze Fächer oder Disziplinen lassen sich damit erklären. Beispielsweise erlebte ein Schüler seinen Chemielehrer als „ungerecht und gemein". Im Laufe der Schulkarriere assoziiert er diesen für ihn unsympathischen Lehrer mit dem Fach Chemie. Später, während der Pflegeausbildung, kann ein anderer Lehrer im schlimmsten Falle die besten *chemischen Lernfelder* präsentieren – die Vorurteile, in Wahrheit aber die Assoziationen des Schülers *„synthetisieren"* sich für den Auszubildenden mit dem Lernbereich Chemie wie *Sauerstoff mit Wasserstoff*. Manchmal haben sich auch bestimmte Stationsabläufe bei den Mitarbeitern „konditioniert": z.B. alle Patienten müssen bis 8:00 Uhr „gewaschen" sein, *eine „gute" Krankenschwester hilft vor allem „ihrem" Arzt usw.*

Beispiel Dekubitusprophylaxe

Auf Station A wurde nach der Umlagerung „mit großem Erfolg" Mirfulan®-Salbe auf die gefährdeten Hautareale appliziert. Station B schwor auf Penatencreme®, und Station C rundete jeden Lagerungswechsel mit „Eisen und Föhnen" ab. Alle lernten am Erfolg. „Aber wir haben mit unserer Methode gute Erfahrungen gemacht."

Klar! Doch dieser Erfolg beruhte nicht auf der speziellen pflegerischen Intervention mit Hilfe von Salben, Cremes oder Kälte-Wärmereizen, sondern einzig und allein auf dem Lagerungswechsel. In dieser Lernform besteht die große Gefahr, sich Falsches oder wissenschaftlich nicht Belegtes einzuprägen.

Die Versuch-Irrtum-Methode soll an folgendem Beispiel verdeutlicht werden.

Mangels Geräteeinweisung versucht sich eine Pflegende erst einmal selbst an der neuen Infusionspumpe. Viele Geräte unterstützen dies durch benutzerfreundliche Bedienungsmenüs, die kleinschrittig den nächsten Handlungsschritt anzeigen. Gelingt es, so laufen schließlich Pumpe und Infusion. Die Pflegende fühlt sich bestätigt und glaubt, keiner weiteren Einweisung zu bedürfen. Bei einer „Error"-Anzeige kümmert sich die Pflegende (hoffentlich) um eine vorschriftsmäßige Geräteeinweisung – idealerweise um eine Gezielte Anleitung.

Fazit: Diese auf den ersten Blick rationell wirkende Lernform birgt erhebliche Risiken mit hoher Fehlerquote und gibt den Betreffenden eine Scheinsicherheit. Die Trainings- oder Übungsphase ist beim Lernen durch Versuch und Irrtum sehr lang.

1.10.2 Lernen durch Versuch und Irrtum

Lernen durch Versuch und Irrtum geschieht überall dort, wo nicht gezielt angeleitet wird. Bevor durch Pflegeforschung erstmals wissenschaftlich fundierte Ergebnisse über Wirkungszusammenhänge von Pflegemaßnahmen veröffentlicht wurden, war diese Lernform in der Pflegepraxis weit verbreitet.

1.10.3 Beobachtungslernen

In der Literatur wird das **Beobachtungslernen** auch als Handlungslernen, Imitationslernen oder als Lernen am Modell bezeichnet. Schüler orientieren sich um so stärker am Vorbildmodell, desto „attraktiver" dieses für sie ist. Einer der Begründer (Bandura) stellt die kognitive Komponente heraus. Wenn sich der Anleiter der Aufmerksamkeit des Lernenden sicher sein kann, organisiert er das beobachtbare Verhalten so, dass es zur mentalen Landkarte (➤ 5.7.4) des Schülers passt. Bandura beschreibt den Vorgang so: *„Beobachter, die Modellverhalten in Worte, kategoriale Begriffe oder bildhafte Vorstellungen verschlüsseln, lernen und behalten ein bestimmtes Verhalten besser als jene, die nur beobachten oder während des Zuschauens mit anderen Dingen beschäftigt sind"* (📖 6).

MERKE
Beobachtungslernen kann idealerweise in 4 Schritte unterteilt werden:
1. Aufmerksamkeitssteigerung durch Beobachtungsauftrag
2. Mentale Leistung und Verarbeitung durch Aufnahme über mehrere Wahrnehmungskanäle
3. Psychomotorische Reproduktion (Nachahmung)
4. Verstärkung (Belobigungen wirken stärker als Bestrafungen).

Menschen lernen also durch Beobachtung und Nachahmung anderer. Sie zeigen dadurch ähnliches Verhalten wie ihr Vorbild. Ebenso lernen sie durch Beobachtung von Modellen, Bildern oder abstrakten Situationen. Dieses Lernen am Modell findet in der Pflegepraxis häufig statt.

Karl-Heinz plant, einem Patienten die Operationswunde einer Bauchoperation neu zu verbinden. Da Schülerin Petra zurzeit *nichts Besseres zu tun hat*, nimmt er sie mit. Dabei freut er sich und denkt: „Immerhin zeige ich ihr etwas. Hier kann die Schülerin lernen. Meistens muss man ja doch mit den Augen stehlen." Nach einer kurzen Erklärung über das Tätigkeitsziel folgt ihm Petra ins Patientenzimmer. Heute beobachtet sie erstmals diese Art von Verbandwechsel. Zuerst entfernt Karl-Heinz die alte Fixierung. Staunend erlebt die Schülerin, wie intensiv sich der Pfleger trotz der hohen Arbeitsgeschwindigkeit mit dem Patienten gleichzeitig unterhält. Hin- und hergerissen verfolgt sie die Pflegemaßnahme und das Gespräch.
Karl-Heinz erklärt dem Patienten die ärztlichen Anordnungen in einer verständlichen Sprache. Petra bemerkt nach dem Aufsprühen des Desinfektionsmittels die neue Illustrierte auf dem Nachttisch. Nicht mehr vollständig registriert sie nun das Vorgehen von Karl-Heinz und den Verlauf des Gesprächs. Sie übersieht, dass Karl-Heinz die Wunde in einer bestimmten Wischrichtung reinigt.
Zurück im Stationszimmer dokumentiert Karl-Heinz die Pflegemaßnahmen, während Petra den Essensplan für morgen einsammeln soll. Später fragt er die Schülerin, ob sie bezüglich des Verbandwechsels noch Fragen habe. Petra verneint, worauf Karl-Heinz im Lernzielkatalog diesen Bereich abzeichnet, „damit die Schule auch sieht, dass du was bei uns gelernt hast!", wie er sagt.

Kommt Ihnen das bekannt vor? Das Fatale hieran ist, dass die Anleitungsqualität u. a. enorm von der Beobachtungsgabe der Schülerin abhängig ist. Wie soll aber ein Pflegeanfänger oder ein anzuleitender Patient (der ja pflegerischer Laie ist) wissen, was er alles beobachten soll, was wichtig ist? Er könnte es wissen, wenn der Anleiter ihm vorher mitteilt, was wichtig ist und einen konkreten Beobachtungsauftrag gibt!

Gerade Anfänger wissen nicht, was sie nicht wissen. Sie werden ins Behandlungszimmer mitgenommen und „schauen zu". Manche Auszubildende sind abschließend völlig unkritisch überzeugt, es ebenso richtig zu können. *Und ganz wenige probieren es dann einfach mal aus*.

Checkliste Beobachtungslernen

- Beschreiben Sie dem Schüler, welche Tätigkeit geplant ist
  Beispiel: „Ich führe jetzt die Viggo®-Pflege bei Patient X aus. Du kannst mich begleiten und zuschauen."
- Klären Sie vorher ab, was er bereits über die geplante Maßnahme weiß. Gewisse Teilhandlungen können möglicherweise als bekannt vorausgesetzt werden.
  Beispiel: Schüler hat zwar noch nie die Pflege eines Venenkatheters gesehen, beobachtete aber bereits einmal einen aseptischen Verbandwechsel.
- Setzen Sie Beobachtungsschwerpunkte:
  Beispiel: Kontrolliere bitte mit deiner Uhr, wie viele Sekunden ich das Desinfektionsmittel einwirken lasse."
- Verdeutlichen Sie vorher mündlich Ihre Grundprinzipien:
  Beispiel: „Niemals zur Einstichstelle hin wischen!"
- Pflegetätigkeiten mit hohem „sozialen Status" werden bevorzugt gelernt.
  Beispiel: Schüler wollen die Visitenbegleitung früh lernen. Zeigen Sie, dass es eine gleichwertige hochrangige Leistung ist, eine Patientenorientierung auch bei „einfachen" Pflegemaßnahmen vorzunehmen. Hier ist Ihr gesamtes Stationsteam gefordert.
- Bitten Sie Ihren Schüler, sich Fragen oder Unklarheiten bei längeren Vorgängen zu notieren, um sie nach Ende der Maßnahme besprechen zu können.
  Schüler notiert beispielsweise: „Wie lange darf die Kanüle liegen bleiben?"
- Verweisen Sie den Schüler zur Vertiefung abschließend auf praxisnahe Fachliteratur.
  Beispiel: Stationsleitfaden, Pflegestandard, Unterricht, Lehrbuch, Internet.
- Kündigen Sie für Folgetage Kontrollfragen oder die Wiederholung der Maßnahme unter ihrer Beobachtung an.
  Beispiel für Folgetag: „Nachdem du gestern zugeschaut und nachgelesen hast, erkläre mir heute bitte, was eine Thrombophlebitis ist!"
- Je mehr sich der Schüler mit dem Vorbild identifiziert, desto größer ist die Imitation.
  Beispiel: Auch Ulli zeigt, dass er Schwächen hat und zu seinen Fehlern steht.
- Bestätigen und dokumentieren Sie abschließend Ihrem Auszubildenden die Art der Tätigkeit, die heute angeleitet wurde.
  Beispiel: „Schüler hat beobachtet – Schüler hat assistiert – Schüler hat selbstständig unter meiner Aufsicht ...".

Häufig wird von Schülern aus Zeitgründen Beobachtungslernen eingefordert. Der Anleiter glaubt fälschlicherweise dabei nicht viel erklären zu müssen und Zeit einsparen zu können. Bedenken Sie bitte, dass bei dieser Lernform neben einer Ineffektivität auch Patienten gefährdet werden können. Sollte die Methode doch zur Anwendung kommen, müssen folgende Spielregeln beachtet werden (vgl. Checkliste Beobachtungslernen):

> Übrigens, hätte im vorigen Beispiel Pfleger Karl-Heinz diese Tipps angewendet, wäre folgendes nicht geschehen:
> Am nächsten Tag schaut Pflegerin Erna in den Lernzielkatalog von Schülerin Petra. Dabei entdeckt sie den Eintrag von Karl-Heinz: „Verbandwechsel Bauch-OP angeleitet". Da gerade die Arbeitsbelastung in der Praxis hoch ist, fragt sie Schülerin Petra, ob sie den Verbandwechsel bei einem bestimmten Patienten vornehmen möchte.
> Petra sagt: „ ... Ja". Pflegerin Erna beauftragt daraufhin die Schülerin.

Die rechtlichen Folgen dieser Anordnung von Pflegerin Erna werden in ➤ Kapitel 2.10 erläutert.

1.10.4 Lernen durch Einsicht

Die Gezielte Anleitung beruht auf dem **Lernen durch Einsicht.** Das, was der Anzuleitende einmal mit linker und rechter Hemisphäre gehirngerecht verarbeitet hat, entspricht einer anderen Qualität von Wissen, als wenn er es nachsprechen oder einfach nur rezitieren würde. Dies setzt eine professionelle Anleitung voraus. Wortwörtlich verstehen wir unter „Einsichten" haben, das Auffinden von (neuen) Sichtweisen im eigenen Geist.

Gegenüber allen bisher vorgestellten Anleitungsarten zeigen sich beim Lernen durch Einsicht folgende Vorteile:

- Die zeitraubende Übungsphase von „Versuch und Irrtum" wird hierbei stark verkürzt.

Der Bedienungsablauf einer Infusionspumpe wird vorher erklärt und demonstriert.

- Prinzipien, die Schülern verdeutlicht wurden und die sie wirklich verstanden haben, also z.B. sinngemäß mit eigenen Worten wiedergeben können, prägen sich langfristig ein.

Die Wirkung von Zentrifugalkräften beim schnellen Drehen und Kippen einer Glasampulle erspart lästiges Klopfen und Schnippen mit den Fingernägeln am Ampullenhals, um Flüssigkeitsreste abfließen zu lassen. „So erhalten auch Sie Ihre Fingernägel." (➤ Abb. 1.19)

- Die Übungsphase verkürzt sich, wenn dem Schüler zu Beginn das Anleitungsziel bzw. das Pflegeziel klar gemacht wird

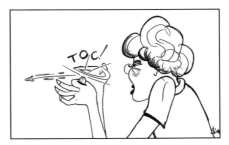
Abb. 1.19

- Neu erworbenes Wissen kann leichter und fachgerechter auf andere Situationen übertragen bzw. transferiert werden
- Durch das pflegepädagogische Knowhow der Gezielten Anleitung lernen Schüler und Anleiter leichter und behalten ihr Wissen langfristiger.

MERKE

Ein Lernerfolg, den ein Anleiter oder Berater mit Worten zu vermitteln sucht, wird vergessen. Aber eine Einsicht, die der Klient selbst entdeckt, kann das ganze Leben prägen.

Der neue Lerninhalt wird mit Worten links-hemisphärisch und durch geeignete Medien rechts-hemisphärisch synchron angeboten. Durch dieses gehirngerechte Lernen mit einer ausgewogenen Struktur von auditiven und visuellen Wahrnehmungskanälen sowie einer geeigneten Aktivierung des Schülers kommt es zur schnelleren Einsicht. Der Lernende reflektiert dabei selbstständig. Die investierte Zeit, vor allem die für das Vorgespräch, wird durch eine **deutlich kürzere Übungsphase** wettgemacht. Zudem kommt es durch die Anwendung dieser Lernform zu einem Zufriedenheitsgefühl beim Schüler, Anleiter, Patienten und schließlich auch beim Pflegeteam. Denn ein angeleiteter Schüler liefert von diesem Zeitpunkt an eine hohe Pflegequalität und entlastet damit das gesamte Pflegeteam. Durch eine professionelle und dokumentierte Gezielte Anleitung entbinden sich Pflegende von ihrer rechtlichen Verpflichtung, alle Pflegemaßnahmen selbst ausführen zu müssen: Nach einer erfolgreichen Gezielten Anleitung kann in bestimmten Fällen auch delegiert werden (➤ 2.10.2).

1.11 Vom Pflegeneuling zum Pflegeexperten

1.11.1 Das Fünf-Stufen-Modell

In Seminaren berichten Anleiter von ihren Schwierigkeiten, Personen mit unterschiedlichem Ausbildungsstand pädagogisch sinnvoll zu begleiten ohne sie zu unter- oder überfordern. Praxisanleiter haben verschiedenerlei Klienten: Sie arbeiten neben Schülern auch mit jungen Berufsfindungspraktikanten, mit älteren (noch) pflegerischen Laien, mit ausgebildeten Helferberufen sowie mit den dreijährig ausgebildeten Pflegenden, die wechselnde Berufserfahrungen vorweisen. Sowohl eine junge Gesundheits- und Krankenpflegerin, die erst vor einem Monat ihr Examen abgelegt hat, als auch die ältere Kollegin, die nach 10 Jahren Kindererziehungsphase wieder in die Pflege einsteigen möchte, wollen angeleitet werden. Mit dem **Stufen-Modell nach Benner** erhalten Sie ein Instrument, mit dem Sie sich auf die ungleichen Kompetenzstufen Ihrer Klienten vorbereiten können.

Wer in der Pflege bestehen möchte und den Beruf jahrzehntelang ausüben will, muss sich permanent fort- und weiterbilden. Dies gilt nicht nur für unseren Berufszweig, sondern wird arbeitsmarktpolitisch von allen Erwerbstätigen eingefordert. „Long life learning" ist und bleibt Thema der kommenden Jahrzehnte. Hier stellt sich die Frage, wie Pflegende zu erfahrenen Pflegeexperten werden. Dr. Patricia Benner, eine amerikanische Krankenschwester, entwickelte dazu ein Modell für die dortige Pflegepraxis. Sie analysierte Beobachtungen aus der Pflege und veröffentlichte diese in ihrem Buch „Stufen zur Pflegekompetenz".

Daraus übertrage ich hier einige anleitungsrelevante Anteile auf die deutschsprachige Pflegepraxis. Allerdings bleibt zu berücksichtigen, dass US-amerikanisches Pflegepersonal im Berufsalltag einen größeren Handlungsspielraum hat. Beispielsweise zählt dazu die eigenverantwortliche Dosierung und Applikation von Analgetika, das selbstständige Ausführen von medizinisch-technischen Maßnahmen wie Defibrillieren und vieles andere. Dementsprechend unterscheidet sich die amerikanische Pflegeausbildung und Berufsauübung von der deutschen. Die universitär ausgebildeten Pflegenden sammeln in den USA während ihres Studiums deutlich weniger Praxiserfahrungen. Die Lehrkräfte konfrontieren die Lernenden nur mit ausgewählten Pflegesituationen auf der Station. Dadurch sind sie nicht in den Gesamtablauf des Pflegealltags einbezogen. Nach der Ausbildung, zu Beginn ihrer Berufstätigkeit, ist der Praxisschock (reality shock) entsprechend groß.

Während der dreijährigen deutschen Pflegeausbildung mit mindestens 2500 Stunden Praxiseinsatz machen Schüler eine solche Erfahrung schon zu Beginn ihrer Ausbildung. Häufig klagen sie während der ersten Praxiseinsätze, dass sich die im Unterricht vermittelten Inhalte so nicht adäquat umsetzen lassen. Daraus ergibt sich meine Hypothese, dass Schüler der hiesigen Pflegeausbildung mit der Stufe „Neuling" des Benner-Modells gleich zu setzen sind.

So lassen sich vor allem für den Bereich „Anleitung" wichtige Konsequenzen für die Pflegeausbildung ziehen. Benners Werk kann Schüler, aber auch Pflegende mit bereits absolvierter Ausbildung, motivieren im Stufen-Modell weiter aufzusteigen. Benner geht dabei von fünf Fähigkeitsstufen aus (➤ Abb. 1.20). Das Durchlaufen dieser Stufen braucht Zeit. Es ist ein Prozess, der nicht mit dem Examen beendet ist.

Der Neuling

Merkmale
- Neulinge benötigen Regeln, Checklisten und einfache Merksätze als Ersatz für Erfahrung. Diese Regeln dienen dem Schüler wie einem Ortsunkundigen eine Landkarte
- Selbst erkennt der Schüler meist nur objektive Krankenbeobachtungskriterien (z.B. Blutdruckwerte, Körpertemperaturmesswert). Denn dafür benötigt er keine Erfahrung
- Handlungen sind häufig noch stockend und starr
- Neulinge wissen noch nicht, was alles beobachtet werden kann oder muss.

Anleitungsbeispiel Neuling: Hier ist das schrittweise Demonstrieren der aufgegliederten Handlungsschritte sinnvoll. Zerlegen Sie komplexe Handlungen in kleine Teilschritte.

Umsetzung

Verschiedentlich klagen Pflegende, dass Unterkursschüler zwar die Einzelhandlung richtig ausführen, aber noch keinen Blick für das so genannte „Drumherum" haben.

Schüler Ali übernimmt beispielsweise für einen Patienten ordnungsgemäß die Gesichtsrasur. Karl-Heinz klagt darüber anschließend zu Kollegin Erna: „Also ich kann dir sagen, das Zimmer sah vielleicht aus. Der Schüler hat die seit der OP nicht mehr gebrauchte Nierenschale nicht mit herausgenommen, und der Patient kam nicht an seine Klingel. Das musst du dir mal vorstellen! ..."

1 Grundlagen: Wissensvermittlung und Lernen

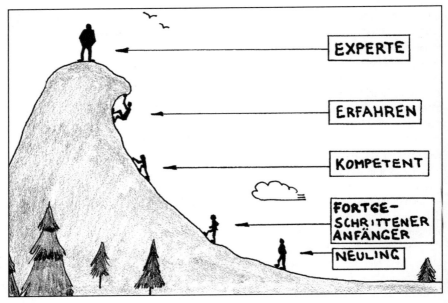

Abb. 1.20

Abhilfe schaffen einfache Checklisten, die Schülern, Praktikanten aber auch Einzuarbeitenden gerade in der Anfangsphase Orientierung geben. Gemeinsam im Team erstellt und ggf. modifiziert, können diese für *ganze Schülergenerationen* verwendet werden. Um den von Karl-Heinz geschilderten Missstand (Schüler verlässt das Patientenzimmer im ungeordneten Zustand) zukünftig abzustellen, hilft möglicherweise die folgende Checkliste:
Mit diesem einfachen Ablaufschema geben Sie Neulingen konkrete und wertvolle Hilfe und ersparen sich viele, viele Worte. Weitere Themen könnten sein:
- Postoperative Überwachung bei Patienten mit ...
- Bedienung der hydraulischen Badewanne

- Einstufung der Dekubitusgefahr mit Hilfe einer Gefährdungsskala (mit Hilfestellung des Anleiters)
- Anbahnen und Halten von Bezugskontakt (➤ Kap. 5.7)

Der fortgeschrittene Anfänger

Merkmale
- Anfänger reagieren beispielsweise auf ihre ersten Ergebnisse der Krankenbeobachtung
- Anfänger behandeln aber (noch) alle Informationen gleich
- Anfänger stellen fest, dass bei der Umsetzung von Ausbildungsinhalten flexibleres Handeln erforderlich ist als beim praktischen Unterricht im Demoraum
- Sie pflegen regel- und modellgesteuert.

1.11 Vom Pflegeneuling zum Pflegeexperten

Checkliste: Betreten und Verlassen des Patientenzimmers
Zielgruppe: Unterkursschüler und Praktikanten während der ersten Praxiseinsätze
- ☐ Anwesenheitstaste drücken
  Die Kollegen wissen, wo ich bin.
- ☐ Beobachtung des Patienten
  Aussehen, Veränderungen, Besonderheiten?
- ☐ Blick über den Patienten
  Sind Infusionen durchgelaufen?
- ☐ Blick unter das Bett
  Urinableitung funktionstüchtig? Schuhe und Gehhilfen?
- ☐ Blick zum Nachttisch
  Wurden Medikamente eingenommen? Sind Getränke bereitgestellt?
  Können nicht mehr gebrauchte Utensilien weggeräumt werden?
- ☐ Blick zum Knopf der Rufanlage/Klingel
  Kann diese der Patient erreichen?

Jetzt kann die geplante Tätigkeit vorgenommen werden.
Anschließend vor Verlassen des Patientenzimmers:
- ☐ Blick zum Fenster
  Gewünschte Frischluft? Durchzug? Heizung? Rollladen?
- ☐ Blick zum Tisch
  Können nicht mehr gebrauchte Utensilien weggeräumt werden?
- ☐ Blick zur Nasszelle (sofern vorhanden)
  Sind Pflegemittel vorrätig? Ordnung?
- ☐ Anwesenheitstaste drücken
  Die Anwesenheitsleuchte erlischt.

Anleitungsbeispiele
- Schülerin benötigt Hilfestellung beim Setzen von Prioritäten
- Soll klinische Urteilsfähigkeit erlernen und trainieren.

Umsetzung
Die Schule vermittelte dem Schüler bereits die Dekubitustherapie nach dem „Seiler-Konzept". Ein fortgeschrittener Anfänger wendet diesen Plan bei Patienten mit Dekubitus an. Der Anleiter hilft ihm bei der Klassifizierung der Wundheilung. „Was sind Wundbeläge, die entfernt werden müssen und wo sind Bereiche mit neu gebildeten Fibroblasten und Epithelzellen, an denen nicht manipuliert werden darf? Durch die Assistenz und Beobachtung kann der fortgeschrittene Anfänger praxisrelevantes Wissen erlernen.

Der kompetente Pflegende
Merkmale
- Kompetente Pflegende planen ganz bewusst die Pflegesituation

- Sie durchdenken die jeweilige Pflegehandlung
- Sie haben das Gefühl, den Aufgaben gewachsen zu sein und
- setzen selbstständig Prioritäten
- Kompetente Pflegende arbeiten aber noch nicht so schnell und flexibel wie erfahrene Pflegende.

Anleitungsbeispiele

- Braucht noch Unterstützung und Training beim Koordinieren verschiedenartiger Pflegeanforderungen
- Flexibilität sollte weiter ausgebaut werden.

Umsetzung

Die Pflegeperson kennt das „Bobath-Konzept" und hat den Grundkurs „Kinästhetik" absolviert. Beim hemiplegischen Patienten wendet sie Maßnahmen des Bobath-Konzeptes an und berücksichtigt die Grundlagen der Kinästhetik.

Der erfahrene Pflegende

Merkmale

- Eine erfahrene Pflegende setzt selbstständig Prioritäten und stellt sich immer wieder auf eintretende Veränderungen ein
- Je mehr sie gesehen hat, umso präziser können Situationen eingeschätzt und differenziert werden
- Eine erfahrene Pflegende lässt sich von Maximen und Lebensregeln leiten
- Sie erfasst Situationen aufgrund von gemachten Erfahrungen ganzheitlich und
- Stößt dabei schnell zum Kern des Problems vor, weil unerhebliche Möglichkeiten herausfiltert werden
- Eine erfahrene Pflegende erkennt intuitiv (= bedeutet, dass hier Einsichten auf unbewusstem Weg spontan erlangt wurden) Alarmsignale vor der Anzeige im Monitoring.

Beispielaussage einer erfahrenen Pflegeperson bei Eintritt ins Zimmer: „Obwohl der Patient kein Unwohlsein äußerte, hatte ich so ein komisches Gefühl und bereitete sicherheitshalber alles für die Notfallsituation vor. Diese trat dann unerwartet ein"

- Erfahrene Pflegende lassen sich offensichtlich stärker durch die rechte Hirnhälfte (Erfahrung und Intuition) leiten.

Anleitungsbeispiele

- Erfahrene werden zum Schreiben von „vorwärtsschauenden Pflegeberichten" animiert und dafür trainiert. Hierbei formulieren sie, ihre Prognose zum zukünftigen Pflege- oder Krankheitszustand des Patienten. Nach einiger Zeit kann leicht festgestellt werden, inwieweit ihre „intuitive Mutmaßung" eingetreten ist
- Ihre Maximen sind für Neulinge häufig nichts sagend und müssen transparent gemacht werden. Zum Beispiel: Die erfahrene Pflegende möchte den Schüler anleiten. Sie spricht dabei permanent von wichtigen Prinzipien. So z.B.: „Du musst den Patienten beim Aufnahmegespräch fragen, welche Erwartungen er an diesen Krankenhausaufenthalt hat." Der Schüler versteht noch nicht den Hintergrund dieser Frage. Die Pflegende orientiert sich dabei an dem Pflegemodell von Orem und kann bezüglich des Selbstpflegepotentials des Patienten Rückschlüsse für die Pflege ziehen
- Erfahrene lernen besonders effektiv anhand von Fallbeispielen.

Umsetzung

Wenn beispielsweise die erfahrene Pflegende Veränderungen der Vitalzeichen erwartet, bevor diese auf dem Monitor erscheinen, sollte diese Fähigkeit weiter trainiert werden. So kann die sich langsam zum Experten entwickelnde Pflegende persönliche Aufzeichnungen über ihre Einschätzung des Situationsverlaufes machen. Gemeinsam mit dem Praxisanleiter werden diese abschließend ausgewertet.

Der Pflegeexperte

Merkmale
- Ein Experte lässt sich nicht mehr von Grundregeln leiten, sondern er erkennt die typische Problemstellung und sieht unmittelbar die Lösung
- Ein Experte erfasst intuitiv die wichtigen Aspekte einer Situation
- Er schließt verschiedentlich sehr genau auf den zukünftigen Verlauf des Patientenzustandes
- Weiß oft mehr, als er anderen mitteilen kann. Er hat das Problem, sein Wissen in verständliche Worte zu fassen.

> **„Anleitungs"-Beispiele**
> (wenn Sie hier unter Anleitung ein Begleiten und Fördern dieser Expertenressourcen durch Praxisanleiter verstehen):
> • Trainieren von berufspädagogischen Grundlagen, damit das Wissen transparent gemacht werden kann
> • Wie zentriere ich mich auf die Welt des anderen?
> • Mitarbeit an Pflegeforschungsstudien.

Umsetzung
Der Praxisanleiter animiert und unterstützt den Pflegexperten, damit er innerbetriebliche Fortbildungsveranstaltungen für Kollegen verständlich präsentieren kann.

1.11.2 Auswirkungen auf den Einsatz von Pflegestandards

Patricia Benner versteht unter „Kompetenz" das selbstständige pflegerische Handeln und Urteilen. Jede Stufe ist situationsabhängig. Das Durchlaufen der fünf Stufen bezeichnet sie als Prozess. Dabei entfernt sich der Lernende immer weiter von Stufe eins; vom Befolgen abstrakter Grundsätze hin zu Rückgriffen auf konkrete Erfahrungen. In ➤ Abbildung 1.21 werden die Auswirkungen auf den Einsatz von Standards skizziert.

Pflegende der Stufe eins bis drei sind auf Standards angewiesen. Sie finden es professionell, wenn diese Standards befolgt und eingehalten werden. Ganz anders die Kollegen mit längerer Berufstätigkeit. Vor allem Erfahrene und Experten sehen das theoretische Modell, auf das sie einmal bauten, häufig als überflüssiges Beiwerk an. Sie empfinden theoretische Situationsanalysen (welche Grundlage vieler Standards sind) als einen Umweg zur Lösung des Problems, das sie viel schneller durch den Rückgriff auf Erfahrungen lösen möchten. Damit kommen sie schneller zum Kern des Problems und können die in der Vergangenheit positiv gemachte Erfahrungen anwenden.

> **TIPP**
> **Fazit:** Eigentlich müssten unterschiedliche Standards für verschiedene Kompetenzstufen entwickelt werden. Empfehlenswert wäre eine Standardversion für die Stufen eins bis drei und eine weitere für die Stufen vier und fünf.

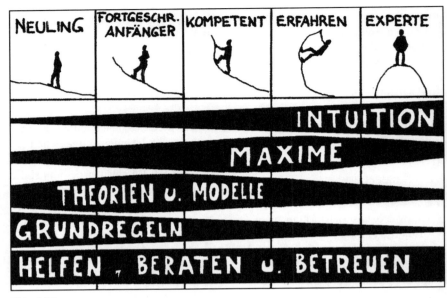

Abb. 1.21

1.11.3 Konsequenzen für die Anleitung

Ähnlich wie Pflegeexperten haben auch wir, die sich um Praxisanleitung bemühen, folgendes Alltagsproblem:

Wie vermittle ich Wissen an Schüler oder Klienten, welches zu vielschichtig ist, um es in Form von einfachen Anweisungen und Merksätzen weiterzugeben?

Beispielsweise die Grundregel, dass im Umgang mit Sauerstoffarmaturen niemals Fette und Öle zur Anwendung kommen dürfen. ➤ Abbildung 1.22 veranschaulicht einen Merksatz der Chemie, der als Folge die Explosionsgefahr überspitzt darstellt.

Vielleicht gelingt durch die Verwendung von bildhaften Erklärungen das Verstehen beim Schüler? Wenn sich Anleiter an Regeln halten, gewinnen sie eine Art Routine und erreichen dadurch sichere Erfahrung.

In der Folge stellen sie sich auch auf Ungewohntes ein und können das Anleitungsthema leicht variieren. Andererseits verhindern zu viele Regeln bei erfahrenen Anleitern eine kontinuierliche Entwicklung.

Benner bezieht sich auf die weitere klinische Spezialisierung bezüglich bestimmter Patientengruppen: *„Pfleger und Schwestern lernen am besten, wie Krankheiten verstanden, gedeutet und bewältigt werden können, indem sie mit vielen Patienten arbeiten, die vergleichbare Probleme zu überwinden haben. Ihr Wissen und ein gewisses Maß an Beweglichkeit gewinnen sie, indem sie die Patienten durch alle Phasen der Krankheit hindurch begleiten. Einer Schwester, die keine Erfahrung damit hat, was bei bestimmten Krankheiten normal ist und was vom Normalen abweicht, fällt es viel schwerer, den Zustand eines Patienten richtig einzuschätzen, und ihn darauf vorzubereiten, was ihm bevorsteht."* (📖 7)

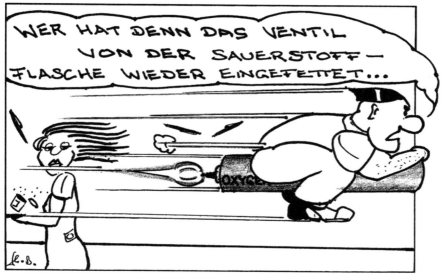

Abb. 1.22

Sie stellt folgende These auf: „... *jemand, dessen Kompetenzniveau noch relativ nahe an dem der Lernenden liegt, kennt deren Möglichkeiten vielleicht viel besser als jemand, der bereits ein viel höheres Niveau erreicht hat ...*"

Hintergrund dieser These ist die Annahme, dass sich Anleiter der nächst höheren Stufe besonders gut in die Denkweise und Bedürfnisse der jeweiligen Lernenden hineinversetzen kann. Kurzum: „Frischexaminierte" Pflegende können sich besser auf ihren Schüler in der Anleitung einstellen als Kollegen mit längerer Berufserfahrung. Nach dieser These wären die geeigneten Anleiter für „Erfahrene" somit die „Experten". Die nachfolgende Gegenüberstellung zeigt den „besten Anleiter" für das entsprechende Ausbildungsniveau:

- **Fortgeschrittene Anfänger** für Neulinge
- **Kompetente** für Fortgeschrittene Anfänger
- **Erfahrene** für Kompetente und
- **Experten** für Erfahrene.

Die gesetzlichen Voraussetzungen zur Praxisanleiterqualifikation widersprechen der These Benners. Hier werden für die Weiterbildung zwei Jahre Berufserfahrung vorausgesetzt. Meine Erfahrungen in der Mentoren- und Praxisanleiter Fort- und Weiterbildung bestärken dagegen Benners These. Motivierte Berufsanfänger leisten im Berufsalltag gute Ergebnisse. Zwar fehlt ihnen (noch) die Berufserfahrung, aber dafür ist der *Draht* zur Zielgruppe Schüler bestens. Das Defizit an Praxiserfahrungen wird durch einen guten Bezugskontakt (➤ 5.7) zum Schüler kompensiert.

KAPITEL 2

Selbstverständnis des Anleiters

2.1 Tätigkeitsfeld Anleitung

2.1.1 Voraussetzungen des Anleiters

Als Anleiter sind Sie in den konkreten Unterweisungssituationen Vorbild.

> **MERKE**
> Schüler orientieren sich an Personen, die ihr Anleitungsziel verkörpern. Sie versuchen, möglichst viel von ihrem Vorbild abzuschauen oder zu imitieren.

Patienten und Schüler orientieren sich gerade bei gesundheitsbewusstem Verhalten an den vermeintlichen Profis: *Stationsarzt und Stationsleitung empfehlen dem Patienten, sich das Rauchen abzugewöhnen und nutzen vor den Augen der Patienten mehrfach täglich die Raucherzone im Außenbereich.* Dadurch ergründen und durchschauen Klienten sehr schnell, welches Vorbild die Handlungsanweisungen in der Situation nur vorspielt und welcher Anleiter die aufgestellten Regeln und Richtlinien im Pflegealltag wirklich selbst beachtet. Der Anleiter in der Schülerausbildung hat noch eine ausgeprägtere Vorbildfunktion als der Anleiter bei Patientenschulungen. Anleitungsmaßnahmen für Patienten dauern nur eine begrenzte Zeit. Der Kontakt zwischen Schüler und Anleiter besteht während des gesamten Einsatzes. Menschen orientieren sich an Vorbildern. Sie lernen am Modell und ihr Verhalten wird dabei durch den persönlichen Austausch von positivem oder negativem Feedback geprägt (➤ 1.10.3).

Pfleger Karl-Heinz predigt Schüler Franz ausführlich Hygieneregeln: Während der Anleitung fordert er eine mehrmalige Händedesinfektionen mit der Einhaltung der Einwirkzeit des Desinfektionsmittels von 30 Sekunden ein. Auf Schüler Franz wirkt Karl-Heinz unecht, weil er in den letzten Wochen immer wieder beobachten konnte, dass der Anleiter selbst grobe Verstöße gegen die Richtlinien praktizierte, sich jetzt aber in der Anleitung so darstellt, als würde er immer darauf achten.

Erinnern Sie sich bitte an die Vorbilder während Ihrer Ausbildung. An welche Pflegenden denken Sie dabei?

Waren es vielleicht Pfleger mit hoher Fachkompetenz?

Solange Pflegende im eigenen Fachbereich anleiten, – pädagogische Kompetenz unterstellt – sollten sie die Thematik sicher beherrschen. Wie sieht es aber aus, wenn Pflegende aushilfsweise Schüler in anderen

Fachabteilungen anleiten sollen? Wie geht es Ihnen als Anleiter dabei ganz konkret? Trauen Sie sich das zu?

> **MERKE**
> Als Anleiter können Sie nicht in allen Fachdisziplinen kompetent sein!

Haben Sie schon einmal einen Mediziner gesehen, der sich in der Inneren Medizin, Geriatrie, Neurologie, Chirurgie, Gynäkologie, Pädiatrie, Wochen- und Neugeborenenpflege gleichermaßen auskennt? Dieses sind im Übrigen die Fachdisziplinen, wo Pflegeschüler nach dem KrPflG ihre praktische Ausbildung u.a. absolvieren müssen!

Von zentralen Praxisanleitern wird dies nicht selten eingefordert. Sie sollen möglichst im ganzen Haus Schülern professionelle Pflege demonstrieren. Sie sollen wissen, in welchem Ausmaß Patienten mit Endoprothesen-OP postoperativ belasten dürfen und wie lange ein Patient nach einer Leberpunktion Bettruhe einhalten soll.

> **MERKE**
> Fachkompetente Anleitungen lassen sich nur in wenigen Disziplinen gleichzeitig leisten!

Oder waren Ihre Vorbilder Oberkursschüler bzw. Berufsanfänger, deren Verständnis Ihnen damals (als Schüler) gegenüber imponierte, deren Pflegeauffassung Sie beeindruckte, weil Sie den vorgelebten Umgang mit den Patienten als wahrhafte und ehrliche Beziehung erlebten? Möglicherweise waren Ihre Leitbilder Pflegepersonen, die sich mit den Schülern solidarisch erklärten und Sie nicht für so genannte *„Schülerarbeiten = Bettpfannen schieben, putzen, Klappe halten"* missbrauchten. Kollegen, bei denen Sie sich vor Bloßstel-

lung sicher fühlten, denen gegenüber Sie Ihre Fehler und Fragen zugeben konnten, ohne dass andere Unbeteiligte von Ihrer *schülerphysiologischen* Inkompetenz erfahren haben.

Vielleicht waren Ihre Vorbilder damals gerade diejenigen Pflegenden, die für Anleitungen jederzeit motiviert waren. Gerne wird der Anleitungswunsch des Schülers mit der Ausrede „keine Zeit zu haben" auf einen anderen Termin verschoben oder sogar völlig abgewehrt. Vermutlich stellten Sie seinerzeit dazu fest, dass es einigen motivierten Pflegenden bei einer ähnlichen Arbeitsbelastung und Personalbesetzung offenbar trotzdem gelang, gezielt anzuleiten. Diese Kollegen hatten Zeit – für Sie!

Leider ist es mit gutem Willen allein nicht getan. Pflegefachpersonal benötigt pflegepädagogische Kenntnisse und einen gewissen Freiraum, um effektive Anleitungen durchführen zu können.

> Karl-Heinz zeigt bereitwillig viele Pflegemaßnahmen, ohne jedoch dem Schüler zusätzliche Erläuterungen zu geben. Die Spielregeln des Beobachtungslernens hält er nicht ein, weil er diese nicht kennt.

Je mehr Praxisanleiter die nachfolgenden Grundlagen berücksichtigen, desto erfolgreicher wird das Anleitungsergebnis:
- Gute Kontaktaufnahme und Anbahnung von Bezugskontakt (➤ 5.7)
- Die Bedeutung von Verknüpfungen (➤ 1.9.1)
- Die Handlungsorientierung (➤ 1.9.3)
- Die Struktur des Lerninhalts (➤ 1.9.4)
- Das Üben und Wiederholen (➤ 1.9.5)
- Das Beachten der Körpersprache (➤ 3.4.2) usw.

2.1.2 Besondere Eigenschaften von Anleitern

Die Voraussetzungen, die Pflegenden zur Anleiterfunktion benötigen, sind:
- Berufserlaubnis nach Krankenpflege- oder Altenpflegegesetz
- Berufserfahrung
- Pädagogische Befähigung
- Verantwortungsbewusstsein
- Berufliche Motivation
- Akzeptanz, Wertschätzung, Rücksichtnahme und Respekt bezüglich der Lernenden
- Unterstützung und Verständnis für das Wissensdefizit des Gegenübers
- Ausstrahlen von Ruhe und Gelassenheit
- Professionelles Pflegeverständnis
- Solidarität mit Schülern und Verständnis für sie
- Die Motivation, anleiten zu wollen
- Das Wissen, anleiten zu können.

Aufgaben des Anleiters

Laut § 3 der KrPflAPrV gehört zu den Aufgaben der Praxisanleitung, die Schüler schrittweise an die eigenständige Wahrnehmung der beruflichen Aufgaben heranzuführen und die Verbindung zur Schule zu gewährleisten. Daraus entwickeln sich die weiteren Aufgaben:

Der Praxisanleiter:
- Begleitet Schüler
- Plant und koordiniert Anleitungen und vermittelt diese innerhalb der bestehenden Alltagsbedingungen
- Gibt Auszubildenden Feedback und ist permanenter Ansprechpartner
- Schafft Transfer zwischen Theorie und Praxis und gibt Schule und Pflegemanagement Rückmeldung
- Setzt sinnvoll Prioritäten
- Reagiert flexibel
- Soll Experte für Klientenanleitungen und Beratungen sein
- Nimmt an den Mentoren- oder Praxisanleiterkreisen teil
- Berät PDL, Einrichtungsträger und Schulleitungen, um Ausbildungsstrukturen weiter zu verbessern
- Begleitet Berufsanfänger oder Wiedereinsteiger
- Begleitet (Berufsfindungs-) Praktikanten
- Beteiligt sich an der Erstellung und laufender Anpassung der Lernziele des eigenen Arbeitsfeldes
- Würdigt eine optimale Zusammenarbeit mit den Kollegen des Einsatzortes
- Ist Neuerungen gegenüber aufgeschlossen und interessiert
- Berät die Teamleitung bei Anleitungsfragen.

2.2 Entwicklung des Berufsbildes Praxisanleiter

Eine der ersten berufspädagogischen Qualifikationsmaßnahmen von Pflegenden zu **Praxisanleitern** für Pflegeeinrichtungen initiierte der DBfK in den 1970er Jahren im Bildungszentrum Essen. Diese Weiterbildung breitete sich im Verlauf der 1980er Jahre auf die westlichen Bundesländer – nach der Wiedervereinigung auf ganz Deutschland aus. In der DDR gab es parallel Lehrfachschwestern, die ein ähnliches Aufgaben abdeckten. Die Initiatoren der berufspädagogischen Fachseminare verstanden ihre ausgebildeten „Praxisanleiter" ursprünglich als Pflegende, die vor allem im klinischen Bereich freigestellt, die Anleitung der Pflegeschüler am Einsatzort qualitativ sicherstellten und die weitere praktische Ausbildung des Schülers mit den Pflegende vor Ort organisierten (vgl. Inhalte „Berufspädagogisches Fachseminar" des DBfK im BZE 1988).

Tätigkeitsziel war und ist die planmäßige Vorbereitung der Schüler auf ihren Beruf. Sie leiten neben den Schülern auch neue Mitarbeiter und Praktikanten in ihren Arbeitsbereichen an. **Freistellung** bedeutet hier: Praxisanleiter arbeiten außerhalb des Stellenplanes der Station. Sie leiten die Schüler „hauptamtlich" an, d.h. zu 100 % ihrer Arbeitszeit.

Praxisanleiter sorgen in Deutschland somit schon über 30 Jahre für eine hohe Ausbildungsqualität. Sie arbeiten mit Schule und Pflegedienstleitung zusammen und haben in vielen ausbildenden Pflegeeinrichtungen so genannte Mentorenkreise – heute Praxisanleiter-Arbeitskreise – initiiert. 1995 wurde erstmals die Berufsbezeichnung „Praxisanleiter" in Deutschland im rheinland-pfälzischen Weiterbildungsgesetz benannt und mit einem Umfang von 460 Unterrichtsstunden verortet.

Hausinterne Aufgaben von Praxisanleitern

Hausinterne Aufgaben von Praxisanleitern sind:
- Anleitung
- Beratung
- Schüler-Ansprechpartner
- Gesprächsführung und Dokumentation der Anleitungsprozesse
- Erstellen von Beurteilungen
- Führen von Beurteilungsgesprächen
- Zuordnung von Schülern auf andere Anleiter
- Austausch mit Schule(n)
- Fachprüfer
- Aufbau und Führung von Mentorenkreisen/Praxisanleiter-Arbeitskreise
- Mitarbeit in der innerbetrieblichen Fortbildung.

Sowohl im deutschen Altenpflegegesetz wie auch im Krankenpflegegesetz benennt der Gesetzgeber eindeutig die Berufsgruppe der Praxisanleiter. Dabei sieht er vor, dass zukünftig Einrichtungen der praktischen Ausbildung ohne Praxisanleiter nicht mehr ausbilden - und Schulen „*ohne*" nicht mehr prüfen dürfen. Zitat KrPflAPrV:

„*(2) Die Einrichtungen der praktischen Ausbildung stellen die Praxisanleitung der Schülerinnen und Schüler (...) durch geeignete Fachkräfte sicher. Aufgabe der Praxisanleitung ist es, die Schülerinnen und Schüler schrittweise an die eigenständige Wahrnehmung der beruflichen Aufgaben heranzuführen und die Verbindung mit der Schule zu gewährleisten*". (📖 8)

Ähnliche Vorgaben gelten für die Altenpflege und werden später in ➤ Tabelle 2.1 beschrieben. Dies bedeutet auch, dass alle einrichtungsinternen und -externen Abteilungen, in denen praktisch ausgebildet wird, Praxisanleiter vorhalten müssen. Die gleiche Verpflichtung haben Altenpflegeeinrichtungen, ambulante Pflegedienste und die im KrPflG besonders benannten pflegerischen Spezialabteilungen wie Wochen- und Neugeborenenpflege, Gynäkologie, Psychiatrie, Geriatrie usw. Der Finanzierung dieser Praxisanleiterstellen soll durch die Änderung des Anrechnungsschlüssels im Klinikbereich auf 1 Pflegekraft zu 9,5 Schülern (1:9,5) Rechnung ge-

2.2 Entwicklung des Berufsbildes Praxisanleiter

tragen werden. (Für die Altenpflege gibt es noch immer keine Anrechnungszahlen.) Doch diese Finanzierung wird meiner Einschätzung nach für den Klinikbereich nicht ausreichen. (Anrechnung der Anleiter 🖥)

Stundenumfang der Praxisanleiter-Weiterbildungen

Zur Qualifikation von Praxisanleitern nach dem KrPflG schreibt die KrPflAPrV 200 Stunden Weiterbildung vor. Dies bedeutet eine Reduktion von vormals 460 Wtb. Stunden (vergl. Weiterbildungsgesetz Rheinland-Pfalz von 1995) auf jetzt nur noch 200 Std.! Die vom Gesetzgeber geforderte, wissenschaftlich basierte Praxis der Pflegeausbildung kann meiner Auffassung nach, in diesem eng bemessenen Zeitraum kaum vermittelt werden.

Das neue Gesetz wird für die nächsten Jahre zukunftsweisend sein. Aus diesem Grunde wurde eine Erhöhung der theoretischen Ausbildungsstunden auf 2100 Stunden (EU-Norm) und eine *moderne* lernfeld- und kompetenzorientierte Ausbildungs- und Prüfungsverordnung erlassen. Es ist mir unverständlich, warum der Gesetzgeber den schon bei der Gesetzlegung um 12 Jahre *veralteten* DKG-Mindeststandard mit 300 Stunden Qualifikation für Mentoren bundesweit unterschritten hat (➤ 2.3). (Auszüge aus meinem Briefwechsel mit dem BMG 🖥)

Ausbildungsabteilungen

Durch Schul- und Hauskooperationen richten einige Häuser eine separate „Abteilung Ausbildung" ein. Diese koordiniert die Anleitungsaufgaben und die praktische Ausbildungsorganisation mit den angeschlossenen kooperierenden Schulen. Besetzt sind die Abteilungen mit zentralen Praxisanleitern und/oder Lehrern für Pflegeberufe, die die gesamte praktische Ausbildung vor Ort gestalten und verantworten.

Ausbildungzertifikate

Manche Pflegeschulen vergeben „Zertifikate zur Ausbildungsberechtigung". Die einzelnen Stationen der Einrichtungen bewerben sich bei Schule und PDL, um mit Schülern arbeiten zu können. Denn bekanntermaßen überwiegen deutlich die Vorteile, wenn Stationen sich für die Zusammenarbeit mit Pflegeschülern entscheiden. Vor Zertifikatserteilung werden die Ausbildungsbedingungen vor Ort überprüft. Stimmen Strukturen und Umfeld, erhält der Praxiseinsatzort das „Siegel", ein ausbildungsberechtigter Pflegebereich zu sein. Dieses wird öffentlichkeitswirksam im Eingangsbereich präsentiert. Ausbildungsinitiativen haben in unserer Gesellschaft einen hohen Stellenwert. Auch andere Branchen werben mit dem Slogan: „Wir bilden aus!". *Sie auch?*

Praxisanleiter in der Altenpflegeausbildung

Die Ausbildungs- und Prüfungsverordnung für die Berufe in der Altenpflege (AltPflAPrV) basiert auf dem Altenpflegegesetz. Große Gesetzespassagen weisen Parallelen zum KrPflG auf. Angehörige beider Pflegeberufe diskutieren, *was wohl zuerst da war: die Henne oder das Ei*. In der Tat orientierte sich das KrPflG mit seiner KrPflAPrV deutlich am Altenpflegegesetz mit AltPflAPrV, welches ein Jahr früher in Kraft getreten ist. Darin ist der Praxisanleiter verbindlich vorgeschrieben. Im Folgenden werden nur die für Anleiter relevanten Vorschriften aufgeführt.

§ 2 KrPflG
- (1) Die ausbildende Einrichtung bietet Gewähr für eine ordnungsgemäße Durchführung der praktischen Ausbildung
- (2) Für die Praxisanleitung des Schülers wird von der Einrichtung ein geeigneter Praxisanleiter gestellt. Grundlage ist ein Ausbildungsplan für die praktische Ausbildung. Dieser Plan führt den Schüler schrittweise an die eigenständige Wahrnehmung der verschiedenen Aufgaben heran
- (4) Die Einrichtung bescheinigt zum Ende des jeweiligen Ausbildungsjahres:
  - die Dauer des praktischen Einsatzes
  - die Art der praktischen Ausbildungsbereiche
  - die vermittelten Kenntnisse, Tätigkeiten und Fertigkeiten
  - die Fehlzeiten
- Kopien dieser Bescheinigung erhalten der Träger der praktischen Ausbildung und der jeweilige Schüler.

§ 3 KrPflG
(1) Pro Ausbildungsjahr erstellt die Altenpflegeschule ein Zeugnis über die praktischen Leistungen. Diese Note wird im Benehmen mit dem Träger der Pflegeeinrichtung festgelegt. Die Vorgabe, etwas im Benehmen zu ermitteln, ist laut Wahrig definiert als „mit jemandem übereinkommen, ein Einvernehmen herstellen" (📖 20). Aus der Summe dieser Noten ermittelt sich die Vornote, welche zu 25 % in der Abschlussnote der praktischen Prüfung berücksichtigt werden muss (➤ 3.9).

Grundsätzlich gilt
- Praxisanleiter müssen eine vorherige zweijährige Berufstätigkeit und eine spezielle Fortbildung oder Weiterbildung nachweisen. Eine feste Stundenanzahl zur Qualifikation wird nicht vorgegeben
- Adäquat zum KrPflG betreuen auch hier Pflegelehrer die Schüler und Praxisanleiter während ihrer praktischen Ausbildung. Sie beurteilen die Schülerleistung und beraten Praxisanleiter vor allem in pädagogischen Fragen. Weitere Einzelheiten regeln die jeweiligen Bundesländer.

2.3 Entwicklung des Berufsbildes Mentor

1992 beschloss der Vorstand der Deutschen Krankenhausgesellschaft (DKG) erstmals Qualifikationsanforderungen für Anleiter zu benennen und verwendete in seiner Empfehlung den Begriff **Mentor**. Das Wort entstammt der griechischen Antike: Mentor war der Name eines Erziehers. Heute versteht man darunter einen Berater oder väterlichen Freund. Die DKG definierte 1992 Mentoren als die fest zum Stationsteam gehörenden, anleitenden Pflegenden:

Mentoren sind in das pflegerische Team ihrer Station integriert und übernehmen weiterhin auch alle Aufgaben bei der pflegerischen Versorgung der Patienten. Darüber hinaus sind sie mit der gesonderten Aufgabe der Praxisanleitung für Schüler beauftragt... Für diese Arbeit ist ein zusätzlicher Zeitaufwand erforderlich... Personalbedarfsermittlung: 1:10 Mentor je Schüler je besetzten Ausbildungsplatz. (📖 10)

Im gleichen Positionspapier der DKG wurde übrigens gefordert, dass Mentoren,

20 % ihrer Arbeitszeit für Anleitungsaufgaben verwenden sollen. Bei einer Wochenarbeitszeit von 40 Std. bedeutet dies umgerechnet volle 8 Std. pro Woche. In den wenigsten Einrichtungen werden jedoch diese Sollvorgaben weder von Mentoren noch von stationären Praxisanleitern eingehalten.

Die Autoren Sträßner und Ill-Gross lehnen eine Doppelfunktion „Stationsleitung und Mentor in einer Person" klar ab. Ein Mentor unterscheidet sich auch vom Lehrer für Pflege oder vom zentralen (= freigestellten) Praxisanleiter (> 2.2), weil Mentoren fest im Dienstplan des Einsatzortes integriert sind und dort vorrangig pflegerische Aufgaben übernehmen. Die Anleitungsfunktion ist ein „Zusatzposten".

MERKE
In einigen Pflegeeinrichtungen wird der Mentor auch als stationärer Praxisanleiter bezeichnet, weil er fest im Dienstplan der Station integriert ist.

Mentoren beklagen, dass der zusätzliche Zeitaufwand für Anleitungen nicht in der Dienstplanung berücksichtigt wird. Es kommt zum Phänomen des „Einzelkämpfers".

In der Regel gehören engagierte Anleiter zu den qualifiziertesten Kollegen eines Teams. Aus diesem Grunde überhäuft man sie oft zusätzlich mit diversen anderen Verantwortungsbereichen. Häufig führt dieser Umstand zur Doppelbelastung. Vereinzelt werden Anleiter teamintern von der Leitung „bestimmt", ohne dass die *Betroffenen* eine eigene Motivation für die Anleitungsaufgabe geäußert hätten. Mentoren gewährleisten in der Regel eine kontinuierliche pädagogisch-fachliche Betreuung in der praktischen Ausbildung. Sie übernehmen an ihrem Arbeitsort Mitverantwortung für den Lernprozess der Auszubildenden.

Blick über den Tellerrand

In der freien Wirtschaft regelt die so genannte Ausbildereignungsverordnung (AEVO) die Qualifikationsanforderungen der Anleiter. Neben den offiziellen Ausbildern (dem Meister) übernehmen in den Betrieben so genannte Ausbildungsbeauftragte die praktische Ausbildung der Lernenden. Dazu gibt es von den Industrie- und Handelskammern diverse Lehrgänge mit dem Schwerpunkt „Durchführung von praktischen Unterweisungen" mit einem Stundenkontingent von bis zu 200 U-Std. Folglich entwickeln die Absolventen ein erhöhtes Selbstwertgefühl und erleben Sicherheit im Umgang mit Auszubildenden. Die *„Lehrlinge"* und Praktikanten werden dadurch stärker in das Lerngeschehen eingebunden. Dies fördert Denkprozesse und selbständiges Handeln. Die Auszubildenden in der Wirtschaft können so schneller mit eigenständigen Aufgaben betreut werden und entlasten das Team. Adaptiert an die Pflegeausbildung wäre der Meister hier dem freigestellten Praxisanleiter und die Ausbildungsbeauftragten den Mentoren gleichzusetzen.

2.4 Entwicklung von Tutoren/Paten

Wenn Sie Angehörige der Pflegeberufe fragen, wer ihnen in der eigenen praktischen Ausbildung am meisten *„gezeigt"* hat (Sie merken es wahrscheinlich, die Bedeutung liegt hier im Beobachtungslernen), hören Sie als Antwort oft: „Schüler der höheren Ausbildungsstufen". Diese auch als **Tutoren** benannten Schüler bezeichnen manche Pflegeeinrichtungen auch als Paten. Sie sollen Mitschüler von niedrigerem Ausbildungsstand „an die Hand nehmen" und „anleiten".

Vorteile
Angst vor Lehrern, Praxisanleitern, Mentoren und anderen Pflegenden, die aus Sicht der Schüler *ja doch in irgendeiner Form Einfluss auf Beurteilungen nehmen*, gibt es vor Tutoren/Paten nicht. Mitschüler höherer Ausbildungsstufen werden eher als gleichwertige Partner gesehen, denen man gegenübertreten und Fragen stellen darf ohne später negative Konsequenzen zu befürchten.

M E R K E
Zwar gibt es (nach Carl Sagan) langweilige und naive Fragen – aber jede Frage ist ein Ausruf, die Welt verstehen zu wollen.

Mögliche Nachteile
Manche Teams verlassen sich viel zu sehr auf das Engagement der anleitenden Schüler und kommen damit nicht ihrer Anleitungsverpflichtung und Kontrollaufgabe nach. Das Pflegeteam trägt jedoch die Verantwortung für die praktische Ausbildung und erfährt ggf. nur teilweise oder sogar überhaupt nicht, in welcher Qualität diese Schüler-Schüler-Anleitungen verlaufen. Zudem entscheidet es sich für Schüler meist im ersten Ausbildungsjahr welchen Weg sie einschlagen werden. Entweder motivieren Anleiter den Schüler ihren Weg trotz aller physiologischen Widrigkeiten beharrlich beizubehalten und entstehende Probleme aktiv anzugehen, oder es besteht die Gefahr, dass die gerade am Anfang so wichtigen Impulse für ein professionelles Berufsverständnis nicht erbracht werden. Diese Schüler gehen unter und orientieren sich vielleicht am „Null-Bock"-Verhalten der anderen. Darum sollte der zuständige Anleiter die Tutoren-Anleitung in seinem Bereich überwachen.

T I P P
Ermuntern Sie die Mittel- und Oberkursschüler zur Anleitung. Vereinbaren Sie allerdings dazu klare Regeln. Beispiele:
• Vor jeder Anleitung bitten wir um Information. Wir tragen die organisatorische Verantwortung und können bei bestimmten Themen oder Situationen Anleitungen nicht genehmigen
• Der Lerninhalt wird dokumentiert und orientiert sich anhand eines Anleitungsprotokolls oder Pflegestandards
• Bei didaktisch-methodischen Fragestellungen geben wir gerne Beratung und Hilfe. Also sprecht uns bitte an!
• Jede Anleitung ist im Praxisordner des angeleiteten Schülers zu dokumentieren.

(Unterrichtsinhalte zur Anleitung und Beratung lt. Prüfungsverordnungen für die Alten- und die Krankenpflege 💻)

2.5 Anleiterdefinitionen und Qualifikationen

Aufgrund der uneinheitlichen Verwendung von Begriffen für Personen im Tätigkeitsbereich der Anleitung kommt es zu Begriffsverwechslungen.

2.5 Anleiterdefinitionen und Qualifikationen

Wie bereits erwähnt entwickelten sich in den letzten Jahren die Bezeichnungen:
- **Zentraler Praxisanleiter** für weitergebildete Kollegen die freistellt, abteilungsübergreifend arbeiten
- **Stationärer Praxisanleiter** für weitergebildete Pflegende, die fest im Dienstplan der Station integriert sind.

Mit dem Inkrafttreten des neuen Krankenpflegegesetzes 2004, also 12 Jahre nach der DKG-Empfehlung zur Mentorenqualifikation, reicht die Mindeststundenanzahl zur Praxisanleiterqualifikation nach Meinung vieler Experten nicht aus. (Qualifikationen zum Praxisanleiter 💻) Dabei wird die Mentorenqualifikation nach DKG-Empfehlung von der Praxisanleiterweiterbildung nach der AltPflAPrV und KrPflAPrV voneinander abgegrenzt. Folgende Ausbildungsinhalte werden in den Qualifikationsmaßnahmen ergänzt oder ausgebaut:
- Prävention anstatt Beschränkung auf den kurativen Ansatz
- Die rehabilitativen und palliativen Dimensionen der Pflege
- Die Richtlinien des Jugendarbeitsschutzgesetzes (➤ 2.10.6), da eine Altersbegrenzung lt. KrPflG und AltPflG nicht mehr vorgesehen ist
- Ein neues pflegeberufliches Selbstverständnis
- Die deutliche Ausweitung der ambulanten Versorgung.

Zudem kommt es zu einer berufspädagogischen Wandlung: Früher führte ein Anleiter überwiegend Pflegemaßnahmen vor, heute sieht sich der Praxisanleiter eher als Berater und Coach (engl. Trainer) (➤ 5.6). Er fördert intensiv die Selbstständigkeit der Schüler, indem er Freiräume für eigene Lernerfahrungen schafft. Zielsetzung ist dabei, neue und zeitsparende Unterweisungsmethoden anzubieten. Dies muss professionell erlernt werden.

Mit der Nennung der Praxisanleiter möchte das Bundesministerium für Gesundheit Mentoren nicht disqualifizieren oder abwerten. Zitat aus meinem Schriftwechsel mit dem Bundesministerium: *„Im Hinblick auf die von Ihnen angesprochene Begriffsverwirrung möchte ich darauf hinweisen, dass sich das Krankenpflegegesetz zwar für eine „Praxisanleitung" ausgesprochen hat, dieser Begriff jedoch nicht notwendigerweise mit dem Begriff des Praxisanleiters im Sinne anderer Bestimmungen identisch sein muss. Insbesondere ist hierin keine bewusste Abkehr von dem Mentorensystem zu sehen."* (📖 9)

Qualifikationsmöglichkeiten

Viele Wege führen zu einer Anleitungsqualifikation. Ein erster Einstieg ist der Besuch von kürzeren Fortbildungsseminaren und das Lesen entsprechender Fachliteratur zur Thematik *(Glückwunsch, Sie sind gerade dabei)*. ➤ Tab. 2.1 veranschaulicht die Unterschiede zwischen dreierlei Qualifikationsmöglichkeiten.

Weiterbildungen zum Praxisanleiter sind oft berufsgruppenübergreifend. So gelten z.B. die rheinland-pfälzischen „Weiterbildungsrichtlinien für Praxisanleiter" von 1995 neben den Pflegeberufen auch für Beschäftigungs- und Arbeitstherapeuten, Diätassistenten, Hebammen und Entbindungspfleger, Medizinisch-technische Assistenten und Physiotherapeuten.

Leider beinhalten die meisten Praxisanleiterweiterbildungen nur etwas mehr als 200 Stunden. Nicht alle Weiterbildungsinstitute oder Bildungseinrichtungen erfül-

Tab. 2.1 Möglichkeiten beruflicher Qualifikation.

Ausbildung	Fortbildung	Weiterbildung
Erwerb von berufstypischen Kenntnissen	Die vorhandene berufliche Qualifikation wird vertieft, aktualisiert und auf den neuesten Stand gebracht	Nach Berufsabschluss werden weitergehende Kenntnisse für spezielle pflegerische Tätigkeiten erworben. Baut auf Erstqualifikation auf
Ablegen einer Prüfung ist die Voraussetzung für Berufsausübung	Kein Abschluss, aber Nachweis	• Oft staatliche Anerkennung • Wichtiger Bestandteil des persönlichen Berufsmarketings • Wiederaufnahme von systematischem beruflichem Lernen
	Arbeitnehmer haben nach jeweiligen Ländergesetzen die Möglichkeit dafür Bildungsurlaub zu beanspruchen	

len die Anforderungen und Bedürfnisse der Absolventen. Hier scheint es große qualitative Unterschiede bei Dozenten und Vermittlungsinhalten zu geben. Vergleichen Sie darum vorher die Weiterbildungsanbieter und sprechen Sie dazu mit ehemaligen Absolventen. Mittlerweile bietet die erste Fachhochschule (Bielefeld) einen 900 Stunden Bachelor-Studiengang „Anleitung und Mentoring in den Gesundheitsberufen" an. Andere Bildungsinstitute präsentieren so genannte Aufbau- oder Intensivtrainings für Praxisanleiter, um den Teilnehmern die Möglichkeit einer Aktualisierung der pflegewissenschaftlichen und didaktischen Grundlagen zu geben.

2.6 Berufspolitische Überlegungen

2.6.1 Zeit, Geld und Patientennähe?

„Keine Zeit – tut mir leid." Die häufige Antwort auf Schülerfragen.

Wenn in Ihrem Einsatzfeld wirklich „keine Zeit" für professionelle Pflege – und damit auch für die notwendige Anleitung ist, stimmt etwas Gravierendes nicht. Ihr pflegebedürftiger Bewohner oder Patient hat schließlich eine Profieinrichtung aufgesucht, für die er oder seine Krankenoder Pflegekasse *ordentlich bezahlt*. Wo sonst sollte er professionelle Pflege finden?

Das Zeitproblem

Praxisanleiter und Mentoren hören verschiedentlich Aussagen von Pflegenden, die eine Umsetzung von aktuellen pflegerischen Konzepten in Frage stellen. Zitat: „Also für Ganzkörperwaschungen mit Basaler Stimulation oder Validation, Kinästhetik oder Gesundheitsberatung haben wir hier keine Zeit!" Stattdessen wird in solchen Kollegenteams häufig eine „08/15-Pflege" geleistet: GKW in 5 Minuten, keine Aktivierung des Pflegebedürftigen, keine Anleitung zum Erlernen von selbstständigen Bewegungsressourcen, keine professionellen Ansätze im Umgang mit dementen Menschen. Stattdessen ärgert man sich lieber über die „Irren" und projiziert das aggressive Verhalten von dementen Bewohnern oder Patienten auf sich selbst.

Bedenken Sie bitte die Folgen für Teams, die nach solchen Mustern arbeiten. Verwaltungsleiter solcher Einrichtungen werden dann möglicherweise auch einen Abbau der Personalstellen von dreijährig ausgebildeten Pflegenden planen und umsetzten. Denn nach ihrer Überzeugung führen die „teuren Profis" ja doch nur „Laienpflege" aus, Zitat: „So eine 5-Minuten-GKW kann jeder!" Stattdessen stellen sie Hilfskräfte ein, die kostengünstiger sind und nach einer kurzen Anleitungsphase eine ähnliche Pflege ausführen. Leider sind die letzten 4 Sätze, die aus den 1990er Jahren stammen – heute bereits Realität geworden.

▶
Diskutieren Sie bitte im Team.
Niemand käme auf die Idee zu sagen:
- Einen Stromverteiler zu reparieren kann jeder
- Meine Haare lasse ich mir von jedem schneiden
- Jeder kann doch einen ICE steuern
- Meine Autobremsen lasse ich mir von Hinz & Kunz reparieren

„Pflegen kann jeder" – stimmt das?

Machen Sie sich bitte in Ihrem Team bewusst, dass unprofessionelle Pflege enorme Auswirkungen haben wird. Neben den negativen Folgen für die Sicherheit und Qualität der Pflegebedürftigen und den Ruf Ihrer Einrichtung werden existenzielle Konsequenzen für die Zukunft Ihres Arbeitsplatzes auftreten. Pflegende Kollegen mit obiger Einstellung vernichten ihren eigenen Arbeitsplatz!

Mit der Devise: **Nicht ärgern – ändern!** treten Sie aus der Passivität heraus und schaffen aktiv Änderungsmöglichkeiten. Informieren Sie Ihre Entscheidungsträger vor Ort über mögliche verbesserungsfähige Zustände. Machen Sie der Pflegedienstleitung, dem Verwaltungsleiter oder bei Bedarf auch dem Träger der Einrichtung klar, welche Auswirkungen zum Beispiel die ungenügende Besetzung Ihres Teams hat. Schreiben Sie im begründeten Fall Überlastungsanzeigen, damit Sie im Schadensfall nicht selbst regresspflichtig werden.

MERKE
Wenn Sie in der Praxis zum Nachdenken keine Zeit mehr haben, bedeutet dies Alarmstufe ROT!

Zentrale wie stationäre Praxisanleiter erleben oft den Konflikt zwischen ökonomischer Patientenversorgung und qualitativer hochwertiger Ausbildung. Denn Anleitung geschieht nicht in der *geschützten* Atmosphäre einer Schule, sondern in der *Echtzeit Pflege*.

Der Deutsche Bildungsrat empfiehlt zum Umfang der Praxisanleitung, dass Schüler einmal pro Woche eine Praxisanleitung als gezielten Lernprozess erhalten sollen. Diese Anleitungen müssen geplant und evaluiert werden. Dadurch ergeben sich laut Bildungsrat ca. 60 praktische Anleitungssituationen mit spezifischer Zielsetzung und dem entsprechenden Zeitumfang in drei Jahren (DBR S. 12, 2004). Nutzen Sie diese Empfehlung für Ihre Argumentation zur Praxisanleitung.

Nutzen Sie auch die Unterstützungsmöglichkeiten von Berufsverbänden oder Gewerkschaften, die Ihnen mit Rat und Tat professionell zur Seite stehen. Wenn Sie sich über den Berufsstand der Pflegenden in Ihrem Umfeld oder in der Gesellschaft **ärgern – ändern** sie diesen.

Schreiben Sie Leserbriefe, nutzen Sie die Gesprächsmöglichkeiten mit Politikern und Bundestagsabgeordneten aus Ihrem Wohnbezirk und fordern Sie menschenwürdige Pflegebedingungen für Pflegebedürftige und Pflegende ein. Wer nichts unternimmt, darf sich auch nicht wundern, wenn nichts geschieht. Die Aussage: „Ich kann doch nichts dagegen machen" bedeutet auch: „Ich versuche nichts", und damit wird es besiegelt!

Das Leben ist zu kurz, um frustriert am ungeliebten Arbeitsort tätig zu sein. Ändern Sie es! Sie haben relativ viele Freiheiten dazu. Erst wenn die große Menge der Pflegenden die Öffentlichkeit auf unhaltbare Arbeitsbedingungen aufmerksam macht und konsequent in jene Pflegeeinrichtungen wechselt, in denen humanitäre Arbeitsbedingungen geboten werden, erst dann wird sich etwas in der Gesundheitspolitik ändern. Folge der bundesweiten Protesten von Pflegenden am Ende der 1980er und zu Beginn der 1990er Jahre war die Einführung der PPR (Pflegepersonalregelung). 13 000 neue Stellen wurden zur Behebung des „Pflegenotstandes" geschaffen. Zudem sorgten Gehaltserhöhungen und neue Studienmöglichkeiten für eine spürbare Besserung. *Unbemerkt von der Öffentlichkeit, quasi „sang- und klanglos", wurden diese neuen Stellen in den letzten Jahren gestrichen und die PPR ausgesetzt. Wen interessiert es!?*

Hier ist nicht die Rede davon, mit positiver Autosuggestion die graue Realität rosarot einzufärben oder die Praxisrealität schön zu reden. Ganz im Gegenteil: Es geht um die Einsicht in Ihre Möglichkeiten menschlicher Wahlmöglichkeiten. „Die Situation, so wie sie jetzt ist, habe ich selbst gewählt. Und ich habe die Wahl, diese wieder abzuwählen und die Konsequenzen daraus zu tragen". Diese Wahlfreiheit ist nach Reinhard Sprenger (2004) die Quelle meiner Selbstachtung. Er empfiehlt, mit dem Klagen aufzuhören, wenn Situationen nicht immer so sind, wie ich sie mir wünsche. Verantwortung zu übernehmen und eine kreative Lebensgestaltung mit dem Auf und Ab des Lebens zu nutzen und zu bejahen – kurzum, die Situation als Lernerfahrung zu verwerten.

MERKE
Praktische Ausbildung ist oft Zufall – Praxisanleitung ein notwendiges Geschenk!

Alltägliche Zeitprobleme am praktischen Einsatzort lösen sich möglicherweise, wenn durch ein entsprechendes Zeitmanagement im Tages- und Wochenablauf andere Prioritäten gesetzt werden. *Etwas polemisch gefragt:* Was ist wichtiger?
- Blut abnehmen?
- Betten auswaschen?
- An Wochenenden Tätigkeiten für die Mitarbeiter ausführen, die keinen Dienst haben: Krankengymnastik für Bewohner, Übernahme von Aufgaben der Labordiagnostik?
- Datenerfassung für die Verwaltung?
- Routine-Vitalzeichenbestimmung: täglich, bei allen Patienten...?

Oder ist Ihnen bzw. Ihrem Team die qualifizierte Pflege Ihrer Patienten und die Ausbildung Ihrer zukünftigen Kollegen wichtig?

MERKE
Jeder Arbeitstag unserer Schüler in der Praxis ist auch ein Ausbildungstag.

2.6 Berufspolitische Überlegungen

Es geht weniger um die Weigerung des Pflegepersonal bei bestimmten Tätigkeiten. Vielmehr kann die Pflegedirektion von ihrem Grundverständnis her mit pflegefremden Leistungen gegenüber anderen Abteilungen im Haus „in Augenhöhe" verhandeln und dadurch entsprechend den Stellenplan vor Ort aufstocken. Nach dem Motto, Beispiel: „OK, wir übernehmen ärztliche Tätigkeiten, indem wir die pflegerelevanten Nebendiagnosen selbst erfassen – um wie viele Stellen wird dadurch das Pflegepersonal aufgestockt bzw. durch Servicekräfte entlastet?" Für die Einrichtung wird es interessant, wenn beispielsweise nicht mehr die Frage „Wer macht was in unserem Hause?" gestellt wird, sondern „Wer führt die Leistung bei gleich hoher Qualität günstiger aus?" Hier erschließt sich die marktwirtschaftliche Bedeutung von professioneller Anleitung.

Geld und Patientennähe?

Christel Bienstein veröffentlichte bereits 1983 die These „Je länger sich der Schüler in der Ausbildung befindet, desto weiter entfernt er sich von dem Patienten" (> Abb. 2.1).

Diese Vermutung gilt auch heute noch. Ich möchte sie weiter ergänzen: „Je höher eine Pflegefachkraft im Tarifgefüge aufsteigen will (z.B. KR. VIII–XIV), desto weiter muss sie sich vom Pflegeempfänger entfernen."

Im derzeitigen Vergütungssystem wird die Arbeit des Pflegexperten (> 1.11.1) in der allgemeinen Pflege nur unzureichend honoriert. Der Praktiker kann noch so viel Expertenwissen haben – vergütungstechnisch erfolgt nur dann ein Aufstieg, wenn er in eine Leitungsfunktion (zum Beispiel als Pflegedienstleitung des Altenheimes) oder in einen Fachbereich (Intensiv/Anästhesie/OP) usw. wechselt.

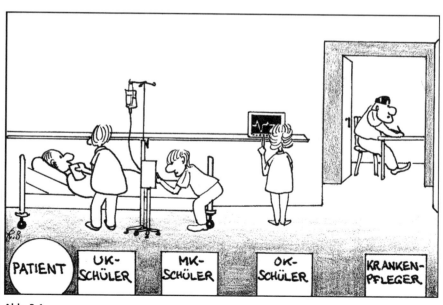

Abb. 2.1

Schüler erleben dieses Phänomen der „Entfernung von den Pflegebedürftigen" recht schnell. So entsteht für viele Auszubildende ein heimlicher Lehrplan. Sie wissen, dass sie im Unterkurs und Mittelkurs Patienten waschen „müssen". Tagtäglich werden die Lernenden zu den „Pflegefällen" geschickt, die Kollegen der Station aber gehen stattdessen gemeinsam Betten machen oder administrative Aufgaben erledigen. Die Lernenden könnten dadurch den Eindruck gewinnen, dass Pflegende hauptsächlich patientenferne Arbeiten verrichten. Ebenso ist das Sozialprestige der Tätigkeiten zu beachten. Thomas Elkeles schreibt dazu:

„... je arzt- oder verwaltungsnaher, desto höheres Sozialprestige, je patientennaher, desto geringeres Sozialprestige..." (📖 21)

Welche Bedeutung diese Tatsache gerade für Schüler hat, dürfte klar sein. Oftmals erleben sie eine regelrechte Hierarchie: Nur die ranghöchste Krankenpflegerin darf den Arzt bei Visiten begleiten.

Zudem fragen Schüler mit Recht, warum sie drei Jahre lernen sollen, wenn Praktikanten oder Zivildienstleistende die gleichen Tätigkeiten (Waschen, Lagern, Pflegeanamnesen erstellen, Verordnungen ausführen etc.) nach kurzer Einarbeitungsphase ausführen sollen und dürfen. Darum ist es dringend erforderlich, dass unsere Berufsgruppe eine andere Wertigkeit von Pflege entwickelt und dieses auch in der Öffentlichkeit transparent darstellt. Wenn nicht wir selbst berufspolitisch aktiv werden – wer sonst?

Wie wollen wir uns gegen kostengünstigere Laienpflege (von unausgebildetem Personal, Angehörigen oder Nachbarn, die sich unter Umständen nebenbei etwas dazu verdienen wollen) abgrenzen, wenn wir in der theoretischen wie praktischen Ausbildung keine professionellen Pflegeinhalte vermitteln? „Waschen kann doch jeder" – oder „... dann wird die Haut überall mit irgendetwas nachgefettet..." sind immer noch nicht nur Argumentationen von anderen Berufsgruppen (Ärzten, Krankengymnasten etc.), nein, manche Pflegekollegen neigen zu ähnlichen Aussagen. Diese dürfen sich dann allerdings nicht wundern, wenn ihre Arbeitsplätze wegrationalisiert werden, weil ein pflegerischer Laie eine reinigende GKW in gleicher Zeit und „Qualität", aber jetzt zu einem Dumpingpreis vornimmt!

2.6.2 Stellenwert der Anleitung im Team

Machen Sie im Team die Notwendigkeit für Anleitung bewusst bzw. sensibilisieren Sie Ihre Kollegen für die Thematik.

▶

Fragen Sie Ihre Kollegen: „Erinnere dich doch bitte mal an deine eigene Pflegeausbildung. Wann hast du im Praxiseinsatz am meisten gelernt?"

Verdeutlichen Sie Ihren Kollegen immer wieder, dass der Zeitaufwand einer Gezielten Anleitung nicht größer ist als beim Beobachtungslernen. Letztere Lernform beansprucht eine deutlich längere Übungsphase, besitzt eine höhere Fehlerquote und führt bei Schülern, Anleitern und Pflegebedürftigen mehrfach zu Frustrationen. Wenn sich Ihr Team für Ausbildung entschieden hat, muss effektiv angeleitet werden. Das ganze Team sollte wissen, das Anleitung deutlich über das: „Komm mal mit ich zeige Dir gerade mal was ..." hin-

2.6 Berufspolitische Überlegungen

aus geht. Lernen durch Versuch und Irrtum sowie Beobachtungslernen fallen aus Gründen der Qualität und des hohen Zeitbedarfs weg. Also bieten sich Ihnen die Gezielte Anleitung sowie autodidaktische Lernformen (> 4.5) als sinnvolle Anleitungsformen geradezu an.

Verhindern Sie ein Hineingleiten des Anleiters in die Rolle des Einzelkämpfers. Weil jede Pflegende zur Anleitung verpflichtet ist, sind teaminterne Zuständigkeitsbereiche für notwendige Anleitungen sinnvoll. Holen Sie Ihre Kollegen ins Boot.

Beispiele Zuständigkeitsbereiche

- Pfleger A mag es, medizinische Geräte einzuweisen und hat in Zusammenarbeit mit dem Praxisanleiter Anleitungsthemen dazu erarbeitet
- Pflegerin B ist auf der Abteilung für Medikamente zuständig und entwickelte ein systematisches Anleitungsprogramm für Schüler zum Erlernen des Richtens von Medikamenten.

Zudem sollte jede Pflegende in der Lage sein, bei Abwesenheit des Anleiters ein Erstgespräch (> 3.1.2) und Beurteilungsgespräch (> 3.8) zu führen. Der Praxisanleiter versteht sich bei solchen idealen Voraussetzungen eher als **Manager** für den lernenden Schüler, niemals aber als der „einzig Zuständige für Anleitung". Sicherlich verhindert der Alltag oft alle geplanten Anleitungen punktgenau umzusetzen; aber Praxisanleiter können auch verhindern, dass sich die Ausbildungsaufgabe generell den betrieblichen Belangen unterordnet. Dieses Aktivwerden benötigt nicht nur Kraft und Energie, sondern erfordert die Rückendeckung der Verantwortlichen.

Stellen Sie Ihre Anleitungstätigkeit transparent dar. Nicht nur ein Anleiter sollte wissen, wie umfangreich eine gute Unterweisung ist. Kritische Teamkollegen beanstanden oftmals den Zeitaspekt.

„Jetzt ist Ulli schon seit einer halben Stunde mit Schüler Ali verschwunden... und wir haben hier die ganze Arbeit. Was machen die eigentlich?"

Der zum Team gehörende Anleiter übernimmt zu seiner Hauptaufgabe „Pflege der Pflegebedürftigen" zusätzlich das *Ehrenamt „Versorgung der Schüler"*. Es ist Illusion, zu glauben, ein Anleiter könnte dies so nebenher erledigen, ohne Abstriche an seinem normalen, bisher gewohnten Arbeitspensum vorzunehmen. Nein – wenn Sie sich engagiert um Schüler, Praktikanten und neue Mitarbeiter kümmern, bedeutet dies für Ihr Kollegenteam, rechtzeitig für eine Entlastung des Anleiters zu sorgen. Bei Schwierigkeiten äußert der Praxisanleiter die Problematik im Team.

Beispielaussage des Anleiters bei einer Teamsitzung: „Ich kann nicht die gleiche Anzahl Patienten versorgen, wenn ich dabei Schüler/neue Mitarbeiter etc. anleite. Ich wünsche mir von Euch kollegiale Unterstützung. Schließlich hat jeder Einzelne von uns den Ausbildungsauftrag!"

Berichten Sie bei Teamsitzungen vom Konzept Ihrer Anleitung, stellen Sie Ihre ausgearbeiteten Formulare vor, laden Sie Teamkollegen zur Hospitation einer Ihrer Anleitungen ein. In meiner Anfangszeit als Praxisanleiter erinnere ich mich gut an ähnliche kritische Äußerungen von Stationsmitarbeitern, wenn ich vor Ort mit Schülern gearbeitet habe. Erst nachdem eine, meine Anleitungstätigkeit missbilligende, Stationsschwester endlich bei einer der Anleitungen hospitierte, änderte sich unser angespanntes Verhältnis. Sie äußerte nun Verständnis, signalisierte Respekt und lobte die detaillierte Vorgehensweise. Abschließend erklärte Sie bei der Übergabe mittags sinngemäß:

„Das ist 'ne ganze Menge, was den Schülern in so einer Gezielten Anleitung beigebracht wird. Praxisanleiter entlasten unser Team dadurch sehr. Wenn der Schüler die Maßnahme nach der Übungsphase kann, darf er diese bei uns nach Absprache auch selbstständig übernehmen. Die anderen sollten da auch mal mitgehen..."

Pflegende, die sich regelrecht weigern, Schülern etwas zu zeigen, sind meist ein extrem unsicher in ihrer Arbeit. Sie vermeiden grundsätzlich, dass ihnen andere „über die Schulter schauen dürfen". Sie gehen Schülerkontakten aus dem Weg. Viele dieser „Anleitungskritiker" verharren auf ihrem Wissenszustand zur Zeit des eigenen Examens. Um mit Schülern im Gegensatz dazu erfolgreich und befriedigend arbeiten zu können, wissen Anleiter, wie existentiell die ständige Aktualisierung von Fachwissen ist.

Vorhaltung von Praxisanleitern

Seit 2009 sind Ausbildungsträger in der Krankenpflege verpflichtet, Schüler nur noch dort auszubilden, wo qualifizierte Praxisanleiter eingesetzt sind. Zudem empfahl der Deutsche Bildungsrat, Schüler während der ersten Woche am Praxiseinsatzort immer mit Praxisanleitern in der gleichen Schicht zusammenarbeiten zu lassen. In der restlichen praktischen Ausbildungszeit soll der Schüler in 60 % seiner Dienstzeit mit dem Praxisanleiter eingeteilt sein.

Pflegeeinrichtungen setzen dabei oft auf zentrale Praxisanleiter, die hausintern die Anleitungsaufgaben der stationären Praxisanleiter koordinieren und einen funktionierenden Anleiterarbeitskreis organisieren. Die Landesarbeitsgemeinschaft der Lehrer für Pflegeberufe in Rheinland-Pfalz e.V. empfahl in ihrem Positionspapier 2008 dazu, neben stationären Praxisanleitern auch zentrale Praxisanleiterstellen vorzuhalten, die unter anderem die Anleitungstätigkeit der dezentralen Praxisanleiter – auf den Stationen – untereinander abstimmen.

Zentrale Praxisanleiter

Mancher zentrale Praxisanleiter, der aus seinem gewohnten Stationsteam *gerissen wurde*, erlebt zu Beginn eine gewisse „Einsamkeit". Einige vermissen die nahen Stationskollegen und müssen sich erst in der „freigestellten" Rolle zurecht finden. Liebgewordene Traditionen wie stationsinterne Feiern und Geburtstage im Team fallen nach und nach weg. Anderseits erleben sie stattdessen den Neuaufbau von Beziehungsstrukturen zu neuen Kollegen; seien es nun die Lehrer des Schulteams oder die Kollegen in der Pflegedirektion. Je größer die Einrichtung ist und desto mehr zentrale Praxisanleiter vorgehalten werden, desto geringer fällt dieses erlebte „Nicht mehr dazu gehören" aus. Es gibt viele Praxisanleiter die eindeutig der Schule bzw. klar der Pflegedirektion zugeordnet sind. Und vielen dieser Betroffenen gefällt diese Zuordnung im Organigramm. Es hat also immer auch etwas mit den jeweiligen Personen zu tun.

2.6 Berufspolitische Überlegungen

Bei zahlreichen Kongressen äußern sich mir gegenüber freigestellte Praxisanleiter, dass sie die Forderung des Deutschen Bildungsrates nicht nachvollziehen können, Praxisanleiter generell im Stellenplan des Pflegedienstes zu verorten. Auch in meinem Umfeld der LAG Rheinland-Pfalz änderten viele Schulleitungen ihre Meinung diesbezüglich. Vormals waren die Kollegen für die Umsetzung des Systems stationärer Praxisanleiter. Heute favorisieren die meisten ein Mischsystem mit zentralen und stationären Anleitern. Begründet wird dieses, dass nur durch die Vorhaltung von zentralen Praxisanleitern der Informationsfluss zwischen Schule und Praxis und die Institutionalisierung von Arbeitskreisen zur Praxisanleitung funktionieren. Auch klagen stationäre Anleiter, über häufige kurzfristige Absagen der vorher vereinbarten Prüfungstermine. Sie bedauerten sehr, dass sie aufgrund von Personalausfällen zur Patientenversorgung auf der Station einspringen mussten.

Wichtig ist der gute Informationsfluss zur Schule. Dieser kann auch funktionieren, wenn der zentrale Praxisanleiter der PDL unterstellt ist. Schulverwaltungsprogramme bieten Praxisanleitern dabei sowohl Leserechte als auch Bearbeitungsrechte. Hier geben die Anleiter ihre Anleitungsdokumentation direkt in die Schülerkartei des EDV-Programmes ein. Die Schulleitung bestimmt, welche Lese- und Nutzerrechte der jeweilige Anleiter erhält. Andere Praxisanleiter führen Schülerkarteien um ihre Aktivitäten zu strukturieren. Mit Kurslisten zur Übersicht erkennen diese schnell, welche Schüler schon längere Zeit nicht mehr von einem Anleiter begleitet wurde.

2.6.3 Motivation des Anleiters

Kapitel 1.8.2 beschreibt die Grundlagen von Motivieren und Motivation. Daraus werden hier die speziellen Faktoren zur Anleitermotivation abgeleitet.

„Eine Motivierung zerstört die Motivation". Laut Sprenger gibt es weltweit keine Studie, die eine dauerhafte Leistungssteigerung durch extrinsische Anreize nachweist. Falsch verstandene Motivation verläuft nach der Devise:

- „Ich glaube dir nicht, dass du von dir aus freiwillig dein Bestes gibst, und darum musst du jetzt motiviert werden!"
- „Wie schaffe ich es, dass ein Mitarbeiter etwas tut, was er von sich aus nicht tun will?"

Bedenken Sie bitte:

Anleiten, Führen und Motivieren lassen sich nicht durch Tricks und Rezepte lernen. Die alles tragende Voraussetzung sind geeignete Einstellungen, persönliche Wertvorstellungen, Charaktereigenschaften oder anders ausgedrückt: die Persönlichkeit des Anleiters. Wie sollen aber Pflegende Schüler motivieren, wenn die Anleitermotivation selbst täglich von oben durch passive und inkonsequente Führung zerstört wird? Wenn Anleiter demotiviert sind, kann sich die zuständige Stations-, Abteilungs-, Pflegedienst- und Schulleitung selbstkritisch fragen: „Was habe ich getan, um unsere Anleiter zu demotivieren?".

Nachfolgende Möglichkeiten steigern die Motivation des Anleiters:

- Das Pflegemanagement und die Personalabteilung benennen in Absprache mit der Pflegeschule Praxisanleiter bzw. Mentoren, die selbst auch gerne diese Funktion lernen und ausüben möchten

- Die Anleiter erhalten jährlich einen Teilnahmebescheinigung zum Besuch der Anleiterarbeitskreise
- Bei Ausscheiden/Stellenwechsel wird die Anleitungsfunktion dezidert im qualifizierten Arbeitszeugnis erwähnt. Dieses gewährleistet in der Regel einen positiven Einfluss auf das eigene Berufsmarketing. Denn Mentoren- und Praxisanleitertätigkeiten eröffnen oftmals eine gute Ausgangsbasis für spätere Leitungs- oder Bildungsaufgaben (in der Einrichtung).
- Führungskräfte der Einrichtung trauen ihren Mitarbeitern Leistungen zu, sie vertrauen ihnen darin, fordern und fördern sie und nehmen sie gleichzeitig ernst.

Oben wurden die Risiken von extrinsischen Anreizen geschildert. Trotzdem bieten einige Pflegeeinrichtungen ein solches System für ihre Anleiter:

- Pro Monat werden für Anleitungstätigkeiten, die durch Vorbereitung und Aktualisierung meist zu Hause zu erledigen sind, beispielsweise zwei Überstunden pauschal veranschlagt. Dieses ergibt 24 Überstunden im Jahr, wodurch der aktiv tätige Anleiter ca. drei zusätzliche arbeitsfreie Tage erhält
- Die Stellenbeschreibung (➤ 2.9.4) macht klare Vorgaben zur zeitlichen Freistellung für die Anleitungsaufgabe. Die Umsetzung wird von der Einrichtungsleitung begleitet
- Praxisanleiter, die an staatlichen Examensprüfungen teilnehmen, erhalten anteilig die dem Fachprüfer zustehende Prüfungsgebühr oder werden zu Feiern im Rahmen des Examens zum so genannten „Examensessen" eingeladen
- Wertschätzung und Anerkennung zeigen manche Einrichtungsleitungen durch besondere Unterstützungen in Form von Gutscheine für Freizeitveranstaltungen oder zum Einkauf von Fachliteratur
- Attraktive Themen im Arbeitskreis der Anleiter reizen und motivieren zu einer Übernahme der Anleitungstätigkeit.

Ulli hat ein Faible für die Wundversorgung mit Hydrokolloidplatten und stellt im Arbeitskreis der Anleiter seine entwickelte Gezielte Anleitung zur Wundversorgung vor.

2.6.4 Praxisanleitung bietet Spaß und Karrierechancen

Manche Anleiter, die quasi ungefragt durch Ernennung eines Vorgesetzten in die Vorbildrolle gekommen sind, berichten, dass sie sich anfangs zögerlich und dann mit immer mehr Freude und Engagement eingearbeitet haben. Diese Kollegen, aber auch alle „von Anfang an motivierten" Anleiter nennen als positive Argumente:
- „Anleitung ist im höchsten Maße befriedigend. Es ist Klasse, anderen etwas beizubringen"
- „Dadurch intensiviert sich das positive Verhältnis zu den Lernenden"
- „Die Einzigartigkeit des einzelnen Schülers oder Klienten macht jede Anleitung unverwechselbar und spannend"
- „Ich als Anleiter lerne selbst durch die Vorbereitung der Anleitung"
- „Patienten/Bewohner sind in der Regel innerhalb der Anleitung bestens gepflegt und ihre Dankbarkeit befriedigt zusätzlich"
- „Durch meine professionellen Anleitungen bewege ich mich auf rechtlich sicherem Boden"

- „Unser gesamtes Team hat einen Vorteil von meiner Anleitung, weil uns die Schüler dadurch mehr entlasten".

Viele Stationen empfinden die Zusammenarbeit mit Schülern als etwas sehr Positives. Durch den intensiven Kontakt mit den Lernenden wird ihr Berufsalltag immer wieder hinterfragt und oft nach neuen Erkenntnissen ausgerichtet. Eine Teilnehmerin bezeichnete die Arbeit mit Schülern als ihre persönliche „Frischzellenkur".

Seit 1990 bilde ich Praxisanleiter aus und halte mit vielen Ehemaligen Kontakt. Einige davon wählten nach Jahren der Anleitungspraxis ein aufbauendes Studium. Allein über 50 Studiengänge in Deutschland bieten sich vielfältig an: Pflegepädagogik, Berufspädagogik, Pflegewissenschaft, Pflegemanagement oder das Lehramt für Berufsschulen u.a. verschaffen ehemaligen Praxisanleitern neue Perspektiven. Diese haben durch ihre Anleitungserfahrung ein besonders ausgeprägtes Fundament für zukünftige Aufgaben in der Pflegepraxis. Somit kann festgestellt werden, dass die Weiterbildung zum Praxisanleiter häufig nicht nur eine Stufe nach „oben", sondern manchmal geradezu die Fahrt in einem „Aufzug" auf der Karriereleiter ist.

(Informationen zur Vergütung der Anleiter 🖥)

2.6.5 Anleitungsverpflichtung

Was aber, wenn Ihre Teamkollegen keine Notwendigkeit erkennen? Wer muss überhaupt anleiten? Können sich ausgebildete Pflegende diesbezüglich weigern und Anleitungen auf den Mentor, Praxisanleiter oder Lehrer abschieben?

Konkret gefragt: Gehört die Anleitung von Pflegeschülern zu den Aufgaben von Gesundheits- und Kranken- bzw. Kinderkrankenpflegern und Altenpflegern? Die Antwort lautet: Ja! Dazu ein Vorstandsbeschluss der Deutschen Krankenhausgesellschaft: *„Die praktische Anleitung von (Kinder-) Krankenpflegeschülern und -schülerinnen gehört zu den originären [d.h. ursprünglichen] Aufgaben der Krankenpflegepersonen..."* (📖 10)

Für Pflegende in karitativen Einrichtungen weist der Tarifvertrag auf besondere Dienstpflichten hin:

„Tarifvertrag: Arbeitsvertragsrichtlinien des Deutschen Caritasverbandes (AVR) § 5: Besondere Dienstpflichten Absatz (3): „Die Mitarbeiter sind grundsätzlich verpflichtet, sich auf Verlangen des Dienstgebers in zumutbarem Umfang an der Weiterbildung der Mitarbeiter und am Unterricht an den Schulen des Dienstgebers zu beteiligen. In akademischen Lehrkrankenhäusern sind die Ärzte im Rahmen ihres Dienstes verpflichtet, sich an der praktischen Ausbildung der Medizinstudenten in dem Krankenhaus zu beteiligen. Das gilt auch für sonstige Mitarbeiter, die an der Ausbildung auf Anordnung des Dienstgebers beteiligt werden." (📖 11)

Voraussetzung zur Anleitung sind entsprechende pädagogische Grundlagen und Fähigkeiten. Sollten Sie diese Kenntnisse während Ihrer dreijährigen Ausbildung nicht erlernt haben, so bitten Sie Ihren Ansprechpartner in Pflegedirektion oder IBF um angemessene innerbetriebliche oder externe Fortbildung zur Praxisanleitung sowie um geeignete Literatur. Zudem haben die Berufsgesetze seit 2004 der Praxisanleitung den gleichen qualitativen Stellenwert wie der theoretischen Ausbildung gegeben.

2.6.6 Netzwerk Praxisanleitung

Es ist geplant ein erstes überregionales **Praxisanleiternetzwerk** zu gründen. Dabei sollen durch das Netzwerk nicht nur ausgearbeitete Anleitungsinstrumente (Gezielte Anleitungen, Wochenthemen, Checklisten) ausgetauscht werden, sondern auch gemeinsam Öffentlichkeitsarbeit für Praxisanleiter im deutschsprachigen Raum betrieben werden. Auf den Unterseiten meiner Homepage: www.German-Quernheim.de werden diesbezügliche Informationen eingestellt.

2.7.1 Innere Kündigung

Frustrierte Mitarbeiter ändern häufig unbewusst ihre Einstellung und kündigen innerlich. Die Mitarbeiter identifizieren sich immer stärker mit den demotivierten Kollegen als mit dem Unternehmen. Die täglichen Highlights sind die verschiedenen Pausen und die abschließende Übergabe mit der Gewissheit, dass bald wieder Dienstschluss ist.

MERKE
Innere Kündigung bezeichnet den Beschluss eines Mitarbeiters, seine Leistungen und sein Engagement bewusst aber unauffällig herunterzufahren.

2.7 Burnout bei Anleitern

Menschen erleben beim Berufseinstieg in der Regel große Freude. Hochmotiviert betreten *sie die Pflegebühne* und werden meist noch im Verlauf der Ausbildung auf den Boden der Tatsachen *gebracht bzw. gestoßen*! Burnout – so lautet der englischsprachige Begriff der mit „Ausgebranntsein" übersetzt wird. Praxisanleiter, die im Helferberuf arbeiten und sich zusätzlich mit den „schwachen" Schülern beschäftigen, könnten davon in besonderer Weise betroffen sein. Ein möglicherweise vorhandener, hoher Perfektionsanspruch an sich selbst und an Schüler wird im Pflegealltag von vielen Seiten chronisch torpediert. Der betroffene Mitarbeiter ignoriert zunächst diese Fehlschläge.

Was ist mit den Betreffenden los? Erinnern wir uns: Solche Pflegende haben ursprünglich einmal hochmotiviert angefangen. Pflegeeinrichtungen sind Organisationen, die so gut bzw. „so schlecht" sind wie ihre Mitarbeiter. *Der Fisch fängt vom Kopf an zu stinken.* Ein schlechter Ruf der Pflegeeinrichtung ist übrigens ein kaum zu überschätzender Wettbewerbsnachteil im Wettlauf um die Identifizierung der eigenen Belegschaft mit dem Haus. *Da hilft auch kein Pflegeleitbild auf Hochglanzpapier!*

Durch die einschneidende Gesundheitspolitik und die mangelhafte Lobby der Pflege reduzierten sich in den vergangenen 10 Jahren in Deutschland rund 50 000 Stellen von Pflegenden. Heute sind die Dienstpläne derart ausgedünnt, das bei Personalausfall kein Ersatz zur Verfügung steht. Pflegende, die laut Planung ein freies Wochenende hätten, weil sie das vorherige Wochenende gearbeitet haben, werden angefordert und müssen erneut arbeiten. So summieren sich Überstunden in *dreistelligen Dimensionen* und die Krankheitsrate des verbleibenden Personals. Es gibt Einrichtungen, in denen Pflegende schon jahrelang keine Fortbildungen besuchen, weil ansonsten der Betrieb nicht aufrecht erhalten werden kann!

Anstatt Pflege durch Servicekräfte konsequent zu entlasten, sollen nun auch noch zusätzlich ärztliche Tätigkeiten übernommen werden. Die Pflegebedürftigkeit der Patienten und die multiplen Krankheitsbilder nehmen im Klinikbereich zu. Diese bleiben immer kürzer was einen weiteren Anstieg der pflegerischen Energie bedeutet. Pflegende erleben einen chronischen Anstieg der Belastungen und Stressoren. Das Schiff „MS Pflege" steuert auf den Eisberg des organisatorischen Burnouts zu (➤ Abb. 2.2).

Burnout der Einrichtung

Die Pflegeeinrichtung ist selbst krank und schafft Arbeitsbedingungen die Mitarbeiter *navigationsgenau* in chronische Erschöpfungszustände manövriert. Effizienz- und Gewinnstreben zwingen zur außerordentlichen Leistungssteigerung. Dabei ist das Unternehmen der Patient und der am Burnout erkrankte Mitarbeiter der Symptomträger. In diesen Fällen individualisieren Arbeitgeber gerne, obwohl die Erkrankung nicht ausschließlich das persönliche Problem des Mitarbeiters ist.

Vielmehr sollten Unternehmen einen strategischen Umgang mit Arbeitsbelastungen anstreben und Burnoutprävention endlich zur Chefsache erklären. Es müssen Dienstplanungen mitarbeiterorientiert gestaltet, mehr Autonomie für die Pflegenden eingeführt und klare Zielsetzungen verfolgt werden. Einfache Rezepte gibt es nicht. Begonnen werden kann durch einen Selbstaufklärungsprozess, der als Ziel eine Herstellung von Vertrauen zwischen Arbeitgeber und Arbeitnehmer anstrebt und eine gewisse Krisenfestigkeit eintrainiert. Burnout lässt sich durch ausgewogene Personalentwicklung verhindern. Dabei wird auch das Abgleiten in die innere Kündigung vermieden.

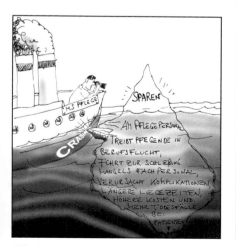

Abb. 2.2

> **MERKE**
> **Kennzeichen der inneren Kündigung**
> - Kein Interesse mehr an Auseinandersetzungen
> - „Dienst nach Vorschrift"
> - Mitarbeiter werden zu typischen „Ja-Sagern"
> - Mitarbeiter bringt keine eigenen Vorschläge mehr ein und nimmt Entscheidungen der Leitung passiv hin
> - Betroffene sind häufiger krank
> - Gelegentlich nennt der Mitarbeiter seine eigene Meinung, stimmt aber ohne weitere Diskussion der Meinung des Vorgesetzten zu, auch wenn er es besser weiß.

> Die Abteilungsleitung als Vorgesetzte hält die Anwendung von Mercurochrom® zur Dekubitusprophylaxe als angemessen. Der Mitarbeiter kennt eine Untersuchung, die das Gegenteil behauptet und schweigt.

Anstatt die Verhaltensänderung ihrer Teammitglieder als Warnsignal zu begreifen, glauben einige Führungskräfte, sie hätten den kritischen Mitarbeiter *endlich zur Räson* gebracht. Ehemals engagierte Pflegende lernen daraus, dass *mit halber Kraft* schließlich mehr zu erreichen ist.

Ursache für Burnout kann eine unprofessionelle bzw. ungeeignete Einstellung zum Beruf sein („Ich bin Mutter Theresa für alle"). Häufiger aber liegen die Gründe in der chronisch anhaltenden Überlastung. Anstatt in die Verweigerung zu gehen und innerlich zu kündigen, läuft der Burnout-Kandidat immer wieder gegen die belastenden (inneren und äußeren) Faktoren an, bis er seine Kräfte verbraucht hat und ausgebrannt ist. Teamintern kursiert manchmal zusätzlich das Schlagwort Mobbing.

MERKE
Als **Mobbing** gilt jemanden durch Psychoterror hinauszuekeln, ihn so zu schikanieren, dass er kündigt bzw. sich von der Station versetzten lässt.

2.7.2 Symptome der Burnout-Kaskade

- Zunächst starker Enthusiasmus und Idealismus mit häufig überdurchschnittlichem Engagement
- Fehlschläge werden ignoriert
- Gefühl der Stagnation und „festgefahren zu sein"
- Entmutigung, Hoffnungslosigkeit, Selbstzweifel
- Erste psychosomatische Beschwerden: Schlafstörungen, Müdigkeit, Infektanfälligkeit, Spannungskopfschmerz, Neigung zu Drogenmissbrauch
- Zweifel an Kompetenz der Führung, Kollegen, Schülern, Klienten
- Chronische psychosomatische Beschwerden
- Vollständiger Verlust der Arbeitsfreude mit einem regelrechten Widerwillen zur Arbeit zu gehen
- Depersonalisierung: Betroffene können sich nicht mehr empathisch in ihr Gegenüber hinein versetzen
- Resignation, Apathie, Zynismus
- Lustlosigkeit erstreckt sich auf alle Lebensbereiche.

Als typisches Beispiel gilt der anfangs hochmotivierte Anleiter, der eine *erglühte* Motivation und Einstellung besitzt und lange Zeit große Mengen an guter *Anleitungsenergie* versprüht. Sie geben sich als „Mutter *oder Vater* Theresa" für jeden und genießen zu Beginn ihre Rolle als „Workaholiker". Zitat: „Nein, ich brauche am Wochenende keine Erholung…"

Wenn Sie sich selbst nicht schützen und diesen treppenstufenartigen, nach unten führenden Weg nicht erkennen und unterbrechen, brennen sie aus wie ein Ofen (➤ Abb. 2.3) dessen Tür immer offen steht. Sie geben unkontrolliert Energie permanent an jeden und jede (Patienten, Schüler, Kollegen, Partner, Familie, private Freunde, Vereine, Ehrenämter usw.). Sie orientieren sich nicht am Grundsatz: Wer viel gibt – benötigt auch viel. Anstatt sich an freien Wochenenden und im Urlaub zu erholen und aufzutanken, geben sie unkontrolliert Energie ab.

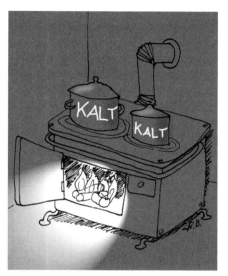

Abb. 2.3

2.7.3 Burnout-Prophylaxe

Wir arbeiten in einem Gesundheitsberuf und einige Beschäftigte ruinieren dabei selbst ihre Gesundheit. Sie beachten die Warnzeichen ihres Körpers nicht und verstricken sich immer mehr in die negativen Auswirkungen der permanenten Überlastung. Um anderen wirklich gut zu helfen, um sie professionell anzuleiten oder beraten zu können, ist es wichtig, zunächst für sich selbst zu sorgen und seine eigenen Grenzen zu beachten. Jeder ist verantwortlich für seine eigenen Handlungen. Aber:

MERKE
Sie sind nicht verantwortlich für Versäumnisse von Vorgesetzten.

Sie können mit den Entscheidungsträgern sprechen, ihnen Rückmeldungen über die Zustände *an der Front* geben. Doch ändern können Sie sie nicht. Nur sich selbst können Sie ändern. Manchmal ist es schwer, mit den Beschlüssen der Leitung konform zu gehen. Um sich einen Überblick über die eigene Burnoutgefahr zu verschaffen, empfehle ich Ihnen folgende Selbstreflexion (nach Herberger).

> **Selbstreflexion Burnout**
> Notieren Sie bitte schriftlich Ihre Gedanken zu:
> 1. Was gefällt mir derzeit (nicht) an meinem Arbeitsplatz?
> 2. Was lässt sich von mir zurzeit (nicht) ändern? (Kaizen ➤ 1.8.3)
> 3. Welche Fakten aus Antwort Nummer 2 kann ich akzeptieren?
> 4. Warum ist es mir wichtig den konkreten Sachverhalt zu verändern? Welche meiner Werte und Einstellungen stecken dahinter?
> 5. Wie sieht die neue Situation aus, wenn meine Wünsche realisiert sind?
> 6. Wofür möchte ich meine Kraft (besser) einsetzen?

MERKE
Menschen mit einem gesunden und starken Selbstwertgefühl, die einen guten Kontakt zu sich selbst und den inneren Ressourcen haben, sind weitgehend immun gegen Burnout.

Vielleicht helfen Ihnen und unterstützen Sie die nachfolgenden Aussagen?
- Dienst ist Dienst und Schnaps ist Schnaps! Ritualisieren Sie das Ende ihrer täglichen Arbeitszeit: „Jetzt hab' ich Feierabend". Ein starker Anker dafür ist das Ablegen der Dienstkleidung
- Grundsatzregel: Patienten-, Bewohner-, Schüler-, und Dienstprobleme bleiben *auf dem Grundstück* des Arbeitgebers (zurück). In der Freizeit sprechen Sie bitte nur in Ausnahmefällen mit ande-

ren über die Arbeit, wenn es Ihnen für den Moment Entlastung bringt
- Zu Hause grundsätzlich abschalten: Sport um angestaute negative Energien raus zu lassen, aber natürlich auch Hobby, Partner usw.
- Durch Meditationspraxis lernen Sie Gelassenheit und das steuern Ihrer Gedanken. Nicht mehr Ihre Gedanken machen mit ihnen was sie wollen – sondern Sie benutzen Ihr Denken aktiv wie die Fernbedienung des Fernsehers
- Negativen Gedanken kontrollieren und *diese Strickmuster* durchbrechen (➤ 5.9.5)
- Treten körperliche Warnzeichen wie dauernde Kopfschmerzen, Magenbeschwerden, Tinnitus, Schlaflosigkeit auf, kann dies ein Symptom für das Versagen der bisherigen eigenen Strategien sein. Jetzt stimmt ganz konkret etwas nicht. Nutzen Sie Ihre flexiblen Kräfte und ändern Sie Grundsätzliches
- Halten die Beschwerden weiter an, sollten Sie professionelle Hilfe in Anspruch nehmen.

Erholungsmöglichkeiten und Hilfen
Entwickeln Sie ein ganzes Arsenal von Erholungsmöglichkeiten und Hilfen
- Energiespendende und positive mentale Gedanken
- Erfahrungen sammeln bei körperlichen Bewegungsarten um Frust, Ärger und Aggressionen abzubauen (Laufen, Radfahren, Thai-Bo, Tai-Chi, Schwimmen usw.)
- Umgang mit freundlichen und meiner Person wohl gesonnenen Menschen
- Wellnessangebote regelmäßig nutzen (Sauna, Massage, Whirlpool etc.)
- Berufspolitisch engagierte Pflegende erleben Burnout weniger häufig wie andere Pflegekräfte. Die im Berufsverband organisierten Kollegen bestimmen und erleben die Selbststeuerung und das Verstehen als positiv
- Wenn Konfliktsituationen zum Alltag Ihres Teams gehören, beantragen Sie einen Supervisor oder Coach zur Klärung der permanenten Störfelder.

2.8 Qualitätsmanagement der Anleitung

Noch immer klagen viele Pflegeeinrichtungen über die Qualität der Pflege. Zusammenfassend ist folgende Aussage bezeichnend: „Unser Personal hat keine Zeit für Pflege und Ausbildung". Dass die anhaltende Beschneidung des Pflegepersonalbudgets zukünftig nicht fortgeführt werden kann, ist den meisten Beteiligten klar. Durch die Einführung eines **Qualitätsmanagements** besteht Hoffnung auf Besserung.

Die Zufriedenheit des Pflegeempfängers entwickelt sich stetig zu einem bedeutenden Faktor. Was nützt die hervorragende technische und diagnostisch-therapeutische Ausstattung einer Einrichtung, wenn zu wenig und nicht ausreichend qualifiziertes Personal die Ausstattungsinvestitionen „zunichte" macht. Eine Hilfskraft, die nur durch Beobachtungs- bzw. Versuch-und-Irrtum-Lernen „qualifiziert" wurde, kann für die Pflegeeinrichtung richtig teuer werden: Unzufriedene Patienten oder Bewohner werden die Einrichtung meiden, geschädigte Klienten diese höchstwahrscheinlich sogar verklagen. Die Dienstleistung

"Pflege", erbracht durch schlecht angeleitetes Pflegepersonal oder Hilfskräfte, wird am Markt der Zukunft keine Chance haben.

MERKE
Beobachtungslernen als Standardqualität zur Einarbeitung neuer Mitarbeiter und zur Ausbildung des Pflegenachwuchses ist für Pflegeeinrichtungen nicht nur ineffizient und unökonomisch – sondern auch rechtlich riskant.

▶
Gedankenspiele
Stellen Sie sich bitte vor, Sie benötigen einen Kredit zur Finanzierung einer neuen Wohnung oder eines Hauses. Sie betreten eine Bank und werden vom jüngsten Auszubildenden begrüßt und betreut. Während des „Aufnahmegespräches" bemerken Sie die Unsicherheit und fehlende Erfahrung des Auszubildenden. Würden Sie bei diesem Kreditinstitut Kunde werden wollen?

Und wie läuft es in Altenheimen, in der Klinik oder der ambulanten Pflegeeinrichtung?
Viele Aussagen bestätigen, dass Schüler, Praktikanten und Zivildienstleistende zu neuen Patienten/Bewohnern mit dem Auftrag *geschickt* werden, eine Pflegeanamnese zu erstellen – obwohl sie keine Anleitung erhalten haben! Unsere Pflegeempfänger kostet jeder Tag in der Einrichtung eine Menge Geld. Die Zuzahlungsverpflichtung für Patienten steigt permanent und damit auch deren Anspruchshaltung.

Das Thema „Wer erstellt in unserer Einrichtung die Pflegeanamnese?" gehört zur typischen Fragestellung eines Qualitätsmanagements. Dabei werden die Pflege- und Behandlungsabläufe der Einrichtung systematisch untersucht. Ein Lenkungsausschuss, geleitet vom Qualitätsbeauftragten, überlegt gemeinsam bessere Alternativen und schafft Abhilfe. Kurzum, geschulte QM-Mitarbeiter praktizieren echtes Kaizen. Dabei lässt sich die Ausbildungsqualität in drei verschiedene Qualitätsarten unterscheiden. Im Folgenden einige gängige Fragestellungen.

2.8.1 Strukturqualität

Unter Strukturqualität werden die Rahmenbedingungen der Anleitung verstanden:
- Wie viele Schüler sind in unserem Team eingesetzt?
- Wie viele unserer Patienten/Bewohner vereinbaren im Zeitraum X einen Anleitungstermin?
- Mit welchen anderen praktischen Einsatzorten kooperieren wir?
- Wie ist die Qualifikation der Mentoren und Praxisanleiter?
- Welche Anleiterqualifikationen haben die anderen Fachkollegen?
- Welche Anleitungsstandards haben wir?
- Welche Rahmenverträge regeln des Weiteren die Ausbildung (Gesetze, Leitlinien)?
- Welche Medien setzen wir bei Anleitungen ein?
- Welchen Ausbildungsstand hat der Schüler?
- Welche Instrumente der Personalentwicklung werden eingesetzt?

2.8.2 Prozessqualität

Hier geht es um die Art und Weise, wie die Anleitung erbracht wird:

- Wie ist die Zusammenarbeit mit zentralen Praxisanleitern?
- Wie ist die Zusammenarbeit mit den Lehrern/der Schule?
- Wie ist die Zusammenarbeit im Mentoren- oder Praxisanleiterkreis?
- Wie ist die Zusammenarbeit mit bestehenden hausinternen Patientenberatungsstellen und Ärzten?
- Welche Ausbildungsstandards beschreiben den Ausbildungsprozess?
- Welche Kommunikationssysteme laufen zwischen Praxis und Theorie?
- Wie ist der Anleitungsprozess beschrieben?
- Welches Pflegemodell liegt der schulischen Ausbildung und der Einrichtungsphilosophie zugrunde?

2.8.3 Ergebnisqualität

Damit wird die Güte des Anleitungsergebnisses bezeichnet:
- Wie ist die Schülerzufriedenheit nach der Anleitung?
- Wie zufrieden sind unsere Patienten, Anleiter, Stationsteams und Kooperationspartner bezogen auf den Kompetenzerwerb des angeleiteten Schülers
- Wie verändert sich die Pflegequalität des Schülers bei Tätigkeiten
  - Ohne Anleitung
  - Durch Beobachtungslernen
  - Durch Lernen durch Versuch und Irrtum
  - Durch Gezielte Anleitung
- Wie ändert sich im Zeitraum X die Einstellung des Teams bezüglich der Anleitungsaufgabe?
- Welche Auswirkung hat Anleitung auf unsere Patienten/Bewohner?

Qualitätsmanagement auf dem Vormarsch

Gesundheitseinrichtungen sind aufgrund des Pflegequalitätssicherungsgesetz seit 2002 gesetzlich verpflichtet, ein Qualitätsmanagement einzuführen und anzuwenden. Im Klinikbereich etablieren sich derzeit Qualitätsmanagementprogramme wie KTQ oder ProCumCert. Gerade Mentoren und Praxisanleiter werden aufgrund ihrer besonderen Qualifikation (u. a. durch die trainierte Beobachtungs- und Beurteilungskompetenz) dabei stark eingebunden.

2.8.4 Qualität der Anleitung

Nach erfolgter Anleitung lassen sich durch Leitfragen Rückschlüsse auf Qualitätskriterien ziehen.

Fachliche Kompetenz des Anleiters
- Entsprach der vermittelte Lerninhalt dem aktuellen Stand der Pflegewissenschaft?
- Wurden verabschiedete Pflegestandards, Interdisziplinäre Behandlungspfade usw. umgesetzt?
- Wurden die Vorgaben zur Hygiene beachtet?
- Wie war der wirtschaftliche Umgang mit Material und Pflegeutensilien?
- Wie wurde eine zeitlich-ökonomische Gestaltung eingehalten?

Pädagogische Kompetenz des Anleiters
- Wurden Zielsetzung und Handlungsorientierung involviert?
- Wie war die Sitzposition und die Gestaltung des Umfeldes?

2.9 Mitwirkung bei Führungsaufgaben

- Wie wurde der Lernstand des Anzuleitenden berücksichtigt?
- Welche favorisierten Wahrnehmungskanäle konnten stimuliert werden?
- Welche didaktischen Methoden kamen zur Anwendung?
- Welchen Beobachtungsauftrag erteilte der Anleiter?
- Welche Verhaltensabsprache wurde vereinbart?

Kommunikative und psychologische Kompetenz des Anleiters
- Wie wurde Bezugskontakt gehalten?
- Wie häufig wurden offene Fragen, Suggestivfragen oder Entscheidungsfragen gestellt?
- Welche Vorurteile des Anleiters wurden deutlich?
- Wie kann der sprachliche Ausdruck des Anleiters bezeichnet werden?
- Wie häufig ist die „Wir-Ansprache" zur Anwendung gekommen?

Mentoren und Praxisanleiter übernehmen von ihrer zuständigen Leitung häufig auch Führungsaufgaben. Vielfach vertreten sie die Führungsspitze. Die Begriffsdefinition „Anleitung" beinhaltet auch „Führen und Leiten" (➤ 1.2.4). Sei es nun als Ansprechpartner für Schüler oder während der Einarbeitung von neuen Mitarbeitern: Führungsqualifikationen werden erwartet und eingefordert. Dabei spielt die persönliche Flexibilität der führenden Person die entscheidende Rolle. Die Leitung weiß um die Effizienz von Anleitungen und hält den professionell anleitenden Kollegen den Rücken frei. Denn die anfangs investierte Anleitungsenergie lohnt sich regelrecht für die Station, weil diese investierte Energie bereits nach kurzer Zeit zur gesteigerten Arbeitsleistung des Angeleiteten bei zugleich hoher Pflegequalität führt (➤ Abb. 2.4).

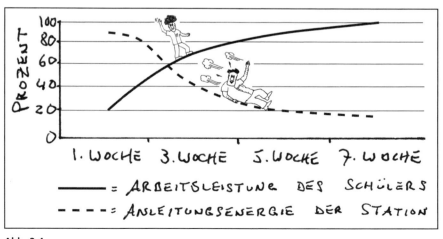

Abb. 2.4

Bei Teamsitzungen wird die zu leistende Anleitungsenergie der Station thematisiert und zugleich die positiven Ergebnisse durch eine höhere Pflegequalität des Schülers in den Blickpunkt genommen.

Die Stationsleitung von Karl-Heinz und Ulli kennt beide Charaktere und weiß um die Unterschiede:
- Karl-Heinz brüllt zu Schüler Franz: „Das habe ich dir doch schon hundertmal gesagt...!"
- Ulli denkt sich: „Das hat der Schüler wirklich schon oft gehört – wie kann ich den Auftrag anders formulieren, so dass Franz versteht was ich meine?"

Fehlt der richtige Draht zwischen Anleiter und Schüler, wird die Beziehung durch viele Signale in der täglichen Zusammenarbeit gestört, sodass die inhaltliche Aussage rundweg verändert wird und nicht mehr ankommt:
- „Sich selbst Gedanken machen ist noch lange nicht gesagt"
- „Ausgesprochen ist noch lange nicht verstanden"
- „Verstanden bedeutet noch lange nicht einverstanden!"

Um einen Schüler oder Kollegen im Team führen zu können muss ich wissen, was er erreichen möchte. Ermitteln Sie dazu den gemeinsamen Nenner zwischen Ihren Erwartungen bzw. den Erwartungen Ihres Teams und den Zielen des Betreffenden. Unterschiedliche Werte und Ziele bergen explosives Konfliktpotential!

TIPP
An- und erkennen Sie Standpunkte der anderen.

2.9.1 Führungsstil

Eine Leitungspersönlichkeit steht zu den eigenen Wertvorstellungen und zeigt dies durch entsprechende Prioritätensetzung: „Was ist mir/uns hier wichtig?"

Erfassen Sie die persönlichen Stärken des Schülers oder Kollegen. Was macht die Individualität des Einzelnen aus? Gute Teamleiter wissen jeden einzelnen ihrer Mitarbeiter adäquat zu nehmen. Sie kennen die individuellen Voraussetzungen und führen entsprechend. Gute Chefs wissen: Menschen möchten wählen können!

TIPP
Was erwarten Mitarbeiter von Ihrem Vorgesetzten?
- Klare und eindeutige Aussagen
- Ein individuelles Eingehen auf den einzelnen Mitarbeiter
- Förderung der Fähigkeiten
- Anerkennung und Lob
- Anleitung und Begleitung zur Erweiterung der Kompetenz
- Beratung und Verständnis.

Ein Teamchef glaubt an seine Kollegen. Dieser konstruktive (verbindende) Glaube bestärkt den Schüler und Mitarbeiter in seiner täglichen Arbeit. Gute Teamleiter rechnen natürlich auch mit Enttäuschungen und gehen damit professionell um. Qualifiziertes Leitungspersonal vermittelt Vertrauen, indem es Verantwortung delegiert. Dazu ein eindrucksvolles Beispiel des amerikanischen Firmeninhabers und Autoherstellers Henry Ford:

Ein junger, talentierter Mitarbeiter hatte durch einen Managementfehler mehrere hunderttausend Dollar in den Sand gesetzt. Nachdem Mr. Ford seinen Ärger über das unabänderliche Missgeschick verarbeitet hatte, fragte er sich gemäß dem Grundsatz „Flexibilität", wie er das Beste aus dieser Situation machen könnte. Er wendete eine Möglichkeit an, um den finanziellen Verlust auf eine kreative Weise zu bewerten und zugleich eine lebenslange Loyalität des jungen Mitarbeiters zu erwerben. Der betroffene Mitarbeiter eröffnet das Gespräch mit seinem Chef:
„Ich weiß nicht, wie mir so ein peinlicher Fehler unterlaufen konnte. Es tut mir wirklich leid. Sie werden mich wohl jetzt kündigen?" Daraufhin lächelte Henry und antwortete: *„Wie kommen Sie denn darauf? Ich habe gerade mehrere hunderttausend Dollar in den Lernprozess und die Ausbildung eines außerordentlich wichtigen Mitarbeiters investiert, und ich bin sicher, dass sich diese Investition in der Zukunft auszahlen wird".* (📖 12)

Fördern Sie die Stärken Ihres Teams oder Ihrer Schüler anstatt vorrangig nach den Schwächen zu suchen.

Von Leitungen wird heute verlangt, dass sie sich den ständig verändernden Umfeldbedingungen anpassen und das gesamte Team daran motivierend beteiligen. Dazu benötigen sie u.a. entsprechende Moderations- und Präsentationstechniken (💻).

Die Führungskraft hat das Recht, klare Forderungen zu stellen, Vereinbarungen zu treffen und diese konsequent zu kontrollieren. Werden Absprachen nicht eingehalten, konfrontiert die Leitung den betreffenden Mitarbeiter in einer klaren und offenen Weise.

So genannte Rückkehrgespräche werden mit Mitarbeitern und Schülern geführt, wenn sie aus häufigeren Phasen der Arbeitsunfähigkeit wieder zum Dienst kommen.

Nach Anleitungen bzw. nach einer Einarbeitungszeit vereinbart die Führungskraft mit dem Mitarbeiter eine entsprechende Leistung und kontrolliert deren Erbringung auch. Dieses gilt sowohl für Schüler als auch für (neue) Mitarbeiter.

Leider klagen viele Chefs über eine mangelnde Leistungsbereitschaft ihrer Mitarbeiter, sind aber nur selten in der Lage, ihre Zielvorstellung klar und transparent zu äußern: Was sind 100 Prozent der als Ziel gesetzten Leistung? Nach Sprenger zeigen Erhebungen, dass Führungskräfte dazu neigen, die eigene Leistung zu hoch zu bewerten und die Leistungen anderer Mitarbeiter abzuwerten, weil sie glauben, entscheidend mehr zum Unternehmenserfolg beigetragen zu haben.

MERKE
Chefs, die glauben, alleine *ent-scheiden* zu müssen, haben sich häufig von ihren Mitarbeitern *ge-schieden*. Gute Führungskräfte nehmen ihre Mitarbeiter als Partner ernst und stellen Übereinkünfte her. Ein Chef vermeidet Dinge, die die Motivation seiner Mitarbeiter behindern und das Wachsen von *physiologischen* Beziehungen im Team ausschließt.

(Weitere Informationen zu den unterschiedlichen Führungsstilen 💻)

2.9.2 Kündigung

Zu den weniger erfreulichen Tätigkeiten des Leitungspersonals gehört der Umgang mit einer Beendigung des Arbeitsverhältnisses. Dies gehört zum eigentlichen Aufgabengebiet der Pflegedirektion und Stationsleitung. In der Pflegeausbildung können zwei Arten der Kündigungen unterschieden werden:

Abbrecher

Abbrecher sind Schüler, die nach Beginn der Ausbildung kündigen, weil die Pflegeschule oder Pflegeeinrichtung nicht ihren Vorstellungen entspricht. Die Literatur nennt Quoten von bis zu 20 %. Begründungen abbrechender Schüler lauten beispielsweise:
- Vorher eine falsche oder andere Auffassung vom Pflegeberuf gehabt zu haben
- Die fehlende systematische praktische Ausbildung, stattdessen Zitat: „ein Verheizt-Werden auf den Stationen"
- Mögliche Konflikte mit der Schulorganisation wie zum Beispiel Einschränkungen in persönliche Freiheiten, veraltete Unterrichtsgestaltung, antiquierte Hausordnungen usw.

> **MERKE**
> Abbrecher sind Kündigungen von Seiten der Schüler.

Probezeitkündigungen

Probezeitkündigungen betreffen **Schüler**, die das bisherige Bewerberauswahlverfahren erfolgreich absolviert haben und eingestellt wurden, aber im Verlauf nicht mehr den Bedürfnissen der Ausbildungsstätte entsprechen. Ursachen:
- Mangelnde praktische Leistungen
- Mangelnde theoretische Leistungen
- Gesundheitsprobleme
- Defizite im Bereich Motivation und sozialer Kompetenzen u.a. wie mangelnde Zuverlässigkeit u.a.

> **MERKE**
> Probezeitkündigungen werden von Seiten der Pflegeschule bzw. (in der Altenpflege) vom Träger der praktischen Ausbildung ausgesprochen.

Stellt sich die Frage, ob **examinierten Kollegen** aus einem Team gekündigt werden soll z.B. in der Probezeit, involviert die Stationsleitung im Vorfeld häufig Mentoren und Praxisanleiter, die mit dem Betreffenden gearbeitet haben. Praxisanleiter steuern bei Teamentscheidungen vermehrt wertvolle Beobachtungsergebnisse hinzu, wenn es beispielsweise um die Frage geht: „Sollen wir uns von unserem Kollegen trennen?" Denn gerade Anleiter sind in ihrer Beobachtungsfähigkeit besonders ausgebildet und qualifiziert (➤ 3.8.2).

2.9.3 Bewerberauswahl

Die DIN 33 430 betrachtet **Qualitätsaspekte bei der Bewerberauswahl.** Am Beispiel von ProCumCert (➤ 2.8), einem Qualitätsmanagementverfahren für christlich orientierte Einrichtungen, werden hier Fragen zur Qualitätssicherung aufgelistet:

- Welche definierten Auswahlverfahren gibt es für welche Ausbildungsgänge? Welche vorab bestimmten Auswahlkriterien gibt es? Beispiel: Soziales Engagement der Bewerber usw.
- Gibt es differenzierte Auswahlverfahren für Auszubildende hinsichtlich ihres christlichen Menschenbildes?
- Wie werden die Ergebnisse der Auswahlverfahren überprüft?

Bewerberauswahl durch Assessment-Center

2.9.4 Stellenbeschreibung

Endlich mal ein Wort, das sich selbst erklärt

MERKE
Eine **Stellenbeschreibung** (STB) ist die schriftliche und verbindliche Festlegung der Eingliederung einer Stelle in die Einrichtungsorganisation. Darin werden ihre Ziele, Aufgaben, Kompetenzen und Verantwortlichkeiten sowie ihre wichtigsten Beziehungen zu anderen Stellen beschrieben.

Stellenbeschreibungen sind in verschiedenen Rechtsquellen fixiert:
- Beispielsweise verpflichtet § 81 des Betriebsverfassungsgesetzes den Arbeitgeber zur Unterrichtung des Arbeitnehmers über seine Aufgaben und Verantwortungen sowie über die Art der Tätigkeit und deren Einordnung in den Arbeitsablauf des Betriebes.
- Laut Bundesarbeitsgericht sind STB die Grundlage für die Erstellung von Anforderungsprofilen, d.h. die festgeschriebenen Vorstellungen des Arbeitgebers darüber, welche Anforderungen eine Stelle mit bestimmter Aufgabe an den Stelleninhaber darstellt.
- Einige Tarifverträge machen die Einführung von STB zur Arbeitgeberpflicht. Die AVR des Deutschen Caritasverbandes machen dazu keine Angaben.

In vielen ausgeschriebenen Stellenanzeigen finden sich Auszüge aus STB wieder, zum Beispiel: Anforderungsprofil, Beschreibung des Einsatzfeldes etc. Sinnvollerweise ist es für die betriebliche Zusammenarbeit von großer Bedeutung, den Betriebsrat von Anfang an in das Erstellen der STB mit einzubeziehen.

(Informationen zur Stellenbeschreibung bezüglich der Form, Inhalte und Gliederung, ein beispielhaftes Gliederungsraster, Begriffsdefinitionen und Aktualisierung 💻)

2.10 Haftungsrechtliche Aspekte

Die Gesamtverantwortung der Ausbildung liegt eindeutig bei der Pflegeschule. Dieses beinhaltet die Organisation und Koordination des praktischen und theoretischen Unterrichts.

Bisherige Veröffentlichungen in der Fachliteratur zur Haftungsproblematik beziehen sich hier zumeist auf das KrPflG. Es spricht vieles dafür, dass ähnliche, wahrscheinlich sogar die gleichen Vorgaben auch für die Altenpflegeausbildung gelten. Da im Bereich der klinischen Pflegeausbildung in den letzten Jahren eine größere Anzahl an juristischen Prozessen geführt wurde, ist dadurch auch das Spektrum an auswertbaren Gerichtsurteilen größer und für uns richtungsweisend. Aufgrund der gesteigerten „Klagefreudigkeit" von Pflegebedürftigen und deren Angehörigen, ist in den kommenden Jahren mit einer Flut von weiteren Urteilen zu rechnen.

Zitat: *„Der Träger hat durch Arbeitsorganisation, Mitarbeiterführung und beim konkreten Arbeitseinsatz von untergebenen Mitarbeitern sicherzustellen, dass Personen, die er zu einer Verrichtung bestellt, so sorgfältig ausgewählt, angeleitet, ausgerüstet und beaufsichtigt sind, dass durch ihr Tätigwerden in seinem Organisationsbereich* die Gefahr einer Schädigung Dritter nicht ausgelöst bzw. erhöht wird". (📖 14)

Ansonsten haften Träger der Einrichtung wegen schuldhaftem Verstoß gegen diese Verkehrspflicht. Träger müssen zumindest eine ausreichende und sichere Pflege garantieren. Sie haben besondere Pflichten in den Bereichen Auswahl, Überwachung- und Anleitung zu erfüllen. Zudem haben Träger die Pflicht ihre nichtärztlichen Mitarbeiter im Pflegebereich mit angemessenen technischen Hilfsmitteln auszustatten.

In der Fachzeitung Pflegerecht wird dazu von den Autoren Sträßner, Heinz R./Ill-Groß, Manuela ausgeführt: Ein Arbeitgeber darf seinen nichtärztlichen Mitarbeitern nur dann berufliches Handeln übertragen, wenn er dessen gefahrlose Durchführung von ihnen erwarten kann und hierfür die gesetzlichen Anforderungen erfüllt sind. Dazu muss sich der Träger von der Eignung, Zuverlässigkeit und im besonderen Maße von den Fähigkeiten des einzelnen Mitarbeiters überzeugen. Der Gesetzgeber stellt besondere, verschärfte Anforderungen an Tätigkeiten von nichtärztlichem Fachpersonal, wenn mit gravierenden Risiken für das Leben, Gesundheit und Eigentum des zu Pflegenden zu rechnen ist oder Gefahr für die öffentliche Sicherheit bestehen könnte. Gerade bei der Einstellung und in der Probezeit ist der Träger zur Eignungsprüfung seines Fachpersonals im besonderen Maße verpflichtet.

Der Träger ist bezüglich seiner Angestellten verpflichtet, für qualifiziertes Personal als Praxisanleiter zu sorgen. Somit müssen Anleiter neben ihren beruflichen Grundqualifikationen auch auf dem aktuellen publizierten pflegerischen Wissensstand sein und dieses Knowhow gemäß dem berufspädagogischen Auftrag effizient vermitteln können. Sollte sich ein Träger nicht an dieser Empfehlung orientieren, so hat er nachzuweisen, dass seine Anleiter trotzdem ausreichend für ihren berufspädagogischen Auftrag qualifiziert sind.

- In einer Anleitung gibt es keine Trennung von Anordnungs- und Durchführungsverantwortung im normalen arbeitsrechtlichen Sinne. Der Anleiter hat während der Unterweisung immer die Verdopplung von Verantwortung zu tragen
- Laut DKG-Positionspapier liegt ein angemessener Bedarf an qualifizierter praktischer Anleitungstätigkeit pro Schüler bei mindestens 4 Stunden wöchentlich. Geeignete Rahmenbedingungen wie ein zeitlicher und räumlicher Freiraum für die Durchführung von Anleitungen sind vom Träger zu schaffen! Damit der berufspädagogische Auftrag ordnungsgemäß erfüllt wird, dürfen Anleitungen nicht beiläufig erfolgen, sondern sie müssen eine geplante und zielgerichtete Tätigkeit mit einem zeitlichen Freiraum darstellen. Dazu zählt neben der Bereitstellung von Räumen auch geeignete Hilfsmittel (z.B. Medien) als Ausstattungsmerkmal
- Träger sollten ihren Praxisanleitern und Mentoren Anleitungsziele vorgeben, z.B. im Rahmen eines schriftlichen Einarbeitungskonzeptes oder eines praktischen Curriculums. Juristen fordern vom Träger ebenso die Erstellung eines Tätigkeitskataloges, in dem Anleitungsziele mit den erforderlichen Lernschritten und Lernkontrollen definiert sind.

2.10.1 Anleitung neuer Mitarbeiter

Wenn es dem Träger im Rahmen der Bewerberauswahl bei der Einstellung nicht möglich ist, eine entsprechende Überprüfung der Leistungsfähigkeit des Mitarbeiters vorzunehmen, beispielsweise bei einem Bewerberauswahlverfahren mit berufstypischen Übungen, darf er den Mitarbeiter nicht sofort mit selbstständigen Aufgaben beauftragen. Stattdessen muss er ihn einarbeiten, trainieren und dabei überwachen, bis er ein sicheres Urteil darüber gewonnen hat, ob das geforderte Leistungsniveau erreicht worden ist bzw. der neue Mitarbeiter diesbezüglich kommunizieren und Störungen melden kann. Gerade aus diesem Grund ist es laut Fachliteratur (Strässner/Ill-Groß) bedenklich, wenn Träger Mitarbeiter ohne besonderes Einarbeitungskonzept in den Arbeitseinsatz bringen.

Der Arbeitgeber darf nur eingeschränkt auf die Aussage des Mitarbeiters bauen, bestimmte Fähigkeitsnachweise und Zeugnisse seien vorhanden. Er sollte sich diese zeigen lassen. Dieses gilt im Übrigen nicht nur bei Neueinstellungen, sondern immer dann, wenn der nichtärztliche Mitarbeiter hausintern eine neue Tätigkeit übertragen bekommt, die wiederum eine höhere Qualifikation voraussetzt.

Laufend hat sich der Träger von der ordnungsgemäßen Dienstausübung des Mitarbeiters zu überzeugen. Dabei bedient er sich der Fachaufsicht der Pflegedirektion; diese wiederum kann die Aufsicht zur Stationsleitung delegieren. Der Mentor/Praxisanleiter übernimmt in der Anleitungssituation im Auftrag des Trägers Überwachungsqualität. Für die Anleitung der eingesetzten Mitarbeiter hat der Träger geeignete Rahmenordnungen zu schaffen. Dazu zählen:

- Vorhaltung von Stellenbeschreibungen (➤ 2.9.4)
- Allgemeine Dienstanweisungen
- Standards
- Dienstordnungen
- Dienstpläne, Urlaubs-, Stellen-, Hygiene- und Therapiepläne
- Richtlinien und Empfehlungen.

Der Praxisanleiter oder Mentor entscheidet nach Abschluss der Trainingsphase, ob er das selbstständige Arbeiten der anzuleitenden Pflegenden zulässt. In dem Augenblick, in dem der Anleiter die anzuleitende ausgebildete Pflegende in ein selbstständiges Arbeiten entlässt, übernimmt diese eine eigene Verantwortung im Sinne einer Durchführungsverantwortung. Der Anleiter muss diese Entscheidung gewissenhaft prüfen.

Bei fahrlässigen bzw. grobfahrlässigen Handlungen wird von Seiten des Gerichts ein mögliches Übernahmeverschulden des Arbeitnehmers geprüft. Ein zu frühes selbstständiges Arbeiten ist möglicherweise gefährlich. Eine besondere Problematik liegt im selbstständigen Tätigwerden von Schülern.

2.10.2 Anleitung und Delegation an Pflegeschüler

Schüler haben ein Recht auf Anleitung. Sie haben nicht nur den Anspruch das Examen zu bestehen, sondern möchten auch eine fundierte und professionelle Ausbildung absolvieren. Nur dann haben sie die Chance, in eine erfolgreiche berufliche Karriere einzusteigen. Mit dieser von

Schülern häufig geäußerten Rechtsauffassung ist allerdings nicht die pauschale selbstständige Durchführung von Pflegemaßnahmen gemeint. Schauen wir uns dazu die Rechtslage etwas genauer an.

MERKE
Grundsätzlich dürfen Schüler keine Pflegemaßnahme selbstständig und alleine übernehmen, es sei denn, eine Gezielte Anleitung mit nachfolgender Trainingsphase wurde durchgeführt und dokumentiert.

Ulli zeigt, lässt probieren, überwacht die Übungsphase unter Aufsicht und dokumentiert.
Karl-Heinz zeigt eine beliebige Demonstration ohne Dokumentation.

In der Rechtssprechung wird unter Anleitung ein konkreter räumlicher Kontakt in sozialer/körperlicher Anwesenheit verstanden. Dies bedeutet, zwischen Schüler und Praxisanleiter muss Augen- und Rufkontakt bestehen. Zum Teil stellt die Rechtssprechung bei Delegationsfragen zu Injektionen, Katheterisierungen usw. noch weitere höhere Anforderungen: So muss die anleitende Person eine erfahrene Pflegende oder ein Arzt sein. *Ob Juristen darunter Benners Stufe „Erfahrene" meint, ist eher unwahrscheinlich.* Ebenso darf hier nicht mit der Methodik Beobachtungslernen, also durch beliebige Demonstration, gearbeitet werden, sondern es müssen definierte und geplante, also „Gezielte" Anleitungen erfolgen.

Inhaltlich gehören zum Weisungsverhalten die Informationen gemäß der „5 R-Regel": richtige(r) Patient, Schüler, Art,

Ort und Zeitpunkt der geplanten Maßnahme.

Der Träger haftet aufgrund des abgeschlossenen Behandlungsvertrages gegenüber einem Patienten, der durch einen seiner Mitarbeiter zu Schaden gekommen ist. Der Träger haftet nicht, wenn er nachweisen kann, dass er im Anleitungsbereich die im Verkehr erforderliche Sorgfalt beachtet hat. In einem solchen Fall werden seine „Erfüllungsgehilfen" (Mitarbeiter) in Regress genommen. Wenn eine Pflegende oder ein Praxisanleiter in einer Anleitungssituation widerrechtlich und schuldhaft die erforderliche Sorgfaltspflicht verletzt und dadurch dem Träger der Einrichtung ein Schaden entsteht, liegt eindeutig eine Verletzung der arbeitsvertraglichen Verpflichtungen der anleitenden Pflegenden vor.

Der Unterkursschüler behauptet, er beherrsche die intramuskuläre Injektion. Pfleger Karl-Heinz überprüft die Schüleraussage nicht und delegiert die Injektion. Bei der Schülerdurchführung tritt ein Spritzenschaden auf. Pfleger Karl-Heinz haftet mit!

Der Träger der Pflegeschule hat nach § 11 KrPflG die Schüler so auszubilden, dass das Ausbildungsziel erreicht wird. Die KrPflAPrV schreibt zwingend vor, dass Ausbildungsziele mit der Zielsetzung „Wesentliche Kenntnisse und Fertigkeiten" erlangt werden sollen. Schülern ist dabei Gelegenheit zu geben, die im theoretischen und praktischen Unterricht erworbenen Kenntnisse zu vertiefen und zu lernen, dieses Wissen bei der praktischen Arbeit anzuwenden. Hieraus folgert Schell zu Recht, dass aufgrund der Vorgaben der KrPflAPrV im vertretbaren Umfang ebenso selbstständiges Arbeiten trainiert und ermöglicht werden darf und muss. Ähnliche Begründungen sind für den Bereich der Altenpflege anzunehmen. Aus diesem Grunde kann es nicht sein, dass Schüler bis zum letzten Tag der Ausbildung ausschließlich nur unter Anleitung und Aufsicht tätig werden. Ausbildung bedeutet in diesem Sinne auch, mit der Zunahme von Kenntnissen und Fertigkeiten bestimmte Aufgabenbereiche eigenverantwortlich wahrzunehmen. Österreichische Pflegeschulen benennen im „Handbuch Praktische Ausbildung": *Dem zunehmenden Ausbildungsstand muss eine abnehmende Aufsichtsintensität gegenüberstehen.*" (📖 13)

Dreijährig ausgebildete Pflegende, insbesondere Mentoren und Praxisanleiter, sind befugt, Schüler zum Zweck ihrer Ausbildung unter unmittelbarer Aufsicht und unter Anleitung Pflegemaßnahmen ausführen zu lassen. Sofern die Schulleitung aufgrund eines Lernzielkataloges definierte Tätigkeiten vorschreibt, können sich die Pflegenden in der Praxis an diesem Katalog orientieren.

Nach durchgeführter und erfolgreich dokumentierter Anleitung werden mit großer Sorgfalt die Schüler ausgewählt, die nun eigenverantwortlich tätig werden. Eine Delegation kann nur dann in Betracht kommen, wenn der Schüler nach vorangeschrittener Ausbildung über ausreichende theoretische und praktische Kenntnisse des jeweiligen Lernziels verfügt und die zuverlässige Aufgabenerledigung über einen längeren Zeitraum in der Trainingsphase überwacht worden ist. Zu empfehlen ist die Dokumentation dieses Nachweises im Praxisordner (➤ 4.1.3). Somit obliegt der anleitenden Pflegeperson die Auswahlverantwortung. Damit steht sie auch für die erforderliche Aufsicht und Kontrollen ein.

2.10.3 Wer haftet wann?

Diese Delegationsberechtigung (➤ 2.10.2) beinhaltet immer die Pflicht zur Aufsicht und Kontrolle; somit kann es beim Vernachlässigen dieser Verpflichtung im Schadensfall zu einer Mitverantwortung der beauftragenden Pflegenden kommen. Generell muss die anleitende oder beauftragende Pflegende immer dann selbst tätig werden, wenn Umstände erkennbar sind, die die selbstständige Ausführung durch einen Schüler als problematisch erscheinen lassen. Die Delegation orientiert sich somit grundsätzlich an den Einzelumständen. Die aktuellen Fertigkeiten und Kenntnisse, aber auch die trainierte und bisher demonstrierte Sorgfalt und Zuverlässigkeit des Schülers sind der Maßstab dafür, in welchem Umfang Aufgaben delegiert werden können.

Prinzipiell haften Pflegende im Straf- und Deliktsrecht, sobald sie eine Tätigkeit übernehmen: Übernahme- und Durchführungsverantwortung sind die Bezeichnungen dafür. Sowohl Pflegende als auch Schüler haben vor dem Tätigwerden einer delegierten Aufgabe immer ihre Kenntnisse und Fertigkeiten selbst einzuschätzen und die Folgen ihres Tätigwerdens abzuschätzen. Wenn sich die beauftragte Person fachlich oder nicht ausreichend qualifiziert fühlt, hat sie die Übernahme zu verweigern.

Vor sechs Monaten erhielt Ali eine Gezielte Anleitung zur selbstständigen Durchführung eines hohen Einlaufes beim Patienten.
Pfleger Ulli liest den im Lernzielkatalog dokumentierten Eintrag und beauftragt den Schüler mit der Durchführung dieser Tätigkeit bei einem Patienten. Ali verweigert die selbstständige Durchführung, weil er sich mangels Übung heute nicht mehr sicher fühlt.
Ulli beauftragt ihn mit dem Lesen des Pflegestandards „Hoher Einlauf" und dem Formulieren von Fragen dazu. Anschließend begleitet er den Schüler in der Durchführung und gewährleistet somit die Pflegequalität gemäß dem hauseigenen Standard. Die erneute Anleitung wird dokumentiert und Ali fühlt sich seitdem sicher.

Tab. 2.2 Haftungsarten

Zivilrechtliche Haftung: Deliktsrecht	Strafrechtliche Haftung
Bei leichter Fahrlässigkeit keine Haftung der Pflegenden	Verstoß gegen geltendes Recht z.B. § 221 Körperverletzung
Haftung des Trägers	
Bei grober Fahrlässigkeit Haftung bzw. Regress	Haftung

Schüler übernehmen somit Mitverantwortung, ob sie einem bestimmten Auftrag gewachsen sind. Wird auf beiden Seiten (Auftraggeber und Schüler) sorgfältig abgewogen, ist dieses gesetzeskonform. Wird die Delegation in einem solchen Falle vom Schüler übernommen, setzt die Pflicht zur richtigen Durchführung der angeordneten Maßnahme ein. Kommt es nach korrekter und dokumentierter Gezielter Anleitung zu einem Fehler in der Durchführung, muss der tätig gewordene Schüler dafür einstehen **(Durchführungsverantwortung)**. Nach den geltenden Regeln des Haftungsrechts tragen somit auch Schüler für fehlerhaftes Handeln die Folgen.

TIPP
Überprüfen Sie, ob Sie und Ihre Schüler durch eine Berufsrechtschutz- und eine Berufshaftpflichtversicherung geschützt sind.

Bei Haftungsfragen wird zwischen der zivilrechtlichen und strafrechtlichen Verantwortlichkeit unterschieden (➤ Tab. 2.2).

Im konkreten Fall können auch arbeitsrechtliche Konsequenzen, z.B. Abmahnungen wegen Nichteinhaltung von Pflegestandards, gezogen werden. Wird eine Delegation völlig wahllos übernommen, muss sich der Schüler dies als Fehler anrechnen lassen **(Übernahmeverantwortung)**.

Der Schüler oder auch der anzuleitende Mitarbeiter ist aufgrund der arbeitsvertraglichen Gehorsamspflicht und des Direktionsrechts gehalten, die Weisungen des Anleiters zu beachten, sofern sich der Anleiter an die Fürsorgenotwendigkeiten zu Gunsten der anzuleitenden Person hält. Der Lernende ist verpflichtet, den Anleiter über Situationen von Überforderung oder Unsicherheit unmittelbar zu unterrichten.

Praxisanleiter und Mentoren haben immer dann Arbeitsverweigerungsrechte, wo im Rahmen der Anleitungssituation gefährliche Pflege praktiziert werden würde. Die gleiche Verweigerungsberechtigung besteht auch dort, wo atmosphärische Störungen in der konkreten Anleitung mit dem Schüler oder mit dem beteiligten Patienten/Bezugspersonen aufgetreten sind.

Dokumentationspflicht
Die Dokumentation der Anleitung führt zu einer haftungsrechtlichen Entlastung des

Arbeitgebers. Dadurch kann er nachweisen, dass Anleitungen geplant stattgefunden haben. Dieser Nachweis erfolgt nur aufgrund schriftlicher Dokumentationen! Die Verantwortung für die Dokumentation trägt die zuständige leitende Pflegende. Dokumentiert werden:
- Namen von Anleiter und anzuleitender Person
- Datum
- Gegenstand der Anleitung
- Erreichter Kenntnis- und Fähigkeitsgrad.

2.10.4 Rechtliche Bestimmungen bei Anleitungen mit Patienten und Bewohnern

Jeder Patient/Bewohner ist über den Umfang und Charakter der anzuleitenden Tätigkeiten ausreichend aufzuklären. Juristen empfehlen eine schriftliche Einwilligungserklärung des Betroffenen. Praktiker beschränken sich meist auf die mündliche Patienteneinwilligung oder das stillschweigende Dulden des Patienten/Bewohner, mit dem er ihrer Meinung nach erkennen lässt, dass er mit der Anleitungssituation und seiner Funktion in der Anleitung einverstanden ist. Juristen sprechen in einem solchen Falle von „mutmaßlicher Zustimmung".

2.10.5 Einrichtungsinterne Organisation der Anleitung

„§ 831 BGB gebietet dem Träger notwendig konkrete Leistungsmaßnahmen bei der Ausführung einer Verrichtung sorgfältig vorzunehmen oder vornehmen zu lassen. Im stationären Bereich des Krankenhauses und des Heimes ist es unerlässlich, dass sich der Träger über die Ausstellung von Dienstanweisungen und Richtlinien, insbesondere jedoch auch durch die Installation eines Mentorenwesens absichert, in dem er außer der konkreten Anleitung und der abstrakten Richtliniengebung für eine angemessene Instruktion, Belehrung und Fortbildung des Personals sorgt." (📖 14)

Durch die Einrichtung eines Mentoren- bzw. Praxisanleiterwesens erreicht der Träger eine haftungsentlastende Delegation. Von besonderer Bedeutung ist hier das Vorhalten von Fortbildungs- und Einarbeitungskonzepten zur Anleitung. Auch die Pflicht zur Eignungsprüfung bei der Einstellung neuer Mitarbeiter und die begleitende Kontrolle beim Arbeitseinsatz sind unerlässlich.

TIPP
Abschließend empfehle ich Ihnen zur Vertiefung die entsprechende juristische Fachliteratur. Ganz besonders hilfreich ist die bekannte Fachzeitschrift „PflegeRecht", herausgegeben von Robert Roßbruch, sowie die „Rechtsdepesche für das Gesundheitswesen" von Prof. Großkopf. Dort finden Sie regelmäßig und aktuelle Praxishilfen zu Rechtsfragen in der Pflege(ausbildung).

2.10.6 Weitere rechtliche Aspekte: Jugendarbeitsschutzgesetz

Der Gesetzgeber schützt im **Jugendarbeitsschutzgesetz** die 15 – 17 Jahre alten Jugendlichen, weil sie aufgrund ihrer noch nicht abgeschlossenen körperlichen und geistigen Entwicklung, vor allem in der praktischen Ausbildung, besonderen Gefahren ausgesetzt sind. Der Arbeitsgeber ist verpflichtet, diese vor Aufnahme ihrer Tätigkeit und während der Ausbildung (bis zur Vollendung ihres 18. Lebensjahres) alle sechs Monate über bestehende Gesundheits- und Unfallgefahren zu belehren. Die letzte ärztliche Untersuchung darf nicht länger als 14 Monate zurückliegen. Einmal im Jahr ist eine Nachuntersuchung vorgeschrieben. Dafür ist der Schüler ohne Entgeldausfall freizustellen. § 44 besagt, dass die Kosten der Untersuchung vom Land zu tragen sind. Weiterhin fordert das Gesetz:

- Jugendliche dürfen nicht länger als acht Stunden täglich und nicht mehr als 40 Stunden wöchentlich arbeiten
- Vor einem vor 9 Uhr beginnenden Unterricht darf der Jugendliche nicht im Einsatzbereich arbeiten
- Ebenso ist eine weitere Tätigkeit in der Praxis nach einem Schultag von mindestens fünf Unterrichtsstunden oder während einer Blockunterrichtswoche mit mindestens 25 Unterrichtsstunden untersagt. Eine Unterrichtsstunde von 45 Minuten Dauer wird einer Arbeitsstunde (60 Minuten) in der Praxis gleichgesetzt
- Jugendliche müssen geplante Pausen einhalten. Geplant definiert sich als „zeitlich vorher festgelegt". Mindestens 30 Minuten Pause bei einer Arbeitszeit von mehr als 4,5 Stunden, sowie 60 Minuten ab einer Arbeitszeit von mehr als sechs Stunden
- Eine Pause muss mindestens eine Dauer von 15 Minuten haben
- Pro Schichtdienst (Arbeitszeit inklusive der Ruhepausen) dürfen 10 Stunden nicht überschritten werden

- Bei Dienstende muss dem Jugendlichen eine ununterbrochene Freizeit von mindestens 12 Stunden gewährt werden
- Jugendliche dürfen nur zwischen 6 – 20 Uhr beschäftigt werden. Dazu gibt es Sonderregelungen. So dürfen z.B. Jugendliche über 16 Jahre bis 23 Uhr in Krankenhäusern beschäftigt werden
- Sie dürfen pro Woche nur an fünf Tagen arbeiten. Die beiden Ruhetage sollten nach Möglichkeit aufeinander folgen
- Mindestens zwei Samstage und zwei Sonntage im Monat sollen beschäftigungsfrei bleiben
- Am 24.12. und am 31.12. dürfen sie nach 14 Uhr nicht mehr beschäftigt werden
- Ein ganztägiges gesetzliches Beschäftigungsverbot gilt an den gesetzlichen Feiertagen: Weihnachten, Ostersonntag, 1. Mai
- Wenn Jugendliche in der Gegenwart von Ihnen bei Veranstaltungen oder in der Öffentlichkeit rauchen oder Alkohol trinken, sind Sie verantwortlich, denn es ist verboten
- *Übrigens dürfen laut § 31 jugendliche Schüler auch nicht „körperlich gezüchtigt" werden.*

Nach dem 1985er KrPflG durften erst 17-jährige Schüler zur Ausbildung aufgenommen werden. Nach maximal einem knappen Jahr Ausbildungszeit unterlagen diese nicht mehr dem Jugendarbeitsschutzgesetz. Im KrPflG von 2003 gibt es keine Altersbeschränkung mehr. Es bleibt abzuwarten, welche Erfahrungen Pflegeschulen mit 15-jährigen Auszubildenden machen werden.

KAPITEL 3

Prozess der Anleitung

Eine gute Praxisanleitung verläuft nach klaren Strukturen und rundet die fachtheoretische Ausbildung nicht nur ab – nein durch Gezielte Anleitung als wesentlichen Teil der Ausbildung, wird Pflege *hautnah* vermittelt.

3.1 Vorbereitung des Anleiters

Pflegepädagogikstudenten fertigen bei ihren Entwürfen für Unterrichtsstunden so genannte **Bedingungsanalysen** an. Das heißt, sie analysieren Lernvoraussetzungen und Lernbarrieren der Klasse. Damit soll der Lehrer u.a. für mögliche Unterrichtsproblembereiche sensibilisiert werden. Auch im Feld der Praxisanleitung beeinflussen diverse Bedingungen die Anleitung. Wir unterscheiden dabei die nachfolgenden fünf Kriterien:

- Der Einflussbereich des Umfelds (➤ 3.1.1)
- Die Bedingungen durch den jeweiligen Klienten (➤ 3.1.2)
- Die Bedingungen durch den Anleiter selbst (➤ 3.1.3)
- Die Bedingungen durch das Anleitungsthema (➤ 3.1.4)
- Die Bedingungen bezüglich des Pflegebedürftigen in der Anleitung (➤ 3.1.5).

3.1.1 Bedingungen durch das Umfeld

Pflegeorganisation

Große Auswirkung auf die Anleitung hat die Organisation der Pflege. Auf Nachfragen, welches Pflegeorganisationssystem zur Anwendung kommt, werden neben eindeutigen Begriffen wie Gruppen- oder Zimmerpflege häufig Mischformen genannt.

Funktionspflege

In den vergangenen Jahren hat sich die **Funktionspflege** nach Aussagen von Pflegedienstleitungen deutlich reduziert. Bei genauer Analyse lassen sich allerdings sehr oft Arbeitsorientierungen beobachten, die prinzipiell der Funktionspflege zuzuordnen sind:

- Rundenpflege (z.B. Temperaturmessung durch eine Pflegende bei allen Patienten)
- Routinetage (z.B. Bettenbezugstag) oder
- Ein Krankenpfleger richtet Medikamente, begleitet die Visite etc. für alle Patienten.

Werden in der Funktionspflege die anfallenden Tätigkeiten streng hierarchisch delegiert, so übernehmen Schüler mit großer Wahrscheinlichkeit überwiegend Routinearbeiten (Rundenpflege, Reinigungs- und Desinfektionsmaßnahmen, Transportdienste usw.). Durch die Arbeitsdelegation hat der Schüler, und haben eventuell auch Sie als Anleiter, nur einen beschränkten Verantwortungsbereich. Die Arbeitszufriedenheit steigt demgegenüber erst mit zunehmender Verantwortung. Wird diese Verantwortung mangels Möglichkeit und Anleitung selten erlebt, so verlernen Schüler die eventuell vorhandenen kognitiven Wissensinhalte aus der Schule wieder.

Patientenorientierte Pflegesysteme

Schüler werden bei dieser Pflegephilosophie umfassend ausgebildet. Aussagen von Pflegenden wie *„Der Unterkursschüler darf bei mir keine Tabletten richten"* muss deshalb widersprochen werden. Pädagogisch und vor allem pflegerisch sinnvoll wäre es zum Beispiel, wenn Anleiter und Schüler gemeinsam die Tabletten ihrer Bezugspatienten richten würden.

> Der Schüler wird beauftragt, eine Woche lang nur für zwei Patienten, die nur wenige Medikamente erhalten, unter Aufsicht Tabletten zu richten. Während dieser Woche soll er sich intensiv mit den Beipackzetteln beschäftigen. Am Ende kennt er die Indikationen, Wirkungen und Nebenwirkungen der ausgewählten Präparate.

Die Realisierung dieser Orientierung kann sowohl in Zimmer-, Bereichs-, oder Gruppen- oder erfolgen. Um gemeinsam Pflegeverantwortung übernehmen zu können, ist für den Schüler die Zuordnung zu einer pflegerischen Bezugsperson in einer überschaubaren Pflegeeinheit, entscheidend.

Zeitplanung

Anleitung bedarf der Zeitplanung. Aus der Umfeldanalyse sollten entsprechende Konsequenzen gezogen werden. Suchen Sie sich für Anleitungen den Tag der Woche an ihrem Praxisarbeitsort aus, der laut Dienstplan die beste Personalbesetzung aufweist. Integrieren Sie ihre Anleitungen sinnvoll in die zeitlich vorgegebenen Arbeitsabläufe. Informieren Sie Kollegen und Leitung über Ihre Absicht, und lassen Sie sich für die geplante Zeit die Anleitung im Dienstplan schriftlich vermerken. Natürlich kann sich der Termin durch Notfälle und Personalerkrankungen verändern, aber die Erfahrung zeigt, dass abgesprochene Anleitungszeiten eingehalten und auch vom Team akzeptiert werden. Damit für den Schüler kein Zeitdruck entsteht, organisieren Sie die Aufgaben des Schülers, die er normalerweise während der geplanten Anleitungszeit erledigen würde, an Teammitglieder.

Die *Indikation* einiger Fragen der Umfeldanalyse ist in den folgenden Kurzbeispielen erläutert.

- Werden stationsinterne Besonderheiten innerhalb der Anleitung berücksichtigt? In der ambulanten Pflege beobachtet der Schüler das Legen eines Blasenverweilkatheters mit einem Katheterset. In einer Klinik erlebte der Schüler, dass die Utensilien separat zusammengestellt werden: Pinzette, Kompressen, sterile Handschuhe etc.
- Werden die Vorgaben der Pflegeschule an die praktische Ausbildung erfüllt?

Checkliste Umfeldanalyse
- ☐ Wird die Anleitung vom Team akzeptiert und die notwendige Freistellung für Schüler und Anleiter ermöglicht?
- ☐ Kennt das Pflegeteam die rechtlichen Verpflichtungen, die sich durch die praktische Ausbildungssituation ergeben?
- ☐ Wie wird der Inhalt der Anleitung dem Team gegenüber transparent gemacht?
- ☐ In welcher Weise empfindet das Team die erfolgte Anleitung als Leistung des Praxiseinsatzortes?
- ☐ Werden stationsinterne Besonderheiten innerhalb der Anleitung berücksichtigt?
- ☐ Wurde die Auswahl des Pflegebedürftigen und der Anleitungssituation mit der Einsatzleitung abgesprochen?
- ☐ Gibt es Räumlichkeiten für ungestörte Gespräche?
- ☐ Ist der Zeitpunkt für Anleiter, Schüler, Pflegebedürftiger und Arbeitsablauf günstig?
- ☐ Kann eine lernfördernde Sitzposition eingenommen werden?
- ☐ Werden die Vorgaben der Pflegeschule erfüllt?
- ☐ Welche Vorteile erfährt das Gesamtteam durch die geplante Anleitung?

- Beispielvorgabe: Schüler sollen in der Praxis die Pflegeplanung integrieren
- Schule untersagt Unterkursschülern das Spritzen generell
- Nach dem Einführungsblock werden beim Ersteinsatz in der Praxis die vorgegebenen Lernziele „Umgang mit Telefonanlage", „Schülerverhalten im Notfall" usw. angeleitet.

- Welche Vorteile erfährt das Gesamtteam durch die geplante Anleitung? Die Pflegenden wissen, dass bei Anleitungssituationen eine hohe Pflegequalität gewährleistet ist. Dies bedeutet, der Pflegebedürftige erfährt eine optimale Pflege, dem Schüler sind die Maßnahmen einsichtig und er kann sie nach einer Trainingsphase in der Regel gewissenhaft und selbstständig ausführen. Um ein erfolgreiches Anleitungsergebnis zu erreichen, muss Zeit investiert werden. Natürlich dauern Arbeitsabläufe während der Anleitung länger als im normalen Alltagsablauf. Aber dieses ist nicht erst *seit den heutigen Schülern so*, sondern Sie und jeder Ihrer Kollegen, hat dieses in seiner „Neuling-Phase" *physiologisch* erlebt. Ein Anfänger bedarf vieler Erklärungen, braucht Zeit für Fragen, Geduld für die Trainingsphase und Zeit zum Reflektieren der Pflegesituation.

Das, was Sie und Ihr Team in einen neuen Schüler oder Mitarbeiter investieren, erhalten Sie später in Form von selbstständiger Pflegeleistung und professionellem Know-how zurück. Zudem investieren Sie in Ihre Mitarbeiter von morgen.

3.1.2 Bedingungen durch die Zielgruppe

In Kapitel 1 haben wir uns mit der Vielfältigkeit menschlichen Lernens beschäftigt. Mit diesem Hintergrundwissen begegnen Sie nun Ihrer Zielgruppe, oder anders ausgedrückt, dem Klienten und Kunden Ihrer

Anleitung. Je mehr Sie von ihm wissen und erfahren, umso leichter und zugleich effektiver kann angeleitet werden.

Inwieweit haben Vorerfahrungen Auswirkung auf die praktische Anleitung? Anders gefragt: Leiten Sie Schüler A mit einem Pflegehelferexamen anders an als Schüler B, der keinerlei Pflegeerfahrung besitzt? Diese Frage lässt sich nicht pauschal beantworten, denn die konkrete Situation ist von weiteren Bedingungen abhängig. Beispielsweise können im ersten Praxiseinsatz zwischen beiden Schülern erhebliche Unterschiede bestehen. Schüler A zeigt sich in der Pflege sicherer und flexibler als Schüler B. Im Verlauf der weiteren Ausbildung stellen Sie dann keine Unterschiede mehr fest, oder Schüler B pflegt sogar patientenorientierter als sein Mitschüler A. Unten finden Sie eine Liste allgemeiner Bedingungen von Seiten der Zielgruppe, die Auswirkungen auf Anleitungen haben können – aber nicht müssen.

Sicherlich kommen Ihnen einige Punkte von der klassischen Pflegeanamnese her bekannt vor. Warum füllen Sie für Patienten oder Bewohner das Anamneseblatt aus? Die verschiedenen Voraussetzungen und Bedingungen, die der Pflegebedürftige mitbringt, prägen den Pflegeprozess entscheidend. Dadurch können Sie sich besser auf ihn einstellen.

Patientin X versorgte sich trotz ihrer Behinderung zu Hause alleine. Die Pflegenden integrieren diese Information über die Patientenressourcen sinnvoll in die Pflegeplanung.

Erinnern Sie sich? Nur wenn ich den Klienten kenne, kann ich ihn gezielt anleiten! Ein weiterer wichtiger Aspekt ist, dass mit dem Patienten nur einmal (!) ein Aufnahmegespräch geführt wird, worauf sich die anderen Pflegenden anhand der Dokumentation beziehen können und nicht stattdessen immer wieder einzeln nachfragen müssen. Nutzen wir eine solches Vorgehen auch für die Schüleranleitung. Während des ersten Einsatzes arbeiten viele

---

Bedingungen seitens der Zielgruppe „Pflegeschüler"

Alter	15 oder 38 Jahre
Geschlecht	Männliche Schüler auf Frauenstation
Schulabschluss	Abitur oder Hauptschule 10. Klasse
Erlernte pflegefremde Berufe	Maurer
Erlernte pflegeähnliche Berufe	Medizinische Fachangestellte
Pflegeerfahrungen	mehrere Jahre oder keine Erfahrung
Ausbildungserfahrung	anzuleitende Schüler aus ext. Einrichtungen
Familienstand	ledig, verheiratet, geschieden, Partnerschaft
Soziales Umfeld	Spannungen mit den Eltern, eigenen Kindern
Motivation	krisensicherer Job, sich für andere aufopfern
Ängste	vor sterbenden Patienten, vor Verantwortung
Besondere Fähigkeiten	Technisch begabt und interessiert
Erwartungen an Praxiseinsatzort	Vorbereitung auf prakt. Zwischenprüfung
Bisherige Praxiseinsätze	bis jetzt nur Chirurgie
Lernbarrieren	Nervosität bei Beobachtung
Bedürfnisse	als Schüler akzeptiert zu werden

Bedingungen seitens der Zielgruppe „Patient und seine Bezugsperson"

Alter	4 oder 104 Jahre
Krankheitsbild	Armfraktur oder Morbus Alzheimer
Kognitive Fähigkeiten	kann den Ausführungen des Anleiters folgen
Erlernte pflegeähnliche Berufe	war Zivildienstleistender in Pflegeeinrichtung
Pflegeerfahrungen	pflegt schon seit Jahren die kranke Mutter
Soziales Umfeld	Familie und Freunde unterstützen
Motivation/Compliance	verspricht sich Vorteile vom Anleitungsziel
Ängste	befürchtet, Fehler zu machen
besondere Fähigkeiten	Tochter absolvierte Schulungsmaßnahme
Bisherige Anleitungen/Schulungen	heute erstmals
Lernbarrieren	Ekelgefühle vor Stoma
Bedürfnisse	Verhalten für Zeit nach Entlassung lernen

Pflegende mit dem Schüler, die alle die gleichen Fragen stellen:
- Wer sind Sie bzw. wer bist Du?
- Was hast Du vor dieser Pflegeausbildung gemacht?
- Wo hast Du schon einmal in der Pflege gearbeitet?
- Was möchtest Du in diesem Praxiseinsatz bei uns lernen?

TIPP
Auch im Kontakt mit Schülern sollte bei der Anrede zunächst immer die „Sie-Form" Verwendung finden. Später kann sich daraus ein kollegiales „Du" entwickeln. Manche Schüler und Kollegen empfinden es unangenehm, Teamangehörige pauschal zu duzen und von jedem geduzt zu werden. Sie trauen sich häufig nicht dies offen anzusprechen. Im Gegensatz dazu gibt es auch Arbeitsteams, wo sowohl das „Du" als auch das „Sie" üblich sind und beides bestens funktioniert.
Menschen lieben ihren Namen. Sprechen Sie auf jeden Fall Ihre Schüler mit Namen an. Es bewirkt beim neuen Teammitglied Frustration, wenn nachfolgende Ansprache verwendet wird: „Schüler, kommen Sie mal her!" Ob die „Du-Version" der erfolgreichere Lernweg ist, weil er im Gegensatz zum unpersönlicheren „Sie" möglicherweise schneller ins Unterbewusste führt, muss noch wissenschaftlich untersucht werden. Zur Vereinfachung des Lesens wird in diesem Buch bei Situationen in der Pflegeausbildung überwiegend die weit verbreitete „Du-Form" verwendet.

Hier stellt sich allerdings die Frage, wie umfangreich sich dieses „Kennenlernen" gestalten soll. Es wäre widersinnig, alle Bedingungen ermitteln zu wollen. Beispiele: *Berufe der Eltern, Lieblingsfarbe, Fernsehgewohnheiten.* Sinnvollerweise thematisieren Sie nur die Bereiche, aus denen echte Konsequenzen für die Anleitung zu ziehen sind.

Ein einmaliges Erfragen mit anschließender Dokumentation spart Zeit. Sofern alle Beteiligten einverstanden sind, heften Sie das Erstgesprächsprotokoll an die Pinnwand oder an das schwarze Brett im Teamzimmer; natürlich nicht zugänglich für Patienten oder Bewohner. Nach einiger Zeit des Kennenlernens heftet es der Schüler im Praxisordner ab. In Anlehnung an die Pflegeanamnese empfiehlt sich somit für die Pflegeausbildung eine Schüleranamnese, die sich auf den jeweiligen Praxiseinsatz bezieht. Nach Möglichkeit führen Sie dieses Gespräch bitte vor dem ersten Einsatztag in der Praxis. Als Bezeichnung für diese Anamnese hat sich der Begriff **Erstgespräch** bewährt.

> **MERKE**
> Erstgespräch, weil Sie und Ihre Kollegen erstmals das Gespräch mit dem Schüler führen.

Die Bezeichnung Erstgespräch steht in Abgrenzung zum „Vorgespräch" (➤ 3.4), welches sich auf eine konkrete Anleitung bezieht. Weiterhin empfiehlt sich eine individuelle Analyse der Lernvoraussetzungen des Schülers zu erstellen, die so genannte **Schüleranalyse/Zielgruppenanalyse**. Diese gehört zu den unmittelbaren Vorbereitungen der Gezielten Anleitung.

Erstgespräch für Pflegeschüler

Im Erstgespräch wird die Zielsetzung für diesen Praxiseinsatz vereinbart. Die Zielsetzung sollte bis zum Zwischen- bzw. Abschlussgespräch an diesem Praxisort erreicht werden. Der **Termin** für das Erstgespräch sollte so vereinbart werden, dass dieses Gespräch einige Tage vor Dienstbeginn im praktischen Einsatzbereich stattfindet.
- Erste Möglichkeit: Die Schüler haben die Aufgabe, während des Schulblocks einen Termin zu vereinbaren, an dem das Erstgespräch geführt werden kann
- Zweite Möglichkeit: Durch langfristige Ausbildungsplanung wissen die Schüler, wo und wann sie auf welchen Stationen und Bereichen eingesetzt werden. Die Lernenden vereinbaren etwa ein bis zwei Wochen vor Einsatzbeginn einen Termin zum Erstgespräch.

Ort und Zeitpunkt des Erstgespräches sind so zu wählen, dass es möglichst **störungs- und unterbrechungsfrei** geführt werden kann. Das bedeutet, bitte nicht in Stationszimmern, mit klingelnden Telefonen oder fragenden Angehörigen. Hoffentlich gibt es in Ihrem Haus außer Badezimmern, Abstellkammern und Arztzimmern geeignete Räumlichkeiten, in denen die größte Berufsgruppe der Einrichtung (nämlich das Pflegepersonal) entsprechende Gesprächsmöglichkeiten findet. *Haben Sie schon einmal Ärzte- oder Verwaltungsbesprechungen in Bädern- oder Toilettenräumen beobachtet?* Manche Pflegende berichten, dass sie mangels Raumalternativen solche Orte aufsuchen.

Der Zeitpunkt sollte individuell vereinbart werden. Sie würdigen die Bedeutung und Notwendigkeit dieses Gespräches, wenn Sie es nicht „*mal eben auf die Schnelle*" einplanen und durchführen. Erfahrungsgemäß dauert es bei den ersten Praxiseinsätzen der Unterkursschüler länger als bei Mittel- und Oberkursschülern. Letztere besitzen oft schon Informationen über Praxisort, Personal und Fachdisziplin, die sie bei Einsätzen z.B. auf Nachbarstationen gemacht haben.

Die Checkliste „Erstgespräch" veranschaulicht ein Erstgesprächsprotokoll. Sicherlich können Sie dieses Gespräch auch ohne schriftliche Aufzeichnung führen. Es ist als Checkliste gestaltet, weil ansonsten schnell der rote Faden verloren geht. Der obere Abschnitt wird bereits vorher durch den Schüler ausgefüllt. Der Auszubildende sollte nach Möglichkeit Lernwünsche aus dem Lernzielkatalog seines zukünftigen Praxiseinsatzes auswählen und notieren. Hat er dabei Probleme, weil er die Bedeutung oder den Hintergrund einiger Lernziele nicht versteht, ergibt sich hieraus eine gute Einstiegsmöglichkeit für das Gespräch. Zum Termin bringt der Schüler

Checkliste Erstgespräch Pflegeschüler

vom Schüler auszufüllen:
Bezeichnung Praxiseinsatzort: _____ vom: _____ bis: _____
Name des Schülers: _____ Alter: _____
Tätigkeiten bzw. Schule vor der Ausbildung: _____
_____

Kurs: _____
bisherige Einsätze: _____
Telefon privat bzw. Wohnheim: _____
Urlaubs-/AZV-Tage/Nachtwachen: _____
Erwartungen an diesen Stationseinsatz; drei Lernzielwünsche: _____
_____
_____

vom Anleiter bzw. Kollegen auszufüllen:
Name des Gesprächspartners: _____ Funktion: _____
- ☐ Name der Pflegenden, die mit dem Schüler laut Dienstplan (Wochenendrhythmus) vorwiegend pflegen werden:
- ☐ Informationen zum Stammpersonal: Leitung, Pflegende, Ärzte, Schüler, Praktikanten
- ☐ Typische Patientenkrankheitsbilder, Pflegestufen, DRG, weitere Fachdisziplinen
- ☐ Besonderheiten: z.B. OP-Tage, spezielle Tätigkeiten
- ☐ Vertrauensbasis; prinzipielle Möglichkeit, Fragen zu stellen;
- ☐ Kritik (vom Schüler oder von Pflegenden) soll am Praxiseinsatzort besprochen werden
- ☐ Schüler ist für zeitnahe Eintragungen im Praxisordner verantwortlich. Er/Sie soll Pflegepersonal nach Anleitungen daran rechtzeitig erinnern.
- ☐ Geplanter Termin des Zwischengespräches: _____
- ☐ Geplanter Termin des Abschlussgespräches: _____
- ☐ Besonderheiten/Bemerkungen: _____

_____ _____ _____
Datum   Unterschrift Schüler   Unterschrift Mentor/Praxisanleiter/Pflegeperson

auch den Praxisordner mit allen vorhandenen Unterlagen (Lernzielkataloge usw.) mit. Beachten Sie bitte, dass das Gespräch den Schüler positiv einstimmen sollte. Vielleicht gelingt es Ihnen, ihn zu animieren, sich bis zum Einsatzbeginn über die Fachdisziplin ihrer Abteilung zu informieren. Die Anleiterin sagt beispielsweise zum neuen Schüler: „Bevor Sie am kommenden Mittwoch in unserem ambulanten Pflegedienst beginnen, bitten wir Sie das Kapitel „Ambulante Pflege" im Lehrbuch zu lesen. Notieren Sie bitte Ihre Fragen und bringen Sie diese am ersten Tag mit!"

Das Erstgesprächsprotokoll erfüllt folgende Zwecke:

Kontaktaufnahme

Das Gespräch ermöglicht ein gegenseitiges Kennenlernen. Dies dient auch dem Abbau von Vorurteilen. Der Praxiseinsatzbereich erlangt Kenntnisse über wichtige Daten, wie Lernzielwünsche, noch in Anspruch zu nehmende Urlaubstage des Schülers, geplante Nachtwachen, Telefonnummer oder Erwartungen. Erinnern Sie sich an Ihre Ängste und Befürchtungen, die Sie damals als Schüler möglicherweise vor einem neuen Praxiseinsatzort hatten!

> Vorurteile der Schüler: „Also, die Station kannst du total vergessen; da musst du nur putzen ...!" Aber auch Vorurteile auf Seiten des Praxiseinsatzortes: Aussage von Pfleger Karl-Heinz: „Der Schüler, der nächste Woche zu uns kommt, muss auf der Nachbarstation stinkfaul gewesen sein – und überhaupt, wie der schon rumläuft ..."

Fragen Sie Ihren Schüler, welche Informationen er von Ihrer Station und Ihrem Team bereits hat. Vorurteile werden zwar meist erst im Verlauf des Einsatzes vollständig abgebaut, aber bereits ein kurzes Gespräch zu Einsatzbeginn reduziert gerade seitens des Schülers Ängste. Ermitteln Sie zu Beginn die Bedürfnisse des Auszubildenden.

Der Schüler erhält Informationen zum Stammpersonal des Praxiseinsatzortes, z.B.: Wer hat die Leitung und Vertretung? Wer sind die anderen Mentoren, Praxisanleiter, Pflegenden, Mitschüler, Ärzte, Praktikanten? Präsentieren Sie dem neuen Schüler vorrangig die für ihn positiven Details, die ihn für einen Einsatz an Ihrem Praxisort motivieren. Überlegen Sie im Team: „Was macht unseren Einsatzort für Schüler attraktiv? Was könnten wir diesbezüglich unternehmen?" Anschließend stellt der Anleiter dem Schüler in Stichworten typische Bewohner- oder Patientenfallbeispiele vor. Welche Defizite haben die Pflegeempfänger in unserem Bereich?

> Pfleger Ulli zu einem Unterkursschüler, der erstmalig in der Urologie eingesetzt werden soll: „Bei uns liegen Patienten, die Erkrankungen von Niere, Blase und Harnwegen haben. Häufig sind dies Patienten mit Nierensteinen oder Blasentumoren ..."

Ein Oberkursschüler leitet sich durch die Disziplinbezeichnung des Praxiseinsatzortes selbstständig Krankheitsbilder ab, die wahrscheinlich bereits im Unterricht besprochen worden sind. Darum verkürzt sich für Mittelkurs- und Oberkursschüler dieser Gesprächsteil entsprechend. Ein Unterkursschüler benötigt diese Informationen unbedingt. Stationsinterne Besonderheiten wie bestimmte OP-Tage oder

Tätigkeiten, die für den Schüler interessant sein können, werden kurz erläutert. Immer mehr Praxisanleiter entwickeln in Eigenregie so genannte **„Einsatzort-Portfolios"**. Darin werden die Informationen, die jedem neuen Schüler gegeben werden, in Form einer Kopie zusammengefasst. Dadurch wird auch gewährleistet, dass Vertreter des Praxisanleiters im Erstgespräch vollständige Informationen geben. Die Kopie erhält anschließend der Schüler.

Lerntyp

Im theoretischen Unterricht des Einführungsblockes werden den Schülern meist die Grundlagen von Lern- und Arbeitstechniken vermittelt. Dazu zählt auch das Wissen über die favorisierten Wahrnehmungskanäle (> 1.5).

Wurde dies noch nicht vermittelt, bieten Sie Ihrem neuen Schüler durch einen „Lerntyptest" Hilfe zur Selbsthilfe an. Unter diesem Suchwort finden Sie im Internet kostenlose Tests unterschiedlicher Qualität. (Auszüge aus dem Lerntyptest von Ferdinand Vester 💻)

> **TIPP**
> Die Praxisanleiter stellen in ihrem Arbeitskreis mögliche geeignete Lerntyptests vor. Gemeinsam mit der Schule wird ein Test ausgewählt. Dieser kommt seitens der Schule bereits im ersten Theorieblock zur Anwendung. Somit können die Schüler die Frage zu ihrem Lerntyp beantworten.

Räumliche Orientierung

Aus Anlass des Erstgespräches besucht der Schüler den Ort Ihres Arbeitsplatzes. Er weiß nun, wo der zukünftige Ausbildungsort liegt. Je größer Ihre Pflegeeinrichtung ist, desto wichtiger wird diese Orientierung für den Auszubildenden. Unter Umständen liegen Einsatzorte auf einem Universitätsklinikgelände kilometerweit auseinander.

Festlegung des Mentors bzw. Praxisanleiters

Wenn bei Ihnen ein Mentoren- oder Praxisanleitersystem eingeführt ist (mindestens eine Pflegende des Teams ist Ansprechpartner für den Schüler), führt diese Pflegende das Gespräch. Arbeitet diese Bezugsperson während des Schülereinsatzes gerade in der anderen Dienstschicht oder im anderen Wochenendrhythmus bzw. ist in Urlaub oder Fortbildung oder krank, wählt das Team eine Vertretung, die für Anleitungstätigkeiten entsprechend motiviert und qualifiziert ist. Idealerweise sind alle Mitarbeiter des Teams dazu ausgebildet und bereit. *Mein letzter Satz wird wohl leider eine Wunschvorstellung bleiben!* Sorgen Sie aus diesem Grund bereits jetzt für eine Vertreterlösung bei Ihrer Abwesenheit.

Grobplanung der praktischen Lernziele für diesen Einsatz

Im Erstgespräch beschreibt der Anleiter das typische Tätigkeitsfeld des Einsatzortes. Existiert für Ihren Bereich ein Lernzielkatalog, so können Sie dem Schüler einzelne Lernangebote erläutern. Zuweilen besitzen Unterkursschüler keine oder nur Teilkenntnisse, was zum Beispiel unter dem Lernziel „Patient zur Koloskopie vorbereiten" oder „Bewohnerbiografie erstellen" zu verstehen ist. Spätestens jetzt hat der Schüler die Möglichkeit besondere Lernziel-Wünsche zu äußern. Gemeinsam werden daraufhin die geplanten Ziele für diesen Einsatz dokumentiert.

Wochenplanung

Pädagogisch sinnvoll ist eine Wochenplanung. Während des Erstgespräches stellen sie diese kurz mündlich vor und später, an den ersten Einsatztagen, dokumentieren Sie die Vereinbarungen verbindlich schriftlich. Unten wird exemplarisch eine derartige Wochenplanung für Schüler Franz erläutert, der auf einer urologischen Station seine praktische Ausbildung absolvieren soll. Dabei ist zu berücksichtigen, ob Franz im weiteren Verlauf der Ausbildung noch einmal an diesen Praxiseinsatzort kommt.

> Schüler Ali (Unterkurs) wird später nicht mehr in der Urologie eingesetzt. Schüler Franz (Unterkurs) arbeitet laut Planung im dritten Ausbildungsjahr noch einmal für acht Wochen auf dieser Station. Somit haben die urologischen Lernziele für Schüler Ali Vorrang, weil er ansonsten keine Möglichkeit mehr hat, diese innerhalb der Ausbildung zu lernen.

TIPP
Je früher ein neuer Schüler angeleitet wird, desto länger haben Sie und Ihre Kollegen etwas davon.

Ihre Anleitungen amortisieren sich in direkte Pflegeleistung: Die Umkehrversion des obigen Merksatzes bedeutet demnach: Je länger Sie mit Gezielten Anleitungen warten, desto ineffizienter wird der Einsatz für Sie und Ihren Schüler!

Wochenplanung

Name des Schülers: _____ Einsatz von: _____ bis: _____ Ort: _____

1. Woche	2. Woche	3. Woche	4. Woche	5. Woche	6. Woche	7. Woche	8. Woche
Schüler führt nur die Tätigkeiten durch, die er in vorherigen Einsätzen gelernt hat und bei denen er sich sicher fühlt. Anleiter beobachtet diese und gibt dem Schüler eine Rückmeldung. Bei Bedarf verbessert er; eventuell neue gezielte Anleitung	Schüler beobachtet und begleitet typische urologische Patienten. Der Praxisanleiter erklärt Krankheitsbilder und animiert den Schüler, theoretische Grundlagen selbst nachzulesen.	Nach entsprechenden gezielten Anleitungen und Bearbeitungen von „Wochenthemen" kann der Schüler jetzt bereits bei urologischen Pflegemaßnahmen assistieren; z.B. Pflege bei Patienten nach Prostataoperationen	Trainingsphase: Förderung der Beobachtung.	Führt die anvisierten Tätigkeiten selbstständig (unter Aufsicht) aus. Transfer der Pflegemaßnahmen auf andere Patienten.	Transfer: Pflege bei Patienten mit Blasenoperationen.	Transfer: Pflege bei Patienten mit Nierenoperationen.	

Zur Wochenplanung noch einen Tipp für Ihre Auszubildenden:

TIPP
Schülern wird empfohlen, sich in den ersten Tagen des Einsatzes mit Kritik zurückzuhalten. Sofort geäußerte Kritik bringt einem schnell den Ruf des *Meckerers, Klugschwätzers* oder *Besserwissers* ein.

Erwartungen – Wünsche – Fragen
Es erfolgt nun eine Absprache, wer für die Führung und für die Eintragungen im Lernzielkatalog zuständig ist. Fragen Sie im Zweifelsfall in der Pflegeschule nach, ob diese Aufgabe vom Schüler oder in erster Linie von den Pflegenden zu erledigen ist. In vielen Einrichtungen wissen Schüler, dass sie selbst die Mitarbeiter nach Anleitungen daran erinnern sollen, die Unterweisung auch im Lernzielkatalog zu dokumentieren. Somit übernehmen Schüler Mitverantwortung für ihre praktische Ausbildung.

Schüler werden im Erstgespräch ermuntert, bei für sie unverständlichen Zusammenhängen im Praxisalltag Fragen zu stellen. Auch bittet der Mentor oder Praxisanleiter den Unterkursschüler, während des Dienstes immer einen kleinen Notizblock oder ein Vokabelheft mit sich zu tragen, damit er sich Fremdwörter und Fragen sofort notieren kann. Dadurch vermeidet der Schüler im Arbeitsablauf Unterbrechungen, z.B. während der Dienstübergabe *(was sich Schüler sowieso nur selten trauen)*. Stattdessen vermerkt er sich ein Stichwort und weiß, dass ihm der Anleiter nach der Übergabe die Zusammenhänge in Ruhe erklärt. Häufig teilen Schüler ihre Wünsche und Erwartungen nicht während des Erstgespräches mit. Fragen Sie daher ruhig in der Anfangszeit des Praxiseinsatzes diesbezüglich nach.

Kritikform und Konflikte
Schüler werden im Erstgespräch gebeten, mögliche **Konflikte** mit den betreffenden Personen zuerst einmal selbst zu klären. Führt dieses nicht zum Erfolg oder möchte es der Schüler nicht alleine regeln, bietet der Anleiter als Bezugsperson seine Hilfe an. Alle im Team wissen, dass Probleme zunächst durch Besprechen miteinander gelöst werden. Erst im zweiten Schritt, wenn eine Aussprache nicht positiv wirkte, informieren betroffene Schüler oder Kollegen weitere Stellen der Einrichtung (die Leitung des Hauses oder die Schule). Durch ein echtes Miteinander werden so langfristig Vorurteile abgebaut. Schüler geben Fehler oder nicht verstandene Zusammenhänge offen zu. Pflegende freuen sich auch über kritische Anmerkungen der Auszubildenden, denn oftmals stecken hier gute Ideen von jungen Menschen, die durch die Alltagsroutine *(noch)* nicht betriebsblind geworden sind. Bei dieser Art von Absprache, die vor dem Einsatz getroffen wurde, brauchen Schüler keine Angst zu haben, dass über sie anschließend am Praxisort (schlimmer noch, auf den Nachbarabteilungen oder in der Cafeteria) negativ gesprochen wird.

Beurteilung und Zwischengespräch
Bei einer **Beurteilung** des Schülers müssen folgende Voraussetzungen bereits während des Erstgespräches geklärt werden:
- Der Schüler kennt die Beurteilungskriterien bei Einsatzbeginn. Fordern Sie die Bögen frühzeitig von der Schule an. Denn manchmal erfährt der Schüler dann erst, dass später beispielsweise

auch die Kriterien Verhalten zu Patienten, Teamverhalten, Hygiene und Arbeitsverhalten beurteilt werden
- Legen Sie im Erstgespräch das Datum für das Zwischen- und Abschlussgespräch fest.

> Erster Frühdienst auf dieser Station am 1. Mai – letzter Dienst am 30. Juni. Zwischengespräch um den 30. Mai.

Zudem soll sich der „neue Mitarbeiter auf Zeit" seine Ideen und Anregungen notieren, damit er sie im Verlauf des Einsatzes und der Routine nicht vergisst.

Verdeutlichen Sie Ihrem Schüler, dass das **Zwischengespräch** in seinem Interesse ist. Das Personal gibt zur Einsatzhälfte eine kurze Einschätzung und Bewertung der obigen Kriterien wieder. Der Schüler nimmt diese (für ihn noch unverbindliche) Beurteilung zur Kenntnis und versucht sich erfahrungsgemäß im weiteren Verlauf zu verbessern. Ebenso fordern Sie nun den Auszubildenden auf, den Praxiseinsatzort konstruktiv zu beurteilen und eine eigene Einschätzung zu geben. Erfahrungsgemäß „geizen" Schüler während des Zwischengespräches damit; vielleicht weil sie schlechte Erfahrungen gemacht haben? Im Abschlussgespräch sieht es dann aber meist anders aus. *Hier bringen jetzt auch die Schüler ihre Bewertung an den Mann bzw. die Frau.*

Bereits jetzt wird der Termin für das Abschlussgespräch vereinbart. Bei langfristiger Dienstplanung schätzen Sie bitte ab, an welchen Tagen Ihr Team für gemeinsame Beurteilungen komplett ist. Wann sind alle Mitarbeiter im Dienst, die mit dem Schüler gearbeitet und ihn angeleitet haben? Dieses Datum notieren Sie dann bitte auf dem Erstgesprächsprotokoll.

Abschluss Erstgespräch
Heften Sie das Protokoll des Erstgesprächs nach dem evtl. Aushang im Praxisordner des Schülers ab. Nur so können Sie bei rechtlichen Auseinandersetzungen mit Ort, Datum und den Unterschriften dokumentieren, dass Sie als Praxisanleiter eine geplante Ausbildung organisiert haben. Zusätzlich kopieren sich manche Praxisanleiter den ausgefüllten Bogen als Dokument zum eignen Leistungsnachweis.

Zielgruppenanalyse

Nachdem der Praxiseinsatz des Schülers begonnen hat und in Absprache mit ihm ein Anleitungsthema vereinbart wurde, beginnt die Planung der Gezielten Anleitung. Hier bietet sich die anleitungsspezifische Schüler- bzw. Klientenanalyse an. Jetzt geht es konkret um den Lernenden in der Anleitung. Im folgenden Beispiel des Themenbereiches „Thromboseprophylaxe" konzipiert Pfleger Ulli eine Gezielte Anleitung für Schülerin Petra. Das Anleitungsthema lautet „Umgang mit Medizinischen Thromboseprophylaxestrümpfen (MTS)" (➤ Abb. 3.1). Aus dem Erstgesprächsprotokoll benötigt er Angaben aus dem Erstgesprächsprotokoll.

Diese Informationen allein reichen nicht. Für die Planung der Anleitung benötigt Pfleger Ulli weitere Angaben:
- Welche Stärken hat die Schülerin?
  Mit der Motivation zur Anleitung kann in diesem Falle der Anleiter rechnen, weil Petra sich das Thema selbst gewünscht hat. Durch ein einjähriges

3.1 Vorbereitung des Anleiters 115

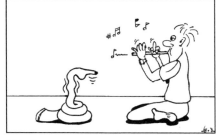

Abb. 3.1

Praktikum im Altenheim hat sie Erfahrung im Umgang mit älteren Patienten
- Welche Ressourcen hat sie?
Ausprägung der visuellen und auditiven Wahrnehmungskanäle. Sie weiß um die Notwendigkeit der Thromboseprophylaxe, denn sie erlebte während ihres ersten Einsatzes (Chirurgie) einen Patienten mit der Diagnose „Lungenembolie"
- Welche Schwächen/Probleme hat die Schülerin?
Sie befürchtet, die Strümpfe falsch anzulegen und dadurch dem Patienten zu schaden. Sie glaubt, die spezielle Anziehtechnik nicht schnell genug lernen zu können, weil sie Schwierigkeiten mit dem kinästhetischen Wahrnehmungskanal bzw. mit psychomotorischen Lernzielen angibt
- Welches Wissen hat die Schülerin in Bezug auf das Thema?
Sie hat bereits zweimal beim Anlegen von Binden-Kompressionsverbänden zugeschaut.
Darüber hinaus sind weitere Fragen zu den Bedingungen der Anleitung und der Voraussetzungen des Schülers zu beachten. Die Reihenfolge in der folgenden Checkliste macht keine Aussage über Prioritäten, denn diese sind von der Gesamtsituation abhängig.

- Welche biografischen Daten haben Einfluss auf das Lernen? In der Regel lernt ein 16-jähriger Schüler anders als ein 39-jähriger
- Welches Pflegeverständnis hat er? Soll der Patient unterstützend-erzieherische Maßnahmen erhalten, damit er sein Selbstpflegedefizit kompensieren kann (Pflegemodell nach Orem), oder soll er die Maßnahmen „*über sich ergehen lassen*"?
- Welche Medien lassen sich sinnvoll in der Anleitung einsetzen? Hier stellt sich der Anleiter auf den Schüler/Klienten ein. Wenn der Anzuleitende effektiver durch Beobachten und Anschauen lernt und der auditive Wahrnehmungskanal unterentwickelt ist, integriert der Anleiter entsprechendes Bildmaterial und Grafiken oder demonstriert Pflegemaßnahmen. Abschließend erklärt der Schüler/Klient diese mit eigenen Worten.
- Welche Auswirkungen hat die Erreichung des Anleitungszieles auf die Pflegestufe des Klienten? Vereinzelt kritisieren Angehörige, dass ihr pflegebedürftiger Vater aufgrund der Anleitung wieder Selbstpflegefähigkeiten ausüben kann, die eine Höhergruppierung der Pflegestufe durch den MDK zur Folge haben. Konsequenz: Die Bezugspersonen erhalten weniger Zahlungen aus der Pflegeversicherung. Die positiven Aspekte: zum Beispiel die erfolgreiche Aktivierung der Ressourcen, fällt bei derartiger Sichtweise *unter den Tisch*.
Wenn Ihre Einrichtung Schüler verschiedener Schulen ausbildet, bedeutet dies für die Mentoren und Praxisanleiter eine besondere Herausforderung. Aufgrund unterschiedlicher Schwerpunkte der Ausbildungsgänge (z.B. Pflegeschulen für psychiatrische Pflege, Kinderkrankenpflege, Al-

Checkliste Zielgruppenanalyse
- ☐ Wer ist der Klient?
- ☐ Was weiß ich von ihm?
- ☐ Welche biografischen Daten haben Einfluss auf das Lernen?
- ☐ Warum wünscht der Klient diese Anleitung?
- ☐ Welches Pflegeverständnis hat der Schüler?
- ☐ Was ist er für ein Lerntyp?
- ☐ Welche Medien lassen sich sinnvoll in der Anleitung einsetzen?
- ☐ Wie schätzt er sich selbst ein (Selbstbild)?
- ☐ Wie ist seine Motivation zur Anleitung/Ausbildung?
- ☐ Wie ist die Compliance des anzuleitenden Pflegebedürftigen oder seiner Angehörigen?
- ☐ Welche Anleitungen/Schulungen hat der Klient bereits erfahren?
- ☐ Welche Auswirkungen hat die Erreichung des Anleitungszieles auf die Pflegestufe des Klienten?
- ☐ Was interessiert ihn besonders?
- ☐ Welche Stärken/Ressourcen hat der Anzuleitende?
- ☐ Welche Schwächen/Probleme hat er – welche Belastungen erlebt er auf Station?
- ☐ Welches Vorwissen hat er bezüglich des Themas?
- ☐ Welche Ängste/Befürchtungen hat er?
- ☐ Welche Kenntnis hat der Anleiter über die bisherigen praktischen und theoretischen Schülerleistungen?
- ☐ Wie geht er mit Kritik um?
- ☐ Wie ist die Stellung des Schülers im Team?
- ☐ Wie ist seine Beobachtungsfähigkeit?
- ☐ Wie beschreibt der Schüler sein Verhältnis zum Patienten, der in die Anleitung integriert werden soll?
- ☐ Wie beeinflusst sein privates Umfeld die Lernmöglichkeiten?
- ☐ Wie beschreibt er die Beziehung zu mir als Anleiter/Kollege/Person?

tenpflege) wird eine hohe Flexibilität der Anleiter eingefordert.

Erfolgsmotivation und Selbstbild des Klienten

Wir unterscheiden zwei Kategorien von Lernenden: **misserfolgs- und erfolgsmotivierte** Personen. Erstere neigen dazu ihren Misserfolg als internal (von sich ausgehend) zu deuten. Sie fühlen sich unfähig und glauben, dass dies auch in Zukunft so bleiben wird. Erleben sie dann *ausnahmsweise einmal* Erfolg, dann interpretieren sie diesen als external (von außen kommend), nach der Devise „Ich hatte einfach nur Glück" oder „Der Praxisanleiter hatte heute seinen guten Tag".

Erfolgsmotivierte Menschen deuten exakt in umgekehrter Weise. Misserfolg schreiben sie externalen Faktoren zu: „Der Mentor ist unfair zu mir gewesen" oder

„Die anderen sind auch durchgefallen". Das Gelingen einer Prüfung wird auf eine „schon immer bestehende" Eigenkompetenz und Fähigkeit zurückgeführt: „Mir gelingt das einfach immer!"

Schüler und Klienten mit positivem **Selbstbild** stehen Aufgaben und zu erbringenden Leistungen aufgeschlossen gegenüber. Das Motiv, die Aufgabe bewältigen zu wollen, ist u. a. das Bedürfnis nach Informationen über die eigenen Fähigkeiten. Bei negativ ausgerichtetem Selbstbild fehlt dem Anzuleitenden der Mut, Lösungsversuche eigenständig zu unternehmen. Er muss permanent motiviert und bestärkt werden. Das andere Extrem sind Klienten, die sich häufig überschätzen. Hier sind die natürlichen Angstbarrieren unterentwickelt. Solche Schüler übernehmen ohne Rücksprache Tätigkeiten, denen sie noch gar nicht gewachsen sind, bringen dadurch Patienten in direkte Gefahr und zeigen wenig Einsicht bei entsprechender Kritik ihres Verhaltens. Dazu ein unglaubliches, aber doch reales Praxisbeispiel:

> Ein Unterkursschüler meinte, bereits in der Probezeit alles über Sondenernährung zu wissen und konnektierte in der Klinik das Anschlussstück der Sondenkost direkt an die liegende Venenkanüle. Da die zunächst die Anschlüsse nicht passten, bastelte er einen funktionierenden Adapter als Überbrückungsanschluss.
> Zum Glück für den Patienten trat im gleichen Augenblick eine Krankenpflegerin ins Zimmer und verhinderte Schlimmeres. Der Schüler bezeichnete die Aufregung der Pflegerin als übertrieben!

In diesen Fällen, in denen Schüler so wenig einsichtig sind, empfehlen sich die Kündigungsmöglichkeiten innerhalb der Probezeit (➤ 2.9.2). Weitere Impulse für eine adäquate Zielgruppenanalyse:

- Was interessiert den Lernenden besonders? Ein Schüler zeigt z.B. besonderes Interesse für eine Anleitung zum Thema „Postoperative Pflege nach Magenresektion", weil einem seiner Familienmitglieder ein ähnlicher Eingriff bevorsteht
- Ausbildungsspezifisch: Welche Kenntnis hat der Anleiter über die bisherigen praktischen und theoretischen Schülerleistungen? Erfragen Sie den theoretischen und bisherigen praktischen Leistungsstand in der Ausbildung
- Wie ist seine Beobachtungsfähigkeit? Ist diese detailliert, genau, oberflächlich oder anschaulich? Kann die Fähigkeit durch die Anleitung weiter trainiert werden?
- Wie beschreibt der Schüler sein Verhältnis zum Patienten, der in die Anleitung integriert werden soll? Gibt oder gab es Konflikte zwischen Schüler und Patient? Falls ja, verzichten Sie sinnvollerweise auf einen solchen Patienten für die Anleitung mit dem betreffendem Schüler
- Wie beeinflusst sein privates Umfeld die Lernmöglichkeiten? Eine Mutter mit zwei Kindern kann mangels Zeit zu Hause wahrscheinlich nur wenig für eine Anleitung vorbereiten.
- Wie beschreibt der Schüler/Klient die Beziehung zu mir als Anleiter/Kollege/Pfleger? Bestehen Sympathie oder Antipathie?

3.1.3 Bedingungen durch den Anleiter

In diesem Abschnitt geht es um Sie – den Anleiter. Nachdem wir uns in Kapitel 2 mit den persönlichen und fachlichen Voraussetzungen des Praxianleiters beschäftigt haben, beleuchten wir hier die pädagogischen Aspekte die in unmittelbarem Zusammenhang mit der Anleitung stehen.

Praxisanleiter genießen auch deswegen einen positiven Ruf, weil sie ihr Fachwissen ständig aktualisieren und hausintern oft als „Pflegespezialist" gelten. Dazu kommen noch einige weitere Anforderungen: Wir knüpfen im Bereich der Ausbildung direkt an die Checkliste Schüleranalyse an und betrachten zunächst das Verhältnis zwischen Anleiter und Schüler. Ein Großteil dieser Inhalte lässt sich ebenso für Anleitungen von Klienten nutzen.

Klar ist, dass auch hier wieder *Sympathie und Antipathie* eine große Rolle spielen. Machen Sie sich als Anleiter bewusst, ob Ihnen der Schüler sympathisch oder unsympathisch ist. Sie erleichtern sich die Überlegung, indem Sie sich verdeutlichen, warum Sie den Auszubildenden eher mögen oder tendenziell ablehnen. Welches Schülerverhalten bewirkt bei Ihnen die entsprechende Einstellung? Gerade gegenüber Personen, die die gleichen Angewohnheiten haben, die man an sich selbst nicht mag, ist man häufig überkritisch eingestellt. Wenn Sie dies vorher in der Analyse bedenken, sensibilisieren Sie sich dafür und können später angemessen Ihr Urteil abwägen. Andererseits steht man Personen unkritischer gegenüber, die ähnliche, an sich selbst geschätzte Verhaltensweisen zeigen.

Im Folgenden finden Sie die Checkliste Anleiteranalyse, die anschließend wieder mit einigen Beispielen erläutert wird.

- Wie hat sich der Mentor oder Praxisanleiter auf diese Anleitung vorbereitet? Überhaupt nicht oder teilweise, mit schriftlichen Ausarbeitungen oder durch schnelle Durchsicht vorhandener Anleitungsformulare
- Ist sein Methodenrepertoire so vielseitig, dass er sich auf den Anzuleitenden einstellen kann? Verwendet er Hilfsmittel? Welche Anteile lässt er den Klienten übernehmen?
- Wie ist seine Stimme?

MERKE
VAKAT als Eselsbrücke für ein Feedback zur Stimme
Volumen, **A**rtikulation, **K**langfarbe, **A**kzentuierung, **T**empo.

- Wie ist seine Körperhaltung und Körpersprache? Manche Menschen gestikulieren beim Erklären derart stark, dass es für Anwesende unangenehm werden kann (➤ Abb. 3.2)
- Inwieweit kann er Schweigen aushalten und den Klienten Gedanken entwickeln lassen? Hier kapitulieren Anleiter häufig schon nach wenigen Sekunden. Geben Sie dem Lernenden bitte Zeit, zu antworten. Kommt er nicht alleine auf die Lösung, so nennen Sie bitte nicht gleich das Endergebnis, sondern orientieren Sie ihn mit Hinweisen zum nächsten Teilschritt. Häufig findet der

3.1 Vorbereitung des Anleiters

Checkliste Anleiteranalyse
- ☐ Wie steht der Anleiter zum anzuleitenden Klienten (Schüler, Patient, Bezugsperson, Laie, neuer Mitarbeiter, Praktikant)?
- ☐ Wie bereitete sich der Anleiter selbst auf diese Anleitung vor?
- ☐ Wie ist sein Pflegeverständnis in der Anleitungssituation?
- ☐ Inwieweit kennt er (in der Schüleranleitung) die Bedürfnisse des Patienten?
- ☐ Inwieweit berücksichtigt er die Bedingungen des Umfeldes?
- ☐ Wie vielseitig ist sein Methodenrepertoire damit er sich optimal auf den Klienten einstellen kann?
- ☐ Wie ist seine Stimme?
- ☐ Wie sind Körperhaltung und Körpersprache?
- ☐ Inwieweit kann er Schweigen aushalten und den Klienten Gedanken entwickeln lassen?
- ☐ Inwieweit kann er den Klienten für diese Anleitung neugierig machen?
- ☐ Stimmen die Aussagen des Anleiters mit seiner Einstellung und seinem Verhalten überein?
- ☐ Weiß er, wie/wo er sein Wissen bezüglich der Anleitung auffrischen bzw. neu erwerben kann?
- ☐ Kann er die Pflegemaßnahmen der Anleitung durch Pflegeforschungsergebnisse begründen und belegen?
- ☐ Wie übt er dem Klienten gegenüber Kritik?
- ☐ Welche Stellung hat er im Kollegenteam am Praxiseinsatzort?
- ☐ Warum leitet er diesen Klienten und dieses Thema an?
- ☐ Kann er seine didaktischen Entscheidungen in der jeweiligen Anleitungssituation begründen?
- ☐ Wie detailliert ist seine Beobachtungsgabe?

Klient durch geschicktes Nachfragen den richtigen Lösungsweg. Sie stoßen quasi nur an und lenken sein Denken in die richtige Richtung (➤ Abb. 3.3)
- Kann er aktiv zuhören? Die Pflegeausbildung kennt noch keinen solchen Lernbereich. Es klingt doch so einfach; *man hört eben zu, was der Klient sagt*. Aber in Wahrheit bereitet man sich schon auf die nächste eigene Aussage vor. *In diesem Falle ist da ist nicht viel mit echtem Verstehen.*
Vollendung findet dieses „aufnehmende" Zuhören, wenn ich die Zeit nutze, während der andere spricht, bewusst zuhöre und mir darüber klar werde, was mir der andere sagen möchte. Da-

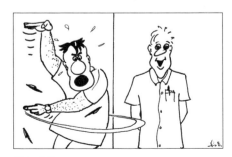

Abb. 3.2

bei paraphrasiere (= umschreibe) ich das, was ich verstanden habe. Der Lernende hört es und kann notfalls verbessern, sofern etwas *in den falschen* Hals gekommen ist
- Kann er den Schüler/Klienten für diese Anleitung neugierig machen?

Karl-Heinz: „Also, wir machen heute einen Verbandwechsel. Dabei sollte man Folgendes beachten: Damit keine Tröpfcheninfektion entsteht, muss ein Mundschutz getragen werden ..."
Ulli: „Kannst du dir vorstellen, warum bei einem Verbandwechsel eine Infektion der Wunde entstehen kann, obwohl alle Instrumente, die dafür gebraucht werden, steril sind und die Non-Touch-Methode verwendet wird?"

- Stimmen die Aussagen des Anleiters mit seiner Einstellung und seinem Verhalten überein? Durch hektische Bewegungen und Nervosität signalisiert der Anleiter dem Klienten unbewusst, dass er in Wirklichkeit keine Zeit hat, unsicher ist oder die Anleitung schnell hinter sich bringen will.
- Welche Stellung hat die anleitende Person in der *Personalmannschaft* des Einsatzbereiches? Ist der Anleiter Einzelkämpfer im Pflegeteam, oder wird Anleitung als Aufgabe aller gesehen?
- Wie detailliert ist seine Beobachtungsgabe? Muss er sich bei Beobachtung der Maßnahmen, die vom Angeleiteten durchführt werden, Notizen machen oder ist seine Merkfähigkeit so ausgeprägt, dass er Details im Nachgespräch wiedergeben kann?

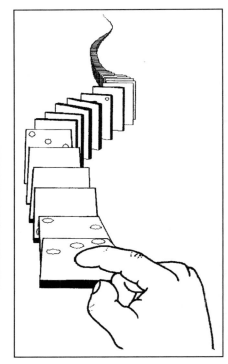

Abb. 3.3

3.1.4 Bedingungen durch das Anleitungsthema

In Kapitel 3.7.3 wird erläutert, was Schüler lernen sollen: In mindestens 2500 Stunden praktischer Ausbildung werden sie für den Beruf qualifiziert. Um das Thema der Anleitung planen zu können, beschäftigen wir uns nun mit den Anforderungen, die der Gesetzgeber an die praktische Ausbildung stellt. In den Erläuterungen zu den §§ 11 und 14 des Krankenpflegegesetzes von 1985 werden folgende Aussagen gemacht:

„... Absatz 2 stellt sicher, dass der Schüler mit solchen Tätigkeiten betraut wird, die dem Ausbildungszweck dienen und ihn in seinen körperlichen Kräften nicht überfordern. [...] Vielmehr soll jegliche dem Schüler während der praktischen Ausbildung auf der Station [...] aufgetragene Verrichtung von der Erreichung des Ausbildungszieles her bestimmt und sinnvoll sein. Dieses bedeutet, insbesondere den Schüler möglichst wirklichkeitsnah mit dem Tagesablauf auf einer Station vertraut zu machen, um die [...] Ausbildungsziele erreichen zu können. [...] Keinesfalls dürfen sie übermäßig zu sog. Routinearbeiten herangezogen werden. Da ein großer Teil von Arbeiten im täglichen Ablauf Routinearbeiten sind, dürfen diese Arbeiten nicht völlig ausgeschlossen werden." (📖 15)

Das Lernen muss aus dem Bereich der Zufälligkeit herausgeführt werden – stattdessen sollte die praktische Pflegeausbildung an den Praxiseinsatzorten geplant werden.

Einigen sich Klient und Anleiter auf ein Anleitungsthema, so bewältigt der Anleiter mit der Analyse den nächsten Schritt in seinen Vorbereitungen.

Auswirkungen des Themas auf die Anleitung

Die Wechselwirkung von Ziel-, Inhalts-, Methoden- und Medienentscheidung wird am Beispiel eines psychomotorischen Lernzieles für die Pflegeausbildung erläutert:

Lernziel
Schülerin zieht „Medizinische Thromboseprophylaxestrümpfe" (MTS) professionell an

Lerninhalt
MTS: Gebrauchsanweisung des Herstellers:
„1. Mit der Hand bis zur Fersenrundung in den Strumpf fahren.
2. Mitte der Fersenrundung fassen und den Strumpf bis zur Fersengegend auf links drehen.
3. Strumpf sorgfältig über Fuß und Ferse stülpen. Prüfen, ob die Ferse des Patienten in der Mitte der Fersenrundung liegt.
4. Strumpf über Knöchel und Wade nach oben ziehen. Die anders gewirkte Stelle (veränderte Stärke des Materials) sollte 2,5 – 5 cm unterhalb der Fossa poplitea (Kniebeuge) liegen.
5. Prüfen, das in Fuß- und Knöchelgegend keine Falten bleiben. Wenn nötig, Zehenteil etwas nach vorne ziehen, um Knöchel und Spanngegend zu glätten, damit die Zehen des Patienten genügend Platz haben. Der obere Rand endet an der Gesäßfalte.
6. Die Patienten sollten in dem richtigen Sitz des Strumpfes unterwiesen werden, damit gewährleistet wird, dass der Patient die Strümpfe beim Wiederanziehen nicht falsch anlegt." (📖 16)

Methode
Würde der Anleiter diese Beschreibung nur mündlich vermitteln, hätte der Schüler wahrscheinlich Probleme, den Lerninhalt auditiv zu verstehen. Viel geeigneter erscheinen stattdessen eine Skizze oder Grafik bzw. sonstiges Bildmaterial.

Der Anleiter zeigt im Vorgespräch die Maßnahme des Greifens, Überstreifens und Anziehens. Der Schüler beobachtet und wird in die Maßnahme integriert. Beispielsweise fühlt er, wie es ist, den Strumpf angezogen zu bekommen. Abschließend besteht die Möglichkeit, dass der Schüler den Strumpf über den Fuß des Anleiters zieht.

Medien
MTS in verschiedenen Größen, Beipackzettel des Herstellers. In ➤ Abbildung 3.4 ist das Anziehen in sechs Schritten dargestellt.

Wir stellen fest: Erst wenn Sie wissen, welches Lernziel erreicht und welcher Lerninhalt vermittelt werden soll, können Sie die entsprechenden Methoden und die Medien bestimmen. Dazu ist es notwendig, das Vorwissen des Klienten zu berücksichtigen. Kann der Schüler den Strumpf bereits richtig anziehen, weiß aber nicht, warum Strümpfe getragen werden sollen, bietet sich die Vermittlung des kognitiven Lernziels: „Sinn und Zweck von MTS" an.

➤
Bitte überlegen Sie für dieses Lernziel, welchen Lerninhalt, welche Methode und welche Medien Sie dazu einplanen möchten! (Lösungsvorschlag am Ende von Kapitel 3.1.4)

Informationsquellen

Wie kommt der Anleiter an aktuelle Informationen? Sinnvoll ist die regelmäßige Lektüre von **Fachzeitschriften**. Vielleicht sprechen Sie sich im Kollegenteam ab, wer von Ihnen welche Zeitschrift bezieht. Untereinander tauschen Sie die Exemplare zur Ansicht aus. Manche Stationen abonnieren gemeinsam Pflegezeitschriften. Aber auch populärwissenschaftliche Publikationen oder Tages- und Wochenzeitungen beinhalten pflege- und gesundheitspolitische Artikel. Hier sollte allerdings vor der Verwendung überprüft werden, ob die Aussagen und Quellen seriös sind.

Interessante Berichte, die Auswirkungen auf die Pflege in der Praxis haben, werden kopiert und in einem Ordner mit Register gesammelt (➤ 4.4.9).

TIPP
Die Qualität von Fachzeitschriftenartikeln ist recht unterschiedlich. Sie ist abhängig von der Kompetenz des Autors und den Kontrollmechanismen der Redaktion. Überprüfen Sie, auf welche Quellen der Verfasser (sofern diese angegeben werden) zurückgreift.

Darüber hinaus sollten Sie Ihrer Pflegedirektion den Vorschlag zur Einrichtung einer **Pflegebibliothek** unterbreiten. Idealerweise befindet sich diese in einem abschließbaren Raum Ihres Hauses, möglichst mit Telefonanschluss. Während der Dienstzeit *und auch danach* haben Mitarbeiter die Möglichkeit, sich dort aktuell zu informieren. Da Pflegedirektoren meistens mehrere Fachzeitschriften abonnieren, werden diese durch das Auslegen in der Pflegebibliothek allen Interessierten zugänglich gemacht. Fach- und Lehrbücher sowie Nachschlagewerke optimieren das Angebot. *Wenn es in Ihrem Arbeitsbereich etwas ruhiger ist,* haben Sie ideale Bedingungen, Ihre persönliche innerbetriebliche Fortbildung zu betreiben. Über ein Telefon sind Sie im Bedarfsfall schnell erreichbar. Oder Sie nutzen die Pflegebibliothek vor oder nach dem Ende Ihrer Arbeitszeit und vereinbaren mit Ihrer Leitung die Anrechnung der Anleitungsvorbereitung als Arbeitszeit.

Ebenso sind Besuche von in- und externen **Fortbildungsveranstaltungen** emp-

3.1 Vorbereitung des Anleiters **123**

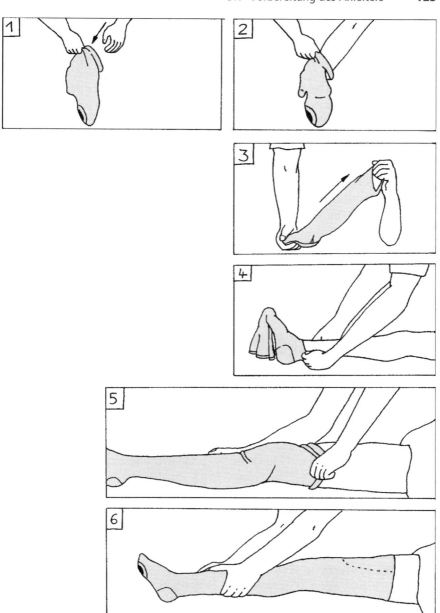

Abb. 3.4

fehlenswert. In vielen Bundesländern regeln Ländergesetze den Anspruch auf gesetzlich garantierten Bildungsurlaub. Hilfreich können auch Unterlagen von Produktherstellern und deren Vertreter sein. Manches Bildmaterial aus Werbeprospekten eignet sich für Anleitungen hervorragend. Doch Vorsicht, nicht immer stimmen die Herstellerangaben. Teilweise werden physiologische Fakten und Untersuchungsergebnisse zugunsten des Profits regelrecht „verdreht".

> Pharmafirma X bietet eine Salbe zur Dekubitusprophylaxe und -therapie an. Mit aufwändigen Werbeaktionen in der Fachpresse und bei Pflegeveranstaltungen versucht die Firma den Eindruck zu erwecken, ihr Produkt hätte eine positive Wirkung auf den Sauerstoffgehalt der Haut. Als aufmerksamer Leser obiger Fachzeitschriften widersprechen Sie der Firmenaussage. Zudem beweisen Pflegeforschungsuntersuchungen das Gegenteil.

Auch eine **Mitgliedschaft im Berufsverband** eröffnet Ihnen die Möglichkeit, pflegerische und berufsspezifische Fragen von kompetenter Stelle klären zu lassen. Sollten Sie dann immer noch nicht fündig geworden sein, fragen Sie bei Ihrer Pflegeschule an. Sicherlich finden Sie dort Unterstützung für Ihre Anleitungstätigkeit. Schulen besitzen in der Regel eine zugängliche Bibliothek und können, zum Teil mit Internet-Datenbanken, schnell Auskünfte geben. Schulen besitzen einen Internetzugang und bieten meistens Schülern als auch motivierten Anleitern der angeschlossenen Einrichtungen kostenlose Benutzungsmöglichkeiten an. Vielleicht werden Sie auch zur Hospitation pflegerelevanter Unterrichte eingeladen (➤ 4.1.4).

Die Checkliste „Anleitungsthemenanalyse" fasst noch einmal die wichtigen Fragen zum Thema zusammen.
- Welchen Nutzen zieht der Klient aus der Anleitung? Ein Schüler wird dadurch unabhängiger, weil er das Anleitungsziel selbstständig (wenn auch Anfangs noch unter Aufsicht) vornehmen kann
- Welche Möglichkeiten bietet die Thematik zur Handlungsorientierung des Klienten?

> - MTS: Schüler zieht im Vorgespräch dem Anleiter einen Strumpf an und richtet die Materialien.
> - Insulinapplikation mit PEN: Bewohner spritzt sich zukünftig selbstständig.

- Kann der Handlungsablauf in einzelne kleine Teilschritte zerlegt und dem Lernenden so vermittelt werden? Zur Ausbildung Praxisanleitung gehört das Ausarbeiten von kleinschrittigen Handlungsplänen. Je länger die Berufserfahrung ist, desto schwieriger wird es für „Examinierte", Anfängern Schritt für Schritt den Handlungsablauf zu präsentieren. Darum sind Handlungspläne sinnvoll. Nahezu alle Pflegemaßnahmen bieten sich für solche Ablaufplanungen an. Manche Häuser haben ihre Pflegestandards so detailliert ausformuliert, dass diese an sich schon Handlungspläne darstellen. Diese lassen sich sinnvoll für Anleitungen nutzen.

Lösung zum Versuch aus dem Abschnitt: „Auswirkungen des Inhalts auf die Anleitung"
Lernziel
Schüler beschreibt Sinn und Zweck von MTS.

Checkliste Anleitungsthemenanalyse

- ☐ Was soll der Klient lernen?
- ☐ Entspricht der Inhalt der Anleitung dem Ausbildungsstand des Schülers bzw. dem Wissensstand des Klienten?
- ☐ Welchen Nutzen kann der Klient aus der Anleitung ziehen?
- ☐ Welche Auswirkung hat die Inhaltsentscheidung auf die Methodenwahl?
- ☐ Welche Möglichkeiten bietet die Thematik zur Handlungsorientierung des Klienten?
- ☐ Welche Medien können für die Vermittlung genutzt werden?
- ☐ Entsprechen die Inhalte dem aktuellen Stand der Pflegewissenschaft?
- ☐ Thematisieren Sie eine eventuell vorhandenen Theorie-Praxis-Konflikt
- ☐ Bei Anleitung mehrerer Klienten: Können die visuellen, auditiven, haptischen und intellektuellen Wahrnehmungskanäle stimuliert werden?
- ☐ Bei individueller Anleitung eines Klienten: Werden die vom Lernenden bevorzugten Wahrnehmungskanäle integriert?
- ☐ Welche Bedeutung hat das Thema für den Klient?
- ☐ Eignet sich das Thema für eine Gezielte Anleitung?
- ☐ Gibt es für das Anleitungsthema geeignete Patienten auf der Station?
- ☐ Was möchte der Anleiter durch die Anleitung beim Klienten bewirken?
- ☐ Kann der Handlungsablauf in einzelne kleine Teilschritte zerlegt und dem Lernenden so vermittelt werden?
- ☐ Ist die Anleitung für den Schüler später auch auf andere Patienten zu übertragen bzw. für den Klienten auf andere Situationen?
- ☐ Gehört das Anleitungsthema zum Leistungsspektrum Ihres Arbeitsfeldes?
- ☐ Kann die Leistung „Anleitung für Klient" abgerechnet werden?

Lerninhalt

Durch die Kompression der Beine wird Blut aus den oberflächlichen Venen in tiefere und größere Beinvenen geführt. Dadurch beschleunigt sich die Blutstromgeschwindigkeit. Das Thrombose-/Embolierisiko reduziert sich.

Methode

Eine Möglichkeit von vielen: Der Anleiter fragt den Schüler, was seiner Meinung nach geschieht, wenn ein Wasserschlauch (z.B. Dusche) bei laufendem Wasserfluss langsam zugedrückt wird? (Richtige Antwort: Wasser spritzt fontänenartig aus der Öffnung). *Anschließend könnte dieser Versuch im Badezimmer durch den Schüler (kinästhetisch) durchgeführt werden (> Abb. 3.5).*

Nun wird der Schüler im obigen Beispiel aufgefordert, Parallelen zu MTS zu ziehen. Der Anleiter zeigt eine Skizze mit Angaben zum Venendurchmesser mit und ohne Kompression (**visuell** > Abb. 3.6) und erklärt abschließend die Veränderung der Blutflussgeschwindigkeit (**auditiv**).

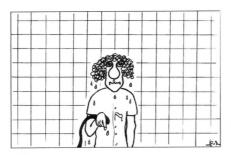

Abb. 3.5

▶

Nachdem Sie sich den Inhalt erschlossen haben, überlegen Sie bitte, welches Vorwissen der Schüler benötigt, um Ihre Anleitung verstehen zu können.

3.1.5 Patienten-/Bewohneranalyse

Im Rahmen der Patienten-/Bewohneranalyse überlegt der Anleiter, welcher Patient oder Bewohner für die Unterweisung geeignet erscheint. Neue bzw. sich in Weiterbildung befindliche Anleiter sind gelegentlich so von ihrem Anleitungsthema fasziniert, dass die Gefahr besteht, dass der Patient, der ja im Mittelpunkt stehen sollte, bei diesen Anleitungen *am Rand steht*. Bleiben Sie dafür sensibel und achten Sie auch bei ersten Anleitungsversuchen auf eine wirkliche Patienten- oder Bewohnerorientierung.

Manchmal treten dabei Probleme auf: Beispielsweise haben Sie eine *„herrliche"* Anleitung zur intramuskulären Injektion vorbereitet, doch leider befindet sich momentan kein Patient für diese Applikationsform auf Ihrer Abteilung.

Karl-Heinz stellt um 6.00 Uhr fest, dass der Nachtdienst den einzigen Patienten, der vollständig im Bett gepflegt wird, bereits versorgt hat. Kurz entschlossen entscheidet er, den Patienten aus *Anleitungsgründen* noch einmal waschen zu lassen.

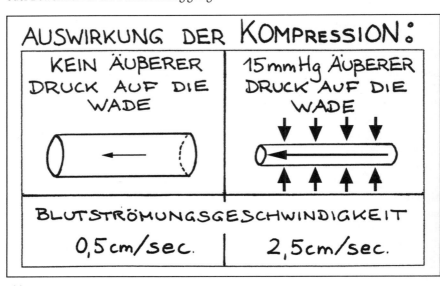

Abb. 3.6

Nehmen Pflegebedürftige gerne an Anleitungen teil? Vielleicht, weil sie dann besonders gut gepflegt werden (> Abb. 3.7)?

Oder stehen die zu Pflegenden diesen Situationen skeptisch und ablehnend gegenüber, weil sie befürchten, als Versuchsobjekte Schaden zu erleiden? Der überwiegende Anteil von Patienten möchte gerne in Anleitungssituationen integriert werden. Sie begründen ihr Einverständnis auch mit der Notwendigkeit, dass Pflegeschüler doch noch Auszubildende seien und jede Lernchance nutzen sollten. Sofern Patienten einen Teil der Anleitung wahrnehmen, äußern sie vielmals ihr Erstaunen, wie komplex Pflegemaßnahmen sind. Durch das Beobachten und Zuhören während der Anleitungssituationen bestätigen die Pflegebedürftigen, dass ihnen bis zu diesem Tage gar nicht bewusst war, über welches enorme Hintergrundwissens Pflegepersonal verfügen muss.

Hatzer et.al. belegten im Jahr 2000, dass 97% der befragten Patienten die Anleitungssituation als keine zusätzliche Belastung betrachten. Wenn Patienten Unterschiede zwischen Alltag und Anleitung feststellten, fühlten sie sich bei Anleitungen zu 99% besser versorgt als in der Alltagsroutine. Im Zimmer anwesende beobachtende Anleiter wurden weniger als beurteilende Instanz, sondern als positiver Bestandteil der pflegerischen Intervention wahrgenommen. Praxisanleiter und Mentoren werden dabei als „Anwälte" der Patienten empfunden, die die Patienteninteressen schützen.

- Belastet die Anleitung den Patient/Bewohner zusätzlich? Ein Patient mit ausgeprägtem Schamgefühl verweigert weiteren Personen bei der Maßnahme das Zuschauen. Eine Pflegemaßnahme unter Anleitung dauert in der Regel länger und könnte den Pflegebedürftigen zu sehr anstrengen
- Fühlt er sich als „Versuchsobjekt" missbraucht? Ein Patient soll Schülern seine Wunde/Erkrankung zeigen und beschreiben
- Steht der Patient/Bewohner trotz – oder wegen – der Anleitungssituation im Mittelpunkt des Geschehens, oder ist er nur Mittel zum Zweck? Manchmal stellen Anleitungsanfänger die Maßnahme oder Technik der Anleitung zu stark in den Mittelpunkt. Patientenbedürfnisse kommen dabei zu kurz
- Mit welchen Patientenreaktionen muss während der Anleitung gerechnet werden? Der Patient kann z.B. seine zuvor gegebene Einverständniserklärung spontan widerrufen, er kann viele Fragen stellen oder es könnten Komplikationen bei ihm auftreten.

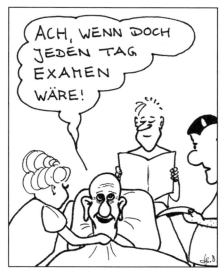

Abb. 3.7

Checkliste Patienten-/Bewohneranalyse
- ☐ Welche Patienten/Bewohner eignen sich für die Teilnahme an der Anleitung?
- ☐ Inwieweit fördert die Anleitung die Ziele der Pflegeplanung des Patienten/Bewohners?
- ☐ Inwieweit belastet die Anleitung den Patienten/Bewohner zusätzlich?
- ☐ Fühlt er sich als „Versuchsobjekt" missbraucht?
- ☐ Steht er trotz – oder wegen – der Anleitungssituation im Mittelpunkt des Geschehens, oder ist er nur Mittel zum Zweck?
- ☐ Wie steht der zu Pflegende zum Schüler?
- ☐ Wie steht er zum Anleiter?
- ☐ Mit welchen Reaktionen seitens Patient/Bewohner muss während der Anleitung gerechnet werden?
- ☐ Werden Ressourcen berücksichtigt, oder wird er wegen der Anleitung zur Passivität *„überredet"*?
- ☐ Hat der Patient/Bewohner sein Einverständnis zur Anleitung bzw. Maßnahme gegeben?
- ☐ Welchen Nutzen kann er aus der Anleitung ziehen?
- ☐ Wie können Ängste des Patienten/Bewohners abgebaut werden?

- Werden die Ressourcen des Patienten berücksichtigt, oder wird der Patient wegen der Anleitung zur Passivität „überredet"? Weil der Schüler die Ganzkörperwaschung trainieren soll, wird der Patient zur Passivität aufgefordert.
- Hat der Patient sein Einverständnis zur Anleitung bzw. Maßnahme gegeben? Der Anleiter muss akzeptieren, wenn Patienten die Durchführung von Maßnahmen durch Schüler ablehnen. Er kann den Patienten in der Situation beruhigen und nochmals erklären, dass die Maßnahme ausführlich mit dem Schüler besprochen wurde, er als Anleiter permanent anwesend bleibt und jederzeit eingreifen kann
- Welchen Nutzen kann der Patient/Bewohner aus der Anleitung ziehen? Ein Anleiter zeigt dem Schüler das Mobilisieren des Patienten nach kinästhetischen Prinzipien. Der Patient verspürt und erlernt dabei neue Aspekte der Bewegung, die er auch nach der Entlassung weiter sinnvoll anwenden kann
- Wie können Ängste abgebaut werden? Bitte nicht so wie Karl-Heinz in ➤ Abbildung 3.8. Er erhielt das Einverständnis des Patienten, dass Schülerin Petra erstmals eine intramuskuläre Injektion vornehmen darf.

MERKE
Ohne Einwilligung des Patienten/Bewohners keine Anleitung mit ihm!

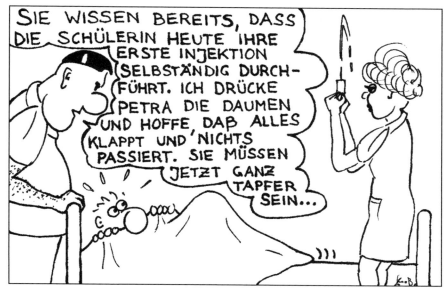

Abb. 3.8

3.2 Planung der Anleitung

Nachdem die genannten Vorbedingungen berücksichtigt und das Thema festgelegt ist, beginnen Sie mit der **Planung**. Natürlich sind noch keine Anleiter vom Himmel gefallen, und gute Unterweisungssituationen sind von vielen Faktoren abhängig. Aber durch eine professionelle Vorbereitung wird ein Anleitungserfolg wahrscheinlich. Zwar sind schon einige gut geplante und vorbereitete Anleitungen in der Praxis gescheitert, aber selten sind ungeplante oder fehlerhaft vorbereitete Anleitungen optimal gelaufen.
Betrachten Sie das Anleitungsformular als schriftliche Hilfe. Ihre Methodenentscheidungen oder die Details der Lerninhalte lassen sich nur mühevoll auswendig lernen. Auch Anleitungsprofis verwenden schriftlich ausgearbeitete Konzepte, die bewirken, dass:

- Der rote Faden nicht verloren geht
- Vorbereitete wichtige Informationen auch vollständig vermittelt werden
- Der Anleiter seine Energie und Aufmerksamkeit nicht in die Wiedergabe der auswendig gelernten Anleitungsschritte investiert
- Sich ganz auf den Schüler/Klienten konzentrieren kann.

Namen

In der Kopfzeile des Anleitungsformulars werden die Namen der betreffenden Personen eingetragen. Viele Anleiter geben dem Schüler nach der Anleitung das Formular bzw. eine Kopie für den Praxisordner mit. Planen Sie Anleitungsthemen auf Vorrat,

Anleitungsformular

Name des Klienten: Name des Anleiters:

Name des Patienten: Datum:

Anleitungsthema:
Anleitungsziel: ☐ selbstständig durchführen können
                        ☐ assistieren können
                        ☐ Ablauf gezielt beobachten
Trainingsphase: Nach ___ maligem Üben soll das Ziel erreicht werden.

Nr.	Lernziel Lerninhalt	Methode

d.h., wollen Sie ausgearbeitete Anleitungen später für viele Schüler nutzen, so lassen Sie den Eintrag „Name des Schülers" frei. Aus Gründen des Datenschutzes darf der Patientenname nur in Kürzelform notiert werden. Beispiel: Frau L. *„aus F. am M."*

Thema

Tragen Sie bitte im oberen Abschnitt des Formulars das Anleitungsthema ein. Sie erleichtern sich die Vorbereitung, wenn Sie die Thematik möglichst eng eingrenzen (➤ Tab. 3.1). Das Anleitungsthema dokumentiert, was der Schüler nach der Anleitung kann bzw. können soll. Freigestellte Praxisanleiter oder beispielsweise das Team einer Station entwerfen ein Grundgerüst, z.B. sieben verschiedene Anleitungsthemen und beziffern sie. Entweder vergeben Sie die Nummerierung nach dem

3.2 Planung der Anleitung

Tab. 3.1 Anleitungsthema eingrenzen.

Eingrenzung des Anleitungsthemas	
Nicht so	Sondern
Thromboseprophylaxe	Umgang mit MTS
	Anlegen eines Kompressionsverbandes zur Thromboseprophylaxe
	Subkutane Heparininjektion zur Thromboseprophylaxe
	Bewegungsübungen zur Thromboseprophylaxe
	Gesundheitsberatung „Thromboseprophylaxe" für den Patienten
Verbandwechsel	Aseptischer Verbandwechsel nach Redon-Entfernung
	Septischer Verbandwechsel bei Dekubitus Grad 4
	Verbandwechsel Subklaviakatheter

Zufallsprinzip, oder aber die Chronologie baut logisch aufeinander auf.

- Anleitungsthema Nr. 1/10: Verhalten im Notfall
- Anleitungsthema Nr. 2/10: Validation bei Demenz
- Anleitungsthema Nr. 3/10: Unterweisung von Angehörigen im Umgang mit dementen Menschen.

Anleitungsziel und Anleitungsform
Durch Ankreuzen in diesem Feld legen Sie die Zielsetzung des Themas genauer fest. Es ist von großer Bedeutung, ob der Klient die Tätigkeit bzw. Maßnahme
- Selbstständig durchführen kann
- Dabei Anteile übernimmt (= assistiert)
- Gezielt beobachten soll.

Anleitungsform
- Teilnehmend
- Nicht-teilnehmend
- Demonstration.

Trainingsphase
Hier wird die Anzahl der Übungen eingetragen, bis der Schüler das Anleitungsziel in der obigen Art und Weise ausführen kann. Diese Angabe kann während des Vorgesprächs (> 3.4) oder im Nachgespräch (> 3.6) gemeinsam mit dem Klienten geändert werden.

Im Vorgespräch legen Schüler und Anleiter eine dreimalige Wiederholung als Trainingsphase fest. Während der Durchführung bemerken beide, dass der Schüler unerwartete Schwierigkeiten mit einem Teilbereich der Maßnahme hat. Darum erhöhen sie im Nachgespräch die Übungsphase auf fünfmal.

Nummerierung
Der chronologische Ablauf der einzelnen Lernziele (Anleitungsschritte) wird hier in sinnvoller Reihenfolge fixiert. Die Zahlen erlauben ein systematisches Vorgehen. Medien, z.B. Übersichten und Kopien, können mit der jeweiligen Zahl markiert werden und lassen sich in der Anleitungssituation leichter und schneller dem Lernziel zuordnen.

Lernziele
Lernziele beschreiben, welches Verhalten der Schüler nach der Anleitung zeigen soll:
- Was der Schüler anschließend können, wissen, erläutern (= kognitiv)
- Was er umsetzen oder anwenden kann (= psychomotorisch)
- Für welche Bereiche und Einstellungen er sensibilisiert werden soll (= affektiv).

Unten finden Sie dazu ein Beispiel. Die Lernzielformulierung sollte kurz und knapp sein. Zur besseren Übersicht empfehle ich, das Lernziel unterstrichen über den Lerninhalt zu stellen.

Lerninhalt

Bei der Betrachtung des obigen Beispiels „Umgang mit MTS" strukturieren die Lernziele bereits sehr hilfreich die Anleitung. Dadurch werden eine logische Abfolge und ein sinnvolles Verstehen gewährleistet. Trotzdem fehlt der eigentliche Lernstoff. Das Lernziel sagt klar aus, wohin wir wollen, aber damit ist es nicht getan.

MERKE
Der Lerninhalt beschreibt das Wissen und die Informationen der Anleitung.

Methode

Bei der **Methode** zeigt sich die Kunst des Anleitens: Wie bringen Sie dem Schüler den Lerninhalt bei? Pflegende ohne pflegepädagogisches Hintergrundwissen vermitteln in Anleitungssituationen überwiegend durch verbale Instruktion. Sie erklären, erläutern und beschreiben ihr Vorgehen. Nach der Lektüre des ersten Teils dieses Buches wenden Sie die wichtigen Grundlagen hier praktisch an.

▶
Erinnern Sie sich noch?
Bei der verbalen Wissensvermittlung liegt die Wahrscheinlichkeit des langfristigen Behaltens bei nur 20 Prozent. Durch welche Methodik können Sie diese magere Erfolgsrate in unserem Beispiel steigern?

Lernziele eines Anleitungsformulars

Name des Klienten: *Petra F. (Unterkursschülerin)*   Name des Anleiters: *Pfleger Ulli*

Name des Patienten: *Frau X.*   Datum: *14. April*

Thema: *Umgang mit Medizinischen Thromboseprophylaxestrümpfen (MTS)*

Anleitungsziel: ☐ selbstständig durchführen können

☐ assistieren können

☐ Ablauf gezielt beobachten

Trainingsphase: Nach ___ maligem Üben soll das Ziel erreicht werden.

Ulli wählte die Patientin Frau X aus. Sie ist 40 Jahre alt und erhält die MTS präoperativ.

Das 1. Lernziel „Sinn und Zweck der MTS" wurde in Kapitel 3.1.4 erarbeitet.

2. Lernziel:
Schüler erklärt Definition Thrombose, Ursachen, Risikopatienten, Symptome und Komplikationen
3. Lernziel:
Schüler listet Indikation MTS für Patienten auf
4. Lernziel:
Schüler beherrscht Technik des Ausmessens sicher

Lerninhalte eines Anleitungsformulars

Nr.	Lernziel / Lerninhalt	Methode
1. LZ	Die Schülerin soll die Definition „Thrombose", ihre Ursachen, Risikopatienten, Symptome und Komplikationen erklären können: Definition: Gerinnung von Blut innerhalb der Gefäße *Ursachen* • Gefäßwandschaden • Verlangsamter Blutrückfluss aus den unteren Extremitäten • Erhöhte Gerinnungsneigung *Risikopatienten* • Bettruhe, Lähmungen, OP • Adipositas, Rauchen, Schwangerschaft • Flüssigkeitsmangel • Medikamente: Ovulationshemmer • Krampfadern, frühere Venenentzündungen *Symptome* • Schweregefühl und Venendruckschmerz/Fußsohlenschmerz • Anstieg der Pulsfrequenz, eventuell Fieberzeichen • Ödem, Schwellung; häufig aber ohne Symptome *Komplikationen* Embolie	
2. LZ	Schüler beschreibt Sinn und Zweck von MTS Grundlagen Anatomie/Physiologie Durch die Kompression der Beine wird das Blut aus den oberflächlichen Venen in tiefere und größere Beinvenen geführt. Dadurch beschleunigt sich die Blutstromgeschwindigkeit. Das Thrombose-/Embolierisiko verringert sich.	
3. LZ	Schüler listet Kontraindikationen von MTS auf • Kontraindikationen: Ausprägungen AVK • bestehende Thrombose • Ulcus Cruris • Raynaud-Syndrom	

4. LZ	Vorbereitung Patient, Umfeld, Material, Personal Technik des exakten Ausmessens durchführen können
	• Je nach Strumpfhersteller (siehe Packungsangaben):
	  – Beide Beine mit Maßband ausmessen
	  – Beinlänge: Gesäßfalte bis Ferse
	  – Umfang Wade: dickste Stelle	

Für unser Anleitungsbeispiel „Umgang mit MTS" könnten beispielsweise folgende Methoden verwendet werden:

Methode zu Lernziel 1
Einen Literaturhinweis an Schüler geben: Schülerin soll bis zum Anleitungstermin im Lehrbuch „Pflege Heute" die Seiten x bis y lesen und einige Fragen beantworten. Ulli informiert Petra und bittet sie, während des morgigen Vorgespräches ihr „Leseergebnis" zum Thema Thrombose vorzustellen. Dafür sollte sie Fragen nach der Definition einer Thrombose, nach den Ursachen, Risikopatienten, Symptomen und Komplikationen beantworten können.

Methode zu Lernziel 3
Ulli erläutert unter Zuhilfenahme der Patientenkurve, warum die Patientin MTS erhält und an welcher Stelle in der Pflegedokumentation dieses vermerkt ist.

Methode zu Lernziel 4
1. Ulli erklärt, worauf beim Ausmessen zu achten ist.
2. Uli demonstriert das Ausmessen an Schülerin Petra.
3. Petra soll abschließend an Pfleger Ulli ausmessen.

Mit diesem von Ihnen erstellten Anleitungsformular haben Sie eine durchdachte und fundierte Grundlage für Vorgespräch, Durchführung und Nachgespräch. Wie umfangreich das Konzept wird, hängt von Ihnen ab. Manche Kollegen verwenden detailliert ausgearbeitete Lerninhalte, andere begnügen sich mit knappen Oberbegriffen. Entscheidend ist, dass dieses Formular Ihnen helfen soll. Darum bestimmen Sie, welchen Umfang Sie benötigen. Werden Anleitungsformulare von einem Team entwickelt, so ist ein Kompromiss aus den verschiedenen Ansprüchen nötig.
(Komplette Anleitungsformulare zum Ausdrucken .)

3.3 Vorbereitung des Schülers/Klienten

Im Mittelpunkt der Ausbildung steht der Schüler, der aktiv werden und sich für Lernsituationen interessieren sollte. Gerade bei langfristig geplanten Anleitungen aktivieren Sie vorher schon den Anleitungsempfänger um sein Wissensdefizit im Vorfeld durch einen Lernauftrag auszugleichen.

TIPP
In der Gezielten Anleitung übernehmen beide Partner (Anleiter und Schüler/Klient) Lernaufgaben zur Vorbereitung.

In Kapitel 1 des Buches wurden die verschiedenen Grundlagen des Lernens, z.B. „Vom Bekannten zum Unbekannten" oder „Den Schüler da abholen, wo er steht" begründet und erläutert. Idealerweise stellt der Schüler selbst seinen Lernbedarf fest, indem er mindestens auf der zweiten Lernstufe: „Stufe der bewussten Inkompetenz" (➤ 1.8.1) angekommen ist. Nun kann er seinen Lernbedarf ermitteln:

Selbstermittlung des Lernbedarfs durch den Schüler
- Folgende Ziele möchte ich erreichen:
- Welche meiner Fähigkeiten unterstützen mich dabei?

- Welche theoretischen Unterrichtsinhalte könnten dafür nützlich sein?
- In welchen Schritten erreiche ich meine Ziele?

3.3.1 Lernauftrag für Schüleranleitung

Anleiter bewirken, dass der Schüler selbst einen Mangel erkennt bzw. ein Problem sieht. Danach stellt er sich eigene Fragen an die Situation, setzt sich Ziele und sucht Lösungen. Eine andere Umsetzungsmöglichkeit ist die Verwendung eines **Lernauftrages**. Der Schüler bereitet sich ebenso wie der Anleiter auf die Unterweisungssituation vor. Bei „Null" zu beginnen (Schüler hat keine Informationen), stellt für den Anleiter eine der größten Herausforderungen dar. Er muss dabei das Basiswissen erklären und Grundlagen vermitteln. Neben dem Energieaufwand benötigt er dafür sehr viel Zeit.

Beispielsweise können beim Thema „Umgang mit MTS" durch Erklären und Vermitteln des 1. Lernzieles „Definition Thrombose, Ursachen" schnell 15 Minuten und mehr vergehen. Dadurch verlängert sich das Vorgespräch weit über unser 20-Minuten-Zeitlimit und wird damit praxisfern. Aufgabe der Pflegenden ist es, die Tätigkeiten der Praxis mit dem bisher vermittelten Theoriestand des Schülers zu verknüpfen. Häufig behandelt der Unterricht das erforderliche Grundlagenwissen. Der Schüler erhält durch den Lernauftrag die Aufgabe, diese Unterrichtsinhalte zu wiederholen oder gegebenenfalls im Lehrbuch zu recherchieren. Hier zeigt die Erfahrung, dass Unterkursschüler konkrete Literaturhinweise benötigen (genaues Unterrichtsthema, gezielte Seitenangaben im Lehrbuch etc.). Teilweise Mittelkurs-, vor allem aber Oberkursschüler bekommen den pauschalen Auftrag, selbstständig zu recherchieren. Benennen Sie solchen Schülern lediglich die Themenbereiche, die sie später selbst erläutern sollen. Bei mehreren Fragen empfiehlt es sich, den Schüler mitschreiben zu lassen bzw. ihm ein vorbereitetes Papier mit der Aufgabenstellung des Lernauftrages zu geben.

Durch den Lernauftrag spannt der Schüler/Klient in seinem Gehirn die notwendigen mentalen Netze auf. Dadurch wird neues Wissen leichter aufgenommen und gespeichert.

Fehlende theoretische Grundlagen

Manche Praxiseinsatzorte klagen, dass bei ihnen Schüler eingesetzt werden, die nach ihrem Ausbildungsstand über keinerlei fachspezifisches Grundwissen des Einsatzortes verfügen.

Ein Unterkursschüler ist auf der Urologie eingesetzt, obwohl die entsprechende Unterrichtseinheit Anatomie/Physiologie sowie das pflegerische Fachwissen (Katheterismus etc.) erst im Mittelkurs unterrichtet werden.

Lösungsvorschlag 1
Verdeutlichen Sie der Schule die Problematik. Fordern Sie, nur Schüler einzusetzen, die über den entsprechenden Kenntnisstand verfügen.

Lösungsvorschlag 2
Ist obige Empfehlung nicht umsetzbar, so erstellen Sie im Team spezielle Anleitungen zu den theoretischen Grundlagen. Beispielsweise eine Infomappe, mit Auszügen zur

Anatomie/Physiologie, Skizzen, Pflegestandards, Produktinformationen, Ablaufschemata, die den Schülern zur Verfügung stehen. Beim Anleitungsbeispiel „Anatomische Grundlagen Katheterismus" werden in solch einer Infomappe neben geeignetem Bildmaterial der Anatomie von Harnblase und Harnröhre auch einige Musterkatheter in verschiedenen Größen und Formen bereitgehalten. Pflegende mit mehrjähriger Erfahrung wissen, wie zeitintensiv und aufwändig das mündliche Erklären von theoretischen Hintergründen ist. Bei einem häufigen Schülerwechsel muss alle vier bis acht Wochen am Praxiseinsatzort oft das gleiche Wissen vermittelt werden. Durch einmaliges Aufarbeiten und Erstellen solcher Infomappen sparen Sie langfristig Zeit und können Ihre Ausarbeitungen für Generationen von Schülern verwenden. Pflegeeinrichtungen mit Videorecorder, DVD oder Computer bieten weitere Möglichkeiten: Stellen Sie für Ihre Abteilung einen Kurzfilm zusammen oder lassen Sie einen solchen erstellen und organisieren Sie visuelles Lernmaterial. Darin werden dem Schüler die entsprechenden Grundlagen vermittelt. In z.B. 15 Minuten lernt der Schüler die Voraussetzungen, die ihm ein Verstehen für die pflegerischen und medizinischen Zusammenhänge erst ermöglichen. Diesen Film schaut der Schüler ohne Ihre Hilfe an. Eventuell versorgen Sie die Pflegedirektion oder die Pflegeschule mit optimalen Lerninhalten und Medien (Lehrfilme).

3.3.2 Lernauftrag für Klienten

Je mehr Teilinformationen der Klient vor der Beratung hat, desto erfolgreicher und einfacher wird die Klientenanleitung. Sorgen Sie bereits im Vorfeld dafür, dass Ihre Klienten rechtzeitig mit Informationsmaterial versorgt werden oder vergeben Sie beispielsweise Rechercheaufträge.

Pflegeüberleitung

„Bevor Ihre pflegebedürftige Mutter in der kommenden Woche entlassen wird, möchten wir Ihnen bereits in der Klinik den Umgang mit der PEG-Ernährungssonde erklären und Sie darin schulen. Nachdem wir den Anleitungstermin für morgen vereinbart haben, bitte ich Sie, bis dahin diesen Prospekt anzuschauen und durchzulesen. Notieren Sie bitte Ihre Fragen auf der Rückseite".

Anleitungsthemen, zu denen bereits fertig ausgearbeitete Schulungsprogramme vorliegen, bieten Ihnen weitere Anregungen. Eingesetzt werden Broschüren, Informationsblätter, Hefte und Prospekte. Hilfreich können auch gezielte Aufträge sein, beispielsweise zu Hause die räumlichen Möglichkeiten auszumessen, um für die morgige Anleitung in Kinästhetik hier in der Einrichtung die gleichen Platzverhältnisse zum Trainieren anbieten zu können.

3.3.3 Handlungsaufgaben

Überlegen Sie bitte vorher, welche Handlungsteile der Schüler oder Klient in der Anleitung übernehmen soll. Typischer Anfängerfehler von Anleitern ist es, Lernende diesbezüglich zu unterfordern. Beispielsweise bleibt ein Schüler passiv, während der Anleiter die Utensilien richtet. Oder er beobachtet, wie der Anleiter die Maßnahme dokumentiert, obwohl er es selbst übernehmen könnte.

Sie fördern Aufmerksamkeit und Lernbereitschaft von Schüler/Klient, wenn dieser die passive Beobachterrolle verlässt. Zudem festigt das eigene Durchführen den Lernerfolg stärker als untätiges Beobachten.

Informieren Sie Ihren Schüler/Klienten rechtzeitig vor der Anleitung, dass er während der Unterweisung Teilhandlungen übernehmen soll.

3.4 Vorgespräch

3.4.1 Ort und Zeit

Wie auch beim Erstgespräch wählen Sie bitte eine Räumlichkeit, in der Störungen weitgehend ausgeschlossen werden. Überlegen Sie vorher, ob dieser Ort der Anleitung folgende Kriterien erfüllt:

Ruhe

Anleitungssituationen werden erschwert, wenn Signale der Patientenrufanlagen oder eines Überwachungsmonitors, ein hoher Geräuschpegel, Musik oder Stimmen im Hintergrund die Teilnehmer ablenken. Gegen Störer helfen Türbeschilderungen wie z.B. *„Vorsicht Anleitung!"*

Raum und Sitzposition

Alleine schon die Tatsache, dass sich Lernender und Anleiter setzen, erleichtert Lernen. Dem Anzuleitenden wird dadurch signalisiert, „Ich nehme mir Zeit für Sie/dich und das Thema!" Aus diesem Grunde lehnen Sie bitte Vorgespräche zwischen Tür und Angel ab. Auch sollte der Anleiter eine dozierende und/oder selbstherrliche Körperposition vermeiden (➤ Abb. 3.9 links).

Idealerweise sitzen beide nebeneinander bzw. im 90°-Winkel über Eck. Somit haben Lernende und Anleiter den gleichen Blickwinkel auf Manuskripte (➤ Abb. 3.9 rechts).

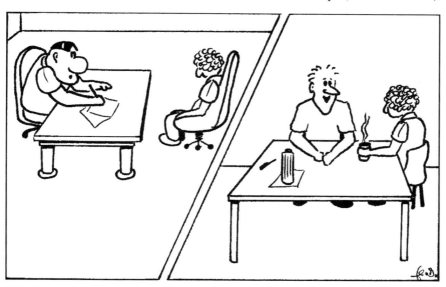

Abb. 3.9

Das Gespräch wird unter vier Augen geführt. Im Raum befindet sich ein Tisch zur Ablage von benötigten Medien: Formulare und Pflegeartikel etc. Wenn ein Praxiseinsatzort diese räumlichen Voraussetzungen nicht bieten kann, ist ein „Ausflug" in andere hausinterne Abteilungen mit besseren Raummöglichkeiten anzuraten. Häufig dauert der Weg nur wenige Minuten, die die gesamte Anleitungszeit nur unwesentlich verlängern.

Zeit

Kalkulieren Sie für das Vorgespräch maximal 20 Minuten. Beachten Sie zur Zeitgestaltung bitte auch die anderen Grundlagen aus Kapitel 1.8. Das Vorgespräch und die Durchführung der Maßnahme folgen unmittelbar aufeinander.

3.4.2 Struktur

Zu Beginn schaffen Sie Bezugskontakt (➤ 5.7).

Zielformulierung

Vielleicht haben Sie dem Schüler vorher den Lernauftrag gegeben, sich selbst Lernziele zu setzen. An dieser Stelle kann er dann seine Ziele formulieren. Oder Sie leiten die Gezielte Anleitung mit Ihrer Zielformulierung ein. Beispiel: „Ich zeige dir heute den Umgang mit den MTS." Nennen Sie anschließend Anleitungsart und die Übungshäufigkeit während der Trainingsphase. Verdeutlichen Sie dem Schüler/Klienten, was er am Ende dieser Lernsituation können soll.

Ulli: „Nach dreimaligem Üben bist du in der Lage, einem Patienten die MTS selbstständig auszumessen, anzupassen, anzuziehen und ihn zu überwachen."

Nachdem der Anzuleitende die Zielformulierung kennt, haben Sie folgende Möglichkeiten des **Einstiegs:**

- Mit dem Patienten (während der Schüleranleitung).

Ulli: „Du kennst Patientin Frau X. Morgen wird sie an einem Leistenbruch operiert. Warum soll Frau X. MTS erhalten? Welche Risikofaktoren liegen bei ihr vor?"

- Mit dem Anleitungsthema (während Schüler- und Klientenanleitung).

Ulli: „Nachdem du einiges zur Thrombose berichtet hast, erkläre ich dir jetzt den Sinn und Zweck von MTS."

Ermittlung des Lernstandes

Im Regelfall beantwortet der Schüler die von Ihnen gestellten Fragen zum Lernauftrag. Klientenanleitungen sind weniger „lehrerhaft". Vermeiden Sie ein prüfungstypisches Abfragen oder Einfordern. Bei komplizierten Zusammenhängen empfehlen sich logische **Kontrollfragen.**

Ulli zu Petra: „Kannst du dir vorstellen, warum Thrombosen in Venen viel häufiger entstehen als in Arterien?"

3.4 Vorgespräch

Wenn Petra den Lernauftrag richtig ausgeführt hat, kann sie die erwartete Antwort geben, nämlich: „In Venen fließt das Blut langsamer". Nur selten erfüllen Schüler den Lernauftrag nicht. Wenn Sie in solch einem Falle die vom Schüler angegebenen Gründe akzeptieren und die Anleitung nicht verschoben werden kann, bleibt Ihnen nichts anderes übrig, als gemeinsam mit dem Schüler die Grundlagen zu erarbeiten. Hier bieten Bilder und Skizzen Ersatzfunktion. In einem Fall erlebte ich die Weigerung eines Schülers, den Lernauftrag durchzuführen. Er begründete dies mit Unlust. Zitat: „Ich habe keinen Bock!". Daraufhin wurde die Anleitung von mir abgebrochen und im Lernverlaufsbogen des Schülers entsprechend dokumentiert:

- 15. August: „Lernauftrag für 18. August: Unterrichtsmitschrift zu zentralvenösem Katheter (ZVK) durchlesen"
- 18. August: „Oberkursschüler konnte keine Aussagen zum ZVK machen. Er hat den Lernauftrag mit der Begründung „Habe keinen Bock!" nicht erfüllt. Darum wurde die Gezielte Anleitung abgebrochen."

An dieser Stelle muss nicht betont werden, dass dieser Eintrag damals für den Schüler von Seiten der Schulleitung Konsequenzen hatte.

Körpersprache

Beobachten Sie bitte den Lernenden während der Anleitung genau. Kann er Ihren Ausführungen folgen, versteht er, was Sie erläutern? Nicht immer stellen Schüler/Klienten bei Verständnisproblemen Fragen. Achten Sie daher auf die Signale der Körpersprache. Unverständnis und Nichtbegreifen zeigen sich u. a.:

- Am **Gesichtsausdruck** z.B. Anspannung, Stirnrunzeln
- An einer **veränderten Körperhaltung** z.B. Schüler sitzt nicht mehr ruhig, bewegt sich nervös
- Am Abbruch des bis dahin bestandenen **Augenkontaktes** z.B. Schüler starrt auf einen Punkt. Er nickt Ihnen zwar zu, versteht aber nicht mehr, was Sie sagen
- Durch **Zwischenbemerkungen** des Schülers die z.B. keinen Zusammenhang mit dem Thema ergeben.

Ignorieren Sie diese Körperzeichen, so erreichen Sie das Anleitungsziel wahrscheinlich nicht. Alle Ihre weiterführenden Informationen kommen nicht beim Lernenden an. Sie erzählen und erklären – aber Ihr Schüler/Klient denkt *in ganz anderen Sphären* oder hat innerlich abgeschaltet. Die Frustration wächst auf beiden Seiten. Ermuntern Sie Ihr Gegenüber zum Fragen. Erklären Sie seine Nachfragen besonders umsichtig. Gerade diffuse Schülerfragen sollten bei Ihnen *die Alarmglocken schrillen* lassen.

> **TIPP**
> Intervallartige Kontrollfragen sichern das Lernergebnis und geben Ihnen Auskunft, was beim Schüler/Klient angekommen ist.
> Aber auch hier gilt erneut: ermeiden Sie prüfungsartige Abfragesituationen!

Rhetorik

Neben der Körpersprache haben die Wahl und Prägnanz Ihrer verwendeten **Wörter** starken Einfluss auf das Verstehen beim Lernenden. Machen Sie zwischendurch kleine Pausen. Permanentes Sprechen „ohne Punkt und Komma" erschwert das Zuhören. Bandwurmsätze beanspruchen höchste Konzentration beim Zuhörer und sind aus diesem Grunde zu vermeiden. Wählen Sie dafür kurze und einfache Sätze. Betonen Sie Wichtiges durch sprachliche Hervorhebungen. Fachbegriffe werden vor allem bei Anfängern und Laien nur dann erwähnt, wenn sie durch einfachere, geläufigere Wörter nicht ersetzt werden können.

Struktur des Themas

Je nach Themengebiet, Patient, Schüler/Klient, Umfeld und Ihrer *Tageskondition* variiert die Gliederungsstruktur. Stellen Sie nun das Grundgerüst ihrer Anleitung kurz vor. Orientieren Sie sich erst an den bisherigen Erfahrungen des Lernenden. Stimulieren Sie diese durch gezielte Nachfragen: Wie war das? Was haben Sie in der Situation damals gesehen, gehört, gefühlt? Dadurch verschaffen Sie sich einen aufschlussreichen Überblick über die vorhandenen Erfahrungen, an die Sie nun mit Ihrer Anleitung anknüpfen werden. Folgende Angaben zur Gliederungsstruktur sind als Vorschlag anzusehen, von dem natürlich individuell abgewichen werden darf.

1. Sinn, Zweck, Prinzip der Maßnahme

Hier wird allgemein erläutert, warum die Maßnahme zur Anwendung kommt.

Beispiel Thromboseprophylaxe (MTS)

„Durch die Kompression der Beine wird das Blut aus den oberflächlichen Venen in tiefere und größere Beinvenen geführt. Dadurch beschleunigt sich die Blutstromgeschwindigkeit."

2. Grundlagen der Anatomie/Physiologie

Gehen Sie zunächst vom Gesunden aus. Erst anschließend verdeutlichen Sie pathophysiologischen Zusammenhänge.

Beispiel Thromboseprophylaxe (MTS)

„Durch die Unterstützung der „Muskelpumpe" wird das Blut der Venen in höhere Gefäßabschnitte gebracht. Die Venenklappen verhindern ein Zurückfließen."

3. Indikationen, Kontraindikationen

Beispiel Thromboseprophylaxe (MTS)

MTS werden in der Klinik bei immobilen, thrombosegefährdeten Patienten angelegt. Bei bestehender Thrombose, bei nicht bestehender Tastbarkeit des Fußpulses und bei Ulcus cruris dürfen MTS nur nach besonderer ärztlicher Anordnung getragen werden.

4. Vorbereitungsmaßnahmen
- Patient
- Personal
- Material
- Umfeld.

5. Durchführung

Bei längeren Handlungsfolgen bietet sich die Erstellung eines Handlungsplanes an. Darin werden die einzelnen Teilschritte chronologisch beschrieben.

6. Hygiene

Erfahrungsgemäß liegen hier die Schwachstellen des Pflegealltags. Aus diesem Grund übernehmen viele Anleiter die Hygieneproblematik als eigenständigen Gliederungspunkt.

Aussage von Karl-Heinz zu Schüler Ali: „Also ich halte die EWZ schon seit 20 Jahren nicht ein und es ist noch nie etwas passiert!". Kollege Ulli bekommt diese Aussage mit und erwidert: „Ok, Karl-Heinz, dann wünsche ich Dir weiterhin viel Spaß beim *Roulettespielen*"! Denn der erste Patient mit nachfolgender Infektion hat vor Gericht beste Chancen auf Schadensersatz von Dir. Übrigens wird Deine Haftpflichtversicherung schlimmstenfalls wegen grober Fahrlässigkeit nicht zahlen".

7. Komplikationen
Führen Sie hier bitte nur die Komplikationsmöglichkeiten auf, die nach Ihrer Erfahrung wahrscheinlich auftreten können. Beispiel: „Patientin könnte über zu eng anliegende und fest sitzende MTS klagen."

Komplikationen, die sehr selten auftreten, nennen Sie bitte erst später, im Nachgespräch (➤ 3.6). Schüler oder Klienten als pflegerische Laien, die während des Vorgespräches erfahren, dass beispielsweise bei der Mundpflege ein reflektorischer Atemstillstand auftreten kann, sind bei der anschließenden Umsetzung gehemmt und verunsichert.

Solche unwahrscheinlichen Gefahreninhalte werden zwar in der Literatur aufgeführt, besitzen aber nur wenig Alltagsrelevanz. Darum sollten diese nicht anzunehmenden Punkte erst im Nachgespräch erwähnt werden. Der Anleiter rechnet während der Durchführung damit und greift im Bedarfsfalle sofort ein.

8. Nachsorge, Nachbereitung
- Patient
- Personal
- Material
- Umfeld

9. Dokumentation
Im Abschnitt Nachgespräch (➤ 3.6) werden wichtige Hinweise dazu genannt.

10. Abschließende Kontrolle des Lernstandes
Zusammenfassung der Intervallwiederholungen zwischen den Schritten 1 bis 10.

TIPP
Die beste Wiederholung ist nicht die des Anleiters, sondern die des Schülers oder Klienten. Näheres dazu im Kapitel „Mentales Training" (➤ 3.4.5).

3.4.3 Absprachen

Durch konkrete und verbindliche **Absprachen** wissen Schüler und Klient, welche Aufgaben oder Tätigkeiten übernommen werden sollen. Im Vorgespräch werden auch die Beobachtungs- oder Beurteilungskriterien (➤ 3.8) transparent gemacht.

Allgemeiner Ablauf

Themenabhängig bieten sich folgende Modelle zum Ablauf an:

Anleiterzentriertes Modell
- Anleiter demonstriert die Maßnahme
- Schüler/Klient beobachtet
- Anschließend besteht die Möglichkeit, weitere Fragen zu stellen
- Danach übernimmt der Angeleitete die Maßnahme in einer ähnlichen Situation. Der Anleiter beobachtet.

Partnerschaftliches Modell
- Anleiter führt z.B. Verbandwechsel durch
- Schüler/Klient assistiert und beobachtet

- Danach werden Fragen (bei Schülern außerhalb des Patientenzimmers) besprochen
- Abschließend führt Schüler/Klient die Maßnahme durch
- Anleiter (assistiert bei Bedarf und) beobachtet.

Schüler- bzw. klientenzentriertes Modell
Voraussetzung für diese Vorgehen ist: Der Schüler/Klient kennt bereits die Maßnahme (d.h., diese wurde ihm demonstriert) oder er hat im Vorfeld Handlungsanteile selbst durchgeführt. Im Vorgespräch informiert sich der Anleiter über den theoretischen Wissensstand des Anzuleitenden. Schwerpunkt dieses Modells ist das eigenständige Vorgehen des Lernenden. Auch die Kombination aus verschiedenen bereits erlernten Handlungsteilschritten zu einem neuen Ganzen bzw., diese in eine sinnvolle Reihenfolge zu bringen, gilt als Anleitungsform mit hohem Anspruch.
- Schüler/Klient führt die Maßnahme durch
- Anleiter beobachtet
- Reflexion im Nachgespräch.

Zu klärende Details

Überlegen Sie an dieser Position im Vorgespräch gemeinsam mit Schüler/Klient, wer welche Handlungsschritte übernimmt. Berücksichtigen Sie typische zu erwartende Reaktionen. Unerwartete Begleitumstände überfordern und verunsichern beispielsweise Unterkursschüler schnell. Dagegen kann Schülern im dritten Ausbildungsjahr ein gewisses selbstständiges Aktionsfeld zugemutet werden. So erfährt ein Oberkursschüler durch die Verhaltensabsprache, dass er für den Gesamtablauf zuständig ist. Der Anleiter wird nur beobachten.

- Die anzuleitende Angehörige stoppt verunsichert beim kinästhetischen Transfer ihres pflegebedürftigen Vaters. Wer holt den sichernden Stuhl in Reichweite?
- Der Schüler führt beim Patienten die Maßnahme durch. Ein Nachbarpatient im Zimmer benötigt Hilfe. Wer wird aktiv?
- Während der Schüleranleitung muss der Patient zur Toilette. Wer organisiert die Änderung des Ablaufs?
- Pflegende, Angehörige, Reinigungspersonal oder Ärzte betreten während der Maßnahme das Zimmer. Wer übernimmt die Ansprache und Organisation?
- Der Patient stellt zum Ablauf der Pflegemaßnahme eine Frage. Wer beantwortet diese? Schüler oder Praxisanleiter/Mentor?
- Der Patient äußert Schmerzen oder verweigert plötzlich die Maßnahme. Wer übernimmt die Gesprächsführung?
- Benötigtes Material ist auf der Station nicht vorhanden. Wer organisiert Alternativen?

Je größer Ihr Erfahrungsschatz an Gezielten Anleitungen wird, desto eher halten Sie einmalige oder unabsehbare Situationen und Konstellationen für möglich. *Merke: Die Praxis ist gnadenlos!*

Vereinbarung von Hilfssignalen

Besonders wenn der Schüler/Klient eine Maßnahme zum ersten Mal ausführt, ist die vorherige Vereinbarung von **Hilfssignalen** ratsam. Kommt er alleine nicht weiter und möchte im Beisein des Patienten keine direkte Frage stellen, so wendet er sich an den Anleiter. Zum Beispiel: „Als nächstes würde ich jetzt so handeln …".

Der Ausbilder bestätigt daraufhin oder greift ein. Umgekehrt „sendet" der Anleiter dem Schüler/Klienten ein vereinbartes Signal, wenn er bemerkt, dass vom Angeleiteten etwas falsch oder unangemessen durchgeführt wird.

Der Anleiter fragt den Patienten, der momentan vom Schüler gelagert wird: „Liegen Sie so bequem?" Aufgrund der Vereinbarung weiß der Lernende: Wenn sein Anleiter dem Patienten eine solche Einschätzungsfrage stellt, ist irgendetwas nicht in Ordnung.

3.4.4 Beobachtungsschwerpunkte vereinbaren

Wie im Kapitel „Beobachtungslernen" (➤ 1.10.3) beschrieben, beobachten Lernende aufgrund der fehlenden Erfahrung nicht immer differenziert und genau. Daraus ergeben sich für die Gezielte Anleitung Konsequenzen. Wenn Schüler/Klienten keinen konkreten Beobachtungsauftrag erhalten, können sie im Nachgespräch (➤ 3.6) vielfach nur allgemeine Informationen über das zuvor Gesehene geben.

Einer Ihrer Kollegen gibt einem Schüler einen allgemein gehaltenen Beobachtungsauftrag. Beispiel: „Wir gehen jetzt auf Zimmer 4. Ich lagere den Patienten, und Du schaust bitte zu!" Begleiten Sie daraufhin beide und beobachten Sie bitte genau den Schüler.
- Wo steht er im Zimmer?
- Was kann er aus seiner Beobachtungsposition sehen?
- Wohin schaut er?
- Wie schätzen Sie seine Aufmerksamkeit ein?

Häufige Beobachtungsergebnisse sind:
- Schüler, *aber auch andere Menschen,* schauen nur in den ersten Minuten konzentriert zu
- Die Aufmerksamkeit nimmt danach kontinuierlich ab
- Wurden dem Schüler im Vorgespräch keine Hinweise zur Wichtigkeit einzelner Teilschritte gemacht, so setzt er bei seiner Beobachtung von sich aus keine Prioritäten
- Zuweilen schauen Schüler in diesen „Anleitungs-Situationen" aus dem Fenster, kommunizieren (durch Augenkontakt oder verbal) mit anderen Kollegen oder Mitpatienten, verfolgen interessiert das laufende Fernsehprogramm oder lesen in ausliegenden Zeitschriften
- Die abschließende Frage, ob der Schüler „alles" gesehen hat, wird meistens bejaht.

TIPP
Klienten, vor allem aber Schüler, setzen sich selbstständig kaum Beobachtungsschwerpunkte. Darum müssen diese vom Anleiter aufgezeigt werden. Nehmen Sie sich bitte ein Beispiel an Ulli in ➤ Tab. 3.2.

3.4.5 Mentales Training

Der Schüler/Klient kennt nun den Inhalt der Anleitung. Er weiß, welche Aufgaben er in der Durchführung (➤ 3.5) übernimmt und was er dabei gezielt beobachten soll. Getreu der Lernmaxime „Üben und Wiederholen" eignet sich hier das so genannte **mentale Training,** welches ursprünglich in Trainingseinheiten von Astronauten und Kosmonauten sowie für den Leistungssport entwickelt worden ist. Spitzensportler bestätigen, dass beispielsweise

Tab. 3.2

Karl-Heinz	Ulli
Schau doch mal, wie ich dem Patienten die Beine ausmesse!	Erzähle mir bitte nach der Durchführung, an welchen Stellen ich das Maßband angelegt habe.
Sieh mal bei meiner Ganzkörperwaschung zu!	Wann wechsele ich das Waschwasser?
Beim Legen einer Magensonde musst du gut achtgeben!	Mit welchen Methoden überprüfe ich die korrekte Lokalisation der Magensonde?
Komm mal mit, wir lagern jetzt den Patienten!	Beobachte bitte, an welchen Körpermassen (Begriff aus der Kinästhetik) ich den Patienten bewege.
Höre mal zu, wie ich dem Patienten etwas erkläre!	Nachdem ich dir die Möglichkeiten des Beratungsgespräches erklärt habe, gehen wir nun zum Patienten. Anschließend möchte ich von dir gerne wissen, welche Gesprächsmethode ich angewendet habe.

Siege vor dem Wettkampf *„im Kopf entschieden werden"*. So trainieren Skiabfahrtsläufer mental, wie sie die Steckpfähle der Piste am geschicktesten umfahren können. Sie prägen sich die genauen Streckenabschnitte ein, an denen sie durch Köperverlagerung zum Kurvenfahren ansetzen. Auch in der Pflege kann dieses geistige Durchdenken zweckmäßig angewendet werden.

Für das Gehirn hat ein rechts-hemisphärisches, intensives und geistiges Durchdenken der einzelnen Handlungsschritte eine ähnlich hohe Lerneffizienz wie die reale Umsetzung. Zitat: *„Pechstein und Mitarbeiter wiesen nach, dass geistig vorweggenommene Bewegungsabläufe zur rascheren Entwicklung von Dendriten führen und synaptische Verbindungen eher hergestellt werden."* (📖 17)

Durch mentales Training verringert sich die Anzahl der notwendigen Trainingswiederholungen. Und weil die Methode im Gegensatz zur Durchführung in der Realität stressfreier und weniger belastend ist (z.B. kein Eingestehen von Fehlern vor anderen usw.) fördert dieses Anleitungsprinzip ein entspanntes und damit kreativeres und leichteres Lernen und Behalten.

Da überlegt man sich vorher eine Maßnahme, plant den Ablauf, bespricht die Durchführung und begibt sich vermeintlich siegessicher ins Patientenzimmer. Kurz nach Beginn bemerken Sie das Fehlen eines Hilfsmittels. Also Unterbrechung: Zimmer verlassen, Material holen, zurückkehren und fortfahren. Erst beim Aufdecken des Patienten fällt auf, dass das Fenster noch geöffnet ist: erneute Unterbrechung. Endlich starten Sie den Verbandwechsel. Nachdem sterile Handschuhe angezogen sind und Sie die Wunde mit Kompressen reinigen, verharren Sie plötzlich bewegungslos (die gehaltenen Kompressen zittern leise in Ihrer Hand): Das Abwurfgefäß fehlt ...

MERKE
Mentales Training bedeutet in der Anleitung ein Durchdenken der Pflegemaßnahme Schritt für Schritt.

Visualisieren Sie die geplante Situation, indem Sie diese bildhaft machen. Überlegen Sie oder Ihr Schüler/Klient oder beide ge-

meinsam, welcher Schritt dem anderen folgt. Bedenken Sie vorher beispielsweise:
- Wie viel Material und welches wird benötigt?
- An welcher Stelle wird dieses im Zimmer abgestellt?
- Wo wird die Bettdecke abgelegt?
- Wohin wird der alte Verband entsorgt?

Abschluss Vorgespräch

Idealerweise wiederholt der Angeleitete zum Abschluss des Vorgespräches den geplanten Handlungsablauf mit den Verhaltens- und Beobachtungsabsprachen. Anleitungsanfänger sollten ihr Zeitgefühl trainieren: Notieren Sie auf dem Formular die Start- und Endzeit. Bei meiner Aufforderung an den Schüler/Klienten, die geplante bzw. tatsächliche benötigte Zeit einzuschätzen, erlebte ich sehr häufig extreme und für den Angeleiteten im höchsten Maße erstaunliche Abweichungen. Anschließend finden Sie die wichtigsten Punkte aus diesem Kapitel noch einmal als Checkliste.

Checkliste Vorgespräch

- ☐ Bezugskontakt herstellen und halten
- ☐ Zu Beginn klare und attraktive Zielformulierung
- ☐ Geeignete Wahrnehmungskanäle stimulieren
- ☐ Verschiedene Medien benutzen
- ☐ Erfahrungen des Schülers/Klients integrieren
- ☐ Anzuleitender soll Lerninhalt mit eigenen Worten wiederholen
- ☐ Beide Hirnhälften aktivieren: Bilderdenken, etc.
- ☐ Loben
- ☐ Gezielt Neugierde wecken
- ☐ Entspannte Lernatmosphäre
- ☐ Bei zu langen Sitzphasen für Bewegung sorgen (ggf. Gehirngymnastik)
- ☐ Zeitdruck vermeiden
- ☐ Maximal 20 Minuten
- ☐ Vom Bekannten zum Unbekannten
- ☐ Eselsbrücken erfinden lassen
- ☐ Grundgerüst vorstellen
- ☐ Körpersignale beachten
- ☐ Sitzposition beachten
- ☐ Verhaltensabsprache
- ☐ Beobachtungsschwerpunkt
- ☐ Mentales Training.

3.5 Durchführung

Gemäß der Absprache wählen Sie nun je nach Anleitungsmodell (➤ 3.4.3) wie folgt:
- Anleiter führt die geplante Maßnahme aus
- Gemeinsames Vorgehen
- Schüler/Klient führt die Maßnahme durch.

Psychomotorische Stufen

Gerade in praktischen Anleitungssituationen haben psychomotorische Lernziele eine große Bedeutung. Natürlich sind für die Durchführung die kognitiven und affektiven Lernziele bedeutsam – aber bei taktilen Fertigkeiten geht es um das korrekte Lernen von Fingerfertigkeiten und Techniken. Dieses soll der Angeleitete koordinieren können. Es bietet sich an, den Schwerpunkt auf die psychomotorischen Fertigkeiten zu legen. Ähnlich wie bei den kognitiven Wissensstufen, lassen sich auch hier fünf verschiedene **Stufen** unterscheiden. Dabei beschreibt der Begründer Dave die Reihenfolge des Erwerbs praktischer Fertigkeiten, von der Imitation zur Naturalisierung. Dadurch lässt sich der Lernweg für den Schüler aber auch für den Patienten eindrücklich darstellen.

Solche kleinschrittigen Stufen sind für Anleiter in der Weiterbildung zweckmäßig. Wieder soll die Umsetzung anhand eines Beispiels demonstriert werden.

Ulli leitet Schüler Ali an und demonstriert das korrekte Ankleben eines Transparentverbandes zur Fixierung der Venenverweilkanüle. Schüler Ali:
- **Stufe 1:** ... imitiert das Kleben des Wundverbandes an einem Phantom (kleines Kissen)
- **Stufe 2:** ... führt das Ankleben unter schrittweiser Handlungsanweisung und Berichtigung von Anleiter Ulli am Phantom aus
- **Stufe 3:** ... klebt und entfernt eigenständig mehrfach und sicher den Klebeverband am Phantom
- **Stufe 4:** ... klebt den Transparentverband bei grundverschiedenen Patienten unter Berücksichtigung des Hautzustandes, Behaarungstyp usw.
- **Stufe 5:** ... klebt je nach Praxiseinsatzgebiet verschiedenen Patientengruppen (Kinder, alte Menschen, bei Patienten mit Kachexie oder Adipositas) sicher und korrekt den Transparentverband.

Beobachtungsarten

Die Pflegepädagogik unterscheidet zwei verschiedene Beobachtungsarten:
- Teilnehmende Beobachtung
- Nicht-teilnehmende Beobachtung.

Psychomotorische Stufen
1. Imitation
2. Manipulation
3. Präzision
4. Handlungsgliederung
5. Naturalisierung

3.5 Durchführung **147**

Teilnehmende Beobachtung
Diese Form ist Ihnen sicherlich von Ihrer eigenen Ausbildung her bekannt. Der Gesundheits- und Krankenpfleger und der Schüler pflegen Patienten in einem Zimmer (> Abb. 3.10). Währenddessen beobachtet der ausgebildete Pflegende den Schüler. Oder beide verteilen gemeinsam das Essen, machen die Betten usw. Im Anschluss an die Tätigkeit erhält der Schüler eine Rückmeldung. Diese kollegiale Beobachtungsart ist recht beliebt und wird sowohl von Schülern als auch von Pflegenden als notwendige und geeignete Maßnahme akzeptiert.

Nicht-teilnehmende Beobachtung
Mit dieser Methode werden oft Prüfungssituationen assoziiert: Eine Person pflegt. Der „Kontrolleur" ist nicht an der Handlung beteiligt, sondern beobachtet und protokolliert die Maßnahmen und das Verhalten des „Pflegenden". Kollegen ohne pädagogische Zusatzqualifikation stehen dieser Form wiederholt skeptisch gegenüber. Warum?

Sicherlich ziehen manche Kollegen Parallelen zu unangenehm erlebten Prüfungen. Andere argumentieren, dass sie sich generell *„nicht gerne auf die Finger schauen lassen"* möchten. Und wieder andere kritisieren, dass der Beobachter dabei gar nichts macht. Sie meinen damit die Arbeitsökonomie und bemängeln, dass von zwei Personen nur eine wirklich arbeitet (> Abb. 3.11). Empfehlen Sie diese Beobachtungsart bei Anleitungen von Klienten (Patienten und ihre Bezugspersonen) ganz besonders. Denn Ihr Klient soll später ohne Assistenz von Pflegenden sein Anleitungsziel autark erreichen.

> Tab. 3.3 stellt die Vor- und Nachteile beider Beobachtungsarten anschaulich gegenüber.

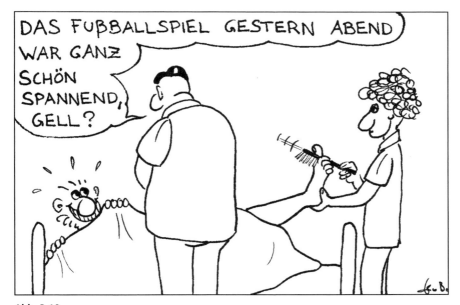

Abb. 3.10

Zentrieren

Sie halten einen Moment an. Atmen tief durch. Der Wortstamm umschreibt ein so genanntes „sich innerlich ausrichten auf einen Punkt". Ordnen Sie Ihr Denken und sprechen Sie sinngemäß zu sich selbst: „Alle Gedanken, die mich derzeit beschäftigen, stelle ich mental beiseite. Nun fokussiere ich meine Wahrnehmung einzig und allein auf ... Ich bin konzentriert und richte meine geschärfte Beobachtung auf die Situation ..."

Peripherer Blick

Achten Sie in der Beobachterrolle auf eine entspannte Position ihrer Augen. Wählen Sie den so genannten „peripheren" Blick. Dabei fokussieren Sie das Gesamtbild als ein weiches Panorama.

Ablauf

Haben Sie bei einer Anleitungssituation den Patienten integriert, so sollte dieser auch im Mittelpunkt der Maßnahme ste-

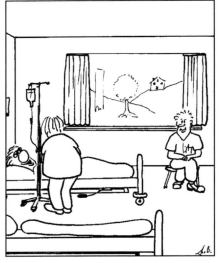

Abb. 3.11

Tab. 3.3 Gegenüberstellung beider Beobachtungsarten.

	Teilnehmende Beobachtung		Nicht-teilnehmende Beobachtung
+	Kollegiale, partnerschaftliche Atmosphäre	–	Prüfungscharakter
+	Beide Personen erbringen Arbeitsleistung	–	Beobachter erbringt keine direkte Pflegeleistung
+	Dadurch weniger Zeitaufwand	–	Zeitaufwändig
–	Oberflächliche, beiläufige Beobachtung	+	Gezielte Beobachtung
–	Zusatzbelastung für Beobachter (durch Kontrolle der Eigen- und Fremdleistung)	+	Konzentration bezieht sich ausschließlich auf den Arbeitsablauf
–	Gering ausgeprägter Lerneffekt (weil es für den Schüler die Alltagssituation widerspiegelt)	+	Pflegende trainiert trotz Beobachtung ruhig zu arbeiten (Prüfungsvorbereitung)
–	Beobachtungsergebnisse können schnell vergessen werden	+	Gedächtnisunabhängige Fixierung
–	Idealsituation: Anleiter hilft bei Lagern, Waschen, unterstützt und berät (entspricht leider nicht immer dem pflegerischen Alltag)	+	Entspricht eher der Praxisrealität: Pflegeperson arbeitet überwiegend alleine: geht alleine „auf die Klingel", wäscht alleine, klärt alleine auf
+ = Vorteil; – = Nachteil			

hen. Für den Lernenden ist diese Anleitungsphilosophie dabei kein unwichtiges Nebenprodukt; Schüler registrieren die vom Anleiter gesetzten Prioritäten im Handumdrehen. Im Patientenzimmer nimmt der Schüler eine günstige Beobachtungsposition ein. Die zuvor im Vorgespräch dargelegte Maßnahme sollte auch jetzt vom gleichen Blickwinkel aus betrachtet oder vorgenommen werden. Führen Sie komplexe Handlungen schrittweise aus. Kleine Pausen nach absolvierten Teilschritten *schonen* Sie und fördern das Verständnis beim Schüler.

Dazu gehört auch ein geeigneter Gesprächsstil mit dem Patienten. Gerade 15-jährige Schüler haben Probleme, ihren generationstypischen Wortschatz den Patienten anzupassen. In solchen Situationen lebt der Anleiter vor, dass es durchaus möglich ist, unterschiedliche Sprachjargons zu pflegen und diese treffgenau einzusetzen. Machen Sie Ihren Schülern beispielsweise klar, dass nicht jeder ältere Patient oder Bewohner schwerhörig ist und lautstark angesprochen werden muss. Oder demonstrieren Sie den Lernenden, wie sensibel oftmals die Wahrnehmung von Patienten ist, die nicht sprechen.

Wenn Sie Patienten oder Angehörige anleiten, achten Sie bitte auf die anschließende Dokumentation Ihrer Anleitungsleistung. Auch wenn an diesem Tag die Pflegetätigkeit seitens des Patienten selbstständig erbracht wurde, so war Ihre Anwesenheit dazu notwendig und sinnvoll. Vermeiden Sie im Pflegebericht Eintragungen wie „Patient hat sich heute selbst gewaschen", sondern dokumentieren Sie beispielsweise:

„Anleitung des Patienten: GKW unter meiner direkten Anleitung durch Patient vorgenommen. Im Nachgespräch Patient auf verbesserungsfähige Teilschritte hingewiesen. Heute Schwerpunkt auf Hautpflege und Umgang mit Dauerkatheter. Abschließend Patient zur stärkeren Aktivierung seiner Ressourcen motiviert".

Hier noch einmal die wichtigsten Punkte zu diesem Kapitel.

Checkliste Durchführung

☐ Entspannte Lernatmosphäre schaffen
☐ Zeitdruck vermeiden
☐ Schüler/Klient in Maßnahmen integrieren oder selbst vornehmen lassen
☐ Schrittweise vorgehen
☐ Kleine Pausen nach ausgeführten Handlungsschritten
☐ Beobachtungsposition des Schülers/Klienten kontrollieren
☐ Verhaltensabsprachen einhalten
☐ Aufschreiben von Beobachtungsergebnissen schafft Konzentrationskapazitäten
☐ Bei Anleitung von Patienten: Anleitungsleistung im Pflegebericht dokumentieren.

3.6 Nachgespräch

Das **Nachgespräch** stellt einen wichtigen Teil des gesamten Anleitungsprozesses dar. In Form eines Dialoges werten Sie die Arbeitssituation aus. In einer Reflektion erläutert und begründet der Schüler sein Pflegehandeln.

3.6.1 Ort und Zeit

Alle Kriterien zur sinnvollen Raumwahl und -gestaltung, die im Abschnitt „Vorgespräch" aufgezeigt wurden, gelten auch hier. Wobei der Faktor „unter vier Augen" jetzt derart wichtig ist, dass er „im Quadrat" gilt (➤ 3.4). Dies soll aber nicht ein Nachgespräch unter vier Augen², also 16 Augen bedeuten, wie etwa in ➤ Abbildung 3.12 zu sehen. Bei Klientenanleitungen vermeiden Sie bitte die Anwesenheit von Mitpatienten oder Unbeteiligten im Zimmer.

Eine vertrauensvolle Atmosphäre ohne weitere Zuhörer ist im Nachgespräch besonders wünschenswert. Denn jetzt werden auch Kritikpunkte ausgetauscht, welche primär nur die Gesprächspartner betreffen. Wer lässt sich schon gerne vor anderen kritisieren – Sie? Sicherlich erinnern Sie sich noch an Situationen Ihrer Schul- oder Ausbildungskarriere, in denen Sie von einem Ausbilder oder Lehrer bloßgestellt oder ungerechtfertigt angegriffen worden sind. Damals kannten andere Zuhörer gar nicht die Hintergründe, hörten aber zu, wie Sie kritisiert oder „fertig gemacht" wurden. Achten Sie darum bitte auf eine diskrete und von anderen unbeobachtete Gesprächsatmosphäre, die dadurch umso offener wird. Vielleicht können Sie gemeinsam dazu eine Tasse Tee oder Ähnliches trinken. Es entspannt und lockert die Situation auf. Vermeiden Sie auch jetzt

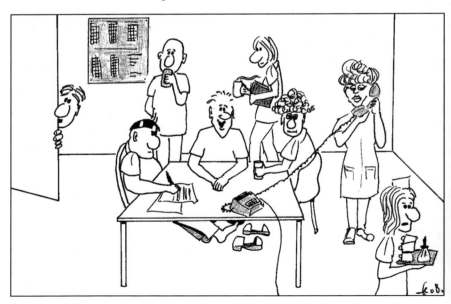

Abb. 3.12

3.6 Nachgespräch

jeglichen Zeitdruck. Idealerweise leitet sich ein Schüler/Klient an dieser Stelle der Anleitung selbst Lösungswege ab oder erbringt Transferleistungen. Dies erfordert Zeit.

Abwägen des Zeitpunktes

Wie viel Minuten, Stunden oder Tage sollten zwischen der Maßnahme und dem Nachgespräch liegen? Wiederholt haben Anleiter darüber kontrovers diskutiert. Dabei kristallisieren sich folgende Möglichkeiten heraus:
1. Sofort, also unmittelbar im Anschluss an die Anleitungssituation
2. Nach einer Pause: Empfohlene Erfahrungswerte liegen zwischen 15 und 60 Minuten
3. Später, d.h. nach mehreren Stunden oder Tagen.

Wägen Sie ab. Die ➤ Abbildungen 3.13 bis ➤ 3.15 veranschaulichen die jeweiligen Vor- und Nachteile.

3.6.2 Struktur

Ein Nachgespräch ist kein unverbindlicher *Small-Talk*. Darum sollte es nach didaktischen Gesichtspunkten strukturiert werden. Vermeiden Sie lernfeindliche Situationen. Die im Folgenden vorgeschlagene Gliederung ist individuell an Ihren Schüler/Klienten anzupassen. Sie ist stark abhängig vom Vorgespräch bzw. von der Maßnahme. In der Weiterbildung zum Praxisanleiter analysieren die Teilnehmer zahllose Videoaufzeichnungen aus Anleitungssituationen. Nachdem z.B. das Vorgespräch gesehen wurde, diskutieren die angehenden Praxisanleiter, wie wohl die

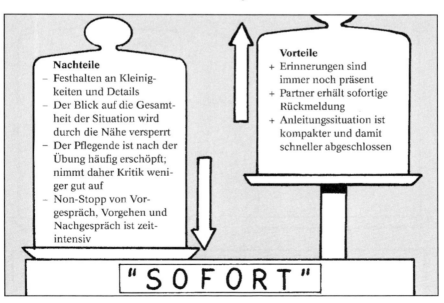

Abb. 3.13

152   3 Prozess der Anleitung

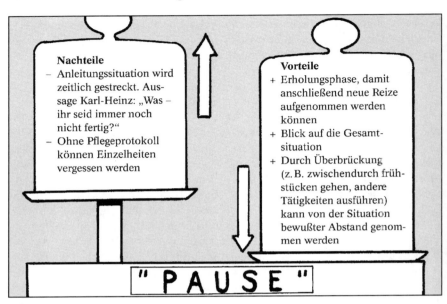

Abb. 3.14

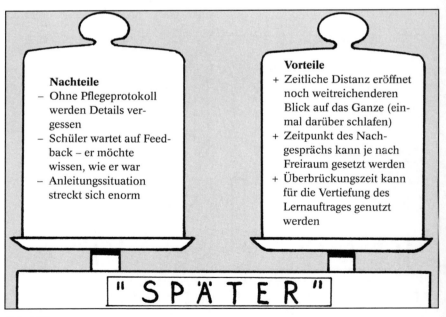

Abb. 3.15

Durchführungssituation ablaufen könnte. Oder Sie sehen das Nachgespräch und erörtern, welche Anteile im Vorgespräch besprochen oder vergessen worden sind. So trainiert man das Einschätzen der *„erbarmungslosen"* Praxismöglichkeiten.

Negative Kritik zu Beginn des Nachgesprächs kann den Bezugskontakt zerstören, weil dadurch eine Abwehr- und Verteidigungshaltung beim Anderen gefördert wird. Umgedreht kann massives Lob zu Arroganz verleiten. Ein Wechsel zwischen positiven und verbesserungsfähigen Impulsen ist ideal.

TIPP
Heben Sie sich einen positiven Aspekt für den Schluss auf!
Beenden Sie eine Anleitung immer mit einem positiven Ausblick oder Würdigung der Leistung des Angeleiteten.

Ein Schüler/Klient soll den Eindruck erhalten, dass wir ihm zutrauen sich zu verbessern und ihm dazu Hilfestellungen aufzeigen. Dazu ist es notwendig, dass Ihr Gegenüber ausreichend Gelegenheit bekommt, seine Meinung zu äußern.

MERKE
Anleitungserfolge sind abhängig von der Fähigkeit des Anleiters, dem Schüler/Klienten Erfolgserlebnisse und Anerkennung zu vermitteln!

Einstieg

Nachdem Bezugskontakt (➤ 5.7) geschaffen und gehalten wird, erfolgt der **Einstieg** mit einem Gedankenaustausch über die Befindlichkeiten beider Partner. Bereits hier verstrickt man sich schnell in Details. In erster Linie Schüler, aber auch Klienten äußern oft sofort ihr Ärgernis, dass gewisse Anteile nicht geklappt haben. Der Anleiter interveniert hier und verschiebt die fachliche Diskussion über Einzelaspekte auf die spätere Reflexion. Vordringliche Inhalte des Einstiegs sind:

- Das momentane Gefühl des Schülers/Klienten
- Freude, weil geschafft – Erbitterung oder Unmut, weil misslungen; Angst vor Beurteilung; Überlastung, weil der Kopf immer noch voller Eindrücke ist ...
- Die subjektive Einschätzung der Gesamtsituation durch den Angeleiteten.

Selbsteinschätzung des Schülers/Klienten

In der Pflegeausbildung empfiehlt sich eine solche **Selbsteinschätzung** immer dann, sobald der Schüler selbst Handlungen während der Anleitung übernommen hat. Damit Sie den Auszubildenden besser kennen lernen und beraten können, ist es wichtig, dass er sich selbst einschätzt. Würden Sie nämlich die Antwort des Schülers vorwegnehmen und ihn beispielsweise sofort kritisieren oder loben, übernimmt er gelegentlich den Standpunkt des Anleiters. Dieses gilt eingeschränkt auch für Klienten in der Anleitung.

Die Selbsteinschätzung gibt Ihnen Hinweise auf das Selbstbild des Schülers/Klienten (➤ 3.1.2).

Dafür bieten sich nachfolgende Fragestellungen an den Klienten an:

- Haben Sie das gesetzte Ziel der Maßnahme erreicht?
- Konnten Sie das verwirklichen, was Sie sich vorgenommen haben?
- Was würden Sie in der gleichen Situation beim nächsten Mal anders machen?

Erfahrungsgemäß berichten Menschen ausführlich, was sie alles falsch gemacht haben. Als Anleiter können Sie diese *Selbstanklage* durch das Erwähnen von Positivaspekten sinnvoll vervollständigen. Fragen Sie darum:

- Was ist gut gelaufen?
- Welche Gefühle erlebte ich dabei?
- Was ist besonders gelungen?
- Worauf sind Sie stolz?

Zuweilen reagieren Menschen auf diese Fragen verstört und genieren sich, ihre eigenen Leistungen zu würdigen. Leider liegen die Gründe im Gesamtsystem Schule. Lehrer, aber auch Anleiter sind es gewohnt, Fehler, Lücken und Inkompetenzen des Schülers aufzudecken. Vor allem Schüler haben sich an die bittere Erfahrung gewöhnt, dass ihre Ausbilder viel häufiger in der „*Wunde des Noch-Nicht-Wissens*" wühlen, anstatt die bisher erlangten Fähigkeiten anzuerkennen und ins rechte Licht zu rücken. Sie als Leser übernehmen dieses Verhalten nicht. Würdigen Sie stattdessen neben den unter Umständen vorhandenen negativen Kritikpunkten auch kleinste Lernfortschritte des Schülers. Selbst bei schlechten Leistungen findet der Anleiter meistens einen (wenn auch noch so kleinen) positiven Aspekt.

MERKE
Einem Anleiter, der loben kann, wird die anschließende Kritik viel eher abgenommen!

Im weiteren Gesprächsverlauf verhelfen Sie Schülern/Klienten, die sich unterschätzen, zu mehr Eigeninitiative bzw. Sie regen sich selbst überschätzende Schüler/Klienten zu mehr Selbstkritik an. Sofern Anleiter in der Pflegeausbildung nicht an späteren zensurrelevanten Überprüfungen beteiligt sind, zeigen Schüler ihnen gegenüber viel Offenheit. Unter Umständen brisant gestaltet sich das Nachgespräch aber, wenn ein Anleiter auch an späteren Prüfungen (➢ 3.9) teilnehmen wird.

Durch eine positiv oder negativ beeinflusste Erwartung des Anleiters findet eine Vorentscheidung über die Gesamtbewertung des Examens statt. Widrigerweise kann sich davon niemand ganz freimachen. Ähnliche prüfungsartige Konstellationen treten auch auf, wenn Klienten durch Anleitungen auf MDK-Besuche oder andere behördlich vorgeschriebene Überprüfungen vorbereitet werden.

Fehler des Anleiters eingestehen

Zeigen Sie keine falsche Scham! *Obwohl es viele nicht glauben, sind Anleiter auch nur Menschen. Und diese machen auch Fehler.* Anzuleitende erleben Sie umso glaubwürdiger, je mehr Sie von sich zeigen. Vertuschte Fehler sind bedenklich und gefährlich, vor allem, wenn man davon ausgeht, dass sie als Anleiter Vorbild sind, an dem sich ganz besonders Schüler orientieren sollen. Deklarieren Sie einen Fehler ganz deutlich. Machen Sie im Nachgespräch klar, dass der betreffende Handlungsschritt falsch war. Verdeutlichen Sie aber auch, warum Sie den Irrtum begangen haben, von welcher Annahme Sie fälschlicherweise ausgegangen waren.

Änderungen im Ablauf

Manchmal müssen Handlungen, die fest geplant und besprochen waren, anders ausgeführt werden. Glücklicherweise haben wir es bei der Praxisanleitung nicht mit Demopuppen oder isolierten Spielszenen aus dem Theorieunterricht zu tun, sondern wir sind gefordert, auf die Bedürfnisse von pflegebedürftigen Menschen einzugehen. Gerade dies macht Anleitungen so abwechslungsreich und spannend. Wenn sich eine geplante Anleitung aufgrund der aktuellen Situation in ihrem Ablauf ändert, klären Sie dieses bitte unbedingt im Nachgespräch. Fragen Sie den Schüler/Klienten zunächst, ob all das, was Sie beide abgesprochen und sich vorgenommen hatten, auch ausgeführt wurde. Hin und wieder bemerken Lernende nicht, dass sie beispielsweise geplant hatten, während der Ganzkörperwaschung die Körpertemperatur zu messen, diese Messung aber nicht realisiert haben. Weisen Sie in solchen Fällen ihren Schüler auf diese Lücken in seiner Wahrnehmung hin.

Kritikschwerpunkte

Beginnen Sie – wie erwähnt – mit einem Positivaspekt. Leider erleben Anleiter in der Pflegeausbildung auch Situationen, bei denen sie während der Schülermaßnahme kurz vor dem Eingreifen oder sogar Abbrechen stehen. Nach Abwägen der Patientensituation entschließen sie sich dennoch, den Schüler die Maßnahme beenden zu lassen. Der Lernende schildert Ihnen zu Beginn des Nachgespräches, dass er froh ist, alles geschafft zu haben. *Sie schlucken, überlegen und sind nun ganz gefordert: „Butter bei die Fische".* Kritisieren ist nicht einfach!

Einem Schüler alle Fehlerpunkte auf einmal vorzutragen und dazu auch noch zu erklären, was er besser machen kann, führt beim Lernenden zu einem Gefühl des *Erschlagenwerdens*. Dem Pflegeschüler, nach der Anleitung sowieso ermattet, bleibt nichts anderes übrig, als innerlich abzuschalten und darauf zu warten, dass das Nachgespräch möglichst bald zu Ende gehen möge. Denn wer lässt sich schon gerne kritisieren? (➤ Abb. 3.16).

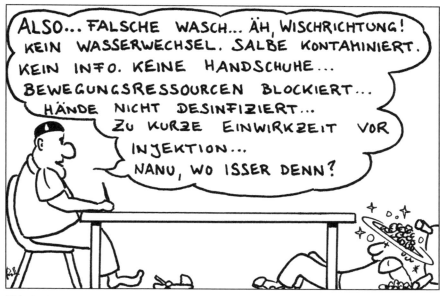

Abb. 3.16

Karl-Heinz protokollierte folgende Fehlerpunkte:
- Bei Transfer Bett-Sessel blockierte Schüler die Bewegungsressourcen des Patienten
- Elektrothermometer direkt im Bett abgelegt, anschließend bei anderen Patienten ohne Desinfektion weiterverwendet
- Desinfektionsmittel-Einwirkzeit vor Injektion nur 7 Sekunden
- Falsche Wischrichtung: von außen nach innen
- Keine Information über Vorhaben und Tätigkeit
- Keine Händedesinfektion
- Keine Information und Frage nach Einwilligung vor Injektion
- Mund ohne vorherige Information geöffnet
- Patient unter Achsel gefasst und schmerzvoll hochgezogen
- Patient auf Steckbecken gehoben
- Salbentubenöffnung beim Abstreifen mit Fingern kontaminiert
- Kein Wasserwechsel vor Intimwaschung
- Urinbeutel ohne Handschuhe geleert.

Ordnen Sie deshalb in derartigen Situationen die vielen Tadel zu so genannten **Kritikschwerpunkten** zusammen.

Hygienefehler:	7x
Patienteninformationen vergessen:	3x
Kinästhetikfehler:	3x

Nun wägen Sie ab, wie viele der einzelnen Details aus den drei Fehlerschwerpunkten im Nachgespräch erörtert werden. Dabei berücksichtigen Sie bitte die Aufnahmekapazität des Schülers. Bei umfangreicher Kritik empfiehlt es sich, einen Gesprächsteil auf später zu verlegen. Klienten schätzen die Folgen ihres Verhalten häufig nicht oder falsch ein. Der Anleiter verdeutlicht dem pflegerischen Laien die Konsequenzen.

Und wieder gilt hier für Klientenanleitungen: Keine prüfungsartige Situation erschaffen. Empfehlenswert ist nachfolgender Gesprächseinstieg:

Pfleger Ulli leitet die Tochter des an Morbus Alzheimer erkrankten Patienten an: „Es hat mir persönlich gefallen, wie Sie Ihren Vater eben erinnert haben, wie er mit Schraubenzieher und Schrauben im Holzblock umgehen kann. Nachdem ihr Vater aufgrund seiner Demenz seine eigene Mutter herbeigerufen hat, kritisierten und verbesserten Sie ihn. Die Validation vermeidet bei dieser Stufe das „in die Realität zurück holen". Stattdessen ..."

Teilschritte begründen

Lassen Sie den Angeleiteten zuerst begründen, warum er einen **Teilschritt** so und nicht anders vollzogen hat. Hier erinnere ich mich an einige Nachgespräche, in denen ich mein falsches Urteil durch die Argumentation des Schülers revidieren musste. Erst als ich erfuhr, aus welchem Grund und mit welcher Intention er etwas machte, erkannte ich die positiven Seiten der Handlung. In solchen Momenten – und natürlich auch bei der Beurteilung – merken Sie, wie subjektiv und einseitig Fremdbeurteilungen sein können. In der Regel sind Kritikpunkte des Anleiters stichhaltig und angebracht. Das gleiche, was vom Schüler verlangt wird, nämlich seine Handlungen zu begründen, praktiziert nun auch der Anleiter.

MERKE
Begründen Sie Ihre Kritik!

Nichts ist für Schüler frustrierender, als fadenscheinige, unklare, vage, vieldeutige

3.6 Nachgespräch

oder nicht nachvollziehbare „Begründungen" erfahren zu müssen.
Negativbeispiele:
Das macht man eben so!
Das macht man eben nicht so!
Das habe ich so gelernt!
Das machen wir bei uns aber schon immer so!
Da könnte ja jeder kommen!
Das machen die anderen auch so!
Ich weiß am Besten, was gut ist!
Geben Sie darum bitte echte Begründungen an. Machen Sie dabei Prinzipien klar. Erklären Sie die Auswirkung des Fehlverhaltens, oder lassen Sie den Schüler mögliche Folgen abschätzen.

> **Beispiel Hygiene**
>
> Anleiter: „Du hast mit deinen kontaminierten Handschuhen, mit denen du eben das Gesäß gewaschen hast, die Öffnung der Salbentube berührt. Welche Folgen hat dein Verhalten?"
> (Dem Schüler Zeit zum Antworten geben).
> Antwort: Die Kolibakterien des Patienten sind jetzt innerhalb der Wund- und Heilsalbe und vermehren sich dort prächtig. Bei Patientenentlassung wird die Tube lediglich von außen desinfiziert und für den nächsten Patienten mit offenen Hautläsionen – vielleicht im Gesichtsbereich verwendet.

Fragen Sie den Angeleiteten, ob er die Tätigkeit bisher anders gelernt hat oder ob er durch Ihre Anleitung in irgendeiner Weise verunsichert ist.

Komplikationen

In Ergänzung zu Kapitel ➤ 3.4.2 besprechen und illustrieren Sie hier weitere, sehr selten auftretende Komplikationen.

Auswertung

Nach dem Besprechen der Maßnahme wird ein Fazit gezogen:

Anleiterzentriertes Modell
- Der Schüler/Klient schätzt ab, ob der Anleiter das im Vorgespräch gesetzte Ziel erreicht hat
- Der Anleiter überprüft durch Kontrollfragen, ob dem Schüler das angeleitete Thema einsichtig geworden ist.

Partnerschaftliches Modell
- Der Angeleitete überprüft, ob beide das gemeinsame Ziel erreicht haben
- Danach bestätigt der Anleiter, ob das gesetzte Ziel erreicht wurde.

Schüler-/Klientenzentriertes Modell
- Nachdem der Schüler/Klient die von Ihnen geäußerte positive und negative Kritik zur Kenntnis genommen hat, soll er abschließend einschätzen, ob er das Ziel erreicht hat
- Erst im Anschluss daran teilt der Anleiter seine Bewertung der Gesamtsituation mit.

Neuplanung

Gemeinsam überlegen Schüler und Anleiter, wie die Maßnahme weiter verbessert werden kann.

Der Schüler/Klient hat einen Teil des Lerninhalts nicht verstanden. Es gelingt ihm beispielsweise nicht, das Absauggerät nach der Desinfektion wieder zusammen zu setzen. In der Folgeanleitung wird darauf ein Schwerpunkt gelegt.

Förderungsvorschläge

In den seltenen Fällen erreichen Lernende ein Anleitungsziel auf Anhieb fehlerlos. Darum beteiligen Sie auch jetzt wieder den Schüler/Klienten, indem Sie gemeinsam überlegen, wie das Ziel zukünftig einwandfrei erarbeitet werden kann. Die durch den Angeleiteten selbst identifizierten bzw. die von Ihnen aufgedeckten Mängel werden nun im letzten Schritt erneut behandelt.

Förderungsvorschlag zur Montage des Absauggerät:
Mit der Memotechnik prägt sich der Schüler die Reihenfolge ein. Dazu soll er die eine Kopie mit der Geräteabbildung mit Textmarker und Zahlen beschriften.

Ausgangslage in der **Klientenanleitung** könnte sein:
1. Anleiter fragt Klient und eventuell seine Bezugspersonen nach Selbsteinschätzung und möglichen Schwachstellen
2. In der Evaluation (Auswertung) werden die einzelnen Teilschritte reflektiert und positive und negative Aspekte beleuchtet
3. Abschließend schätzen alle Beteiligten die Erreichung des Anleitungszieles ein.

Fordern Sie den Lernenden auf, Fehler zu überdenken und Hilfe zur Selbsthilfe anzustreben. Machen Sie ihm dazu Mut. Meistens ist er einsichtig und kann für sich selbst einen entsprechenden Förderungsvorschlag ableiten. Sehr selten sind Menschen hier blockiert und benötigen weitere Unterstützung und Beratung. Wieder gilt die Grundregel „Anzuleitende unbedingt Gedanken entwickeln lassen". Erinnern Sie sich an das Bild mit den Dominosteinen (➤ Abb. 3.3). Diese Steine fallen während einer Kettenreaktion nach und nach von alleine. So ähnlich sollen Schüler und Klienten ihre Gedanken entwickeln. Nehmen Sie die endgültige Lösung nicht vorweg, sondern führen Sie den Lernenden auf den Lösungsweg. Schrittweise erreicht er so, zwar durch Ihre Unterstützung, aber mit *seinen* Ressourcen, das Ziel.

Aus pädagogischen Gründen belassen Sie es in der Pflegeausbildung nicht beim mündlichen Besprechen. Bitten Sie den Schüler, die Förderungsvorschläge schriftlich in Kurzform auszuarbeiten. Dabei bringt er die von Ihnen genannten bzw. per Pflegeprotokoll überreichten (➤ 3.7.2) Kritikpunkte in eine entsprechende korrekte Positivformulierung.

Förderungsvorschläge
- Salbenstrang auf Hand bzw. Handschuh fallen lassen oder mit Spatel entnehmen. Wichtig: Tubenöffnung nicht kontaminieren
- Patient vor Mundpflege informieren
- Patient an der Masse des Beckens fassen und bewegen (Grundregel der Kinästhetik)

Nachgesprächsprotokoll

Auf dem Formblatt zum **Nachgesprächsprotokoll** finden Sie zusätzliche Dokumentationsmöglichkeiten. Den ersten Punkt füllt beispielsweise der Schüler/Klient zu Beginn des Gespräches aus. Dabei orientiert er sich an den drei Symbolen für die Beurteilungskriterien, sie dokumentieren:
- + eine besonders gelungene und sehr positive Leistung
- O eine normale Leistung gemäß Vorgaben oder Standards
- – eine verbesserungsfähige Leistung.

In der Auswertungsphase unter Punkt 2 notiert der Anleiter stichpunktartig die

Kritikschwerpunkte. Im dritten Abschnitt des Formulars trägt der Schüler/Klient mögliche Förderungsvorschläge ein.
Bei Klientenanleitungen wird alternativ direkt im Pflegebericht dokumentiert.

Vertiefung

Sollte das Anleitungsthema ein Bereich aus einem größeren Themengebiet der Pflegeausbildung sein, z.B. „pflegetherapeutische Maßnahmen bei Mundtrockenheit", welches zum Lernziel „Mundpflege" gehört, so beginnt jetzt die **Vertiefung**. In diesem Falle erhält der Schüler einen Literaturhinweis, um den eben vermittelten Lerninhalt weiter zu festigen. In der Anleitungspraxis kommt es wohl überwiegend eher zur mündlichen Vertiefung. Diese kann, je nach Ausbildungsstand, in Form

---

Nachgesprächsprotokoll

Schüler-/Klientenname: _____ Datum: _____

+ eine besonders gelungene und sehr positive Leistung
o eine normale Leistung gemäß Vorgaben oder Standards
− eine verbesserungsfähige Leistung

1. Einschätzung des Schülers:
   _____
   _____
   _____
   _____

2. Einschätzung des Anleiters:
   _____
   _____
   _____
   _____

3. Förderungsvorschläge:
   _____
   _____
   _____
   _____

Unterschriften

Schüler/Klient: _____ Anleiter: _____

einer Teil- oder Gesamtzusammenfassung geschehen.

Transfer

Wie eingangs erwähnt, werden Maßnahmen in der Pflege von vielen Pflegenden unterschiedlich ausgeführt. Darum darf dem Schüler während der Anleitung nicht der Eindruck vermittelt werden, dass diese Version *die einzig wahre oder das „Non Plus Ultra"* ist. Vielmehr informieren Sie ihn, aus welchen Gründen Sie die Pflegehandlung X nach den immer gleichen Prinzipien Y bei diesem Patienten Z anwenden. Zum Abschluss des Nachgespräches ist es in der Schülerausbildung unerlässlich, auf andere Alternativen hinzuweisen.

- **Transfer → Patient.** Wenn von einer individuellen Pflege gesprochen wird, muss dem Schüler deutlich gemacht werden, dass die eben vorgenommene Maßnahme bei Patient A anders verlaufen kann als bei Patient B
- **Transfer → Pflegende**

Jeder Pflegende ist durch seine Art, durch sein Verhalten und seine Fähigkeitsstufe (➤ 1.11.1) einzigartig. Somit vermittelt jeder Anleiter seine individuelle Note. Wird dieses dem Schüler/Klienten nicht verdeutlicht, könnte es zu Unverständnis und Unsicherheiten kommen.

- **Transfer → Pflegeanwendung.** Anzuleitende sollen lernen, dass es verschiedene, aber gleichwertige Pflegeanwendungen gibt. Wenn Anleiter Karl-Heinz die reinigende Ganzkörperwaschung als unumstößliche und einzig richtige Methode *„verkauft"*, kann dies einen Schüler derart prägen, dass er später alternativen Ganzkörperwaschungs-Methoden z.B. aus der Basalen Stimulation skeptisch gegenübersteht

- **Transfer → Klient.** Schildern Sie hier die Ihnen sinnvoll erscheinende Bandbreite von pflegerischen Interventionen. Aber Vorsicht: Ein Zuviel an weiteren Möglichkeiten verunsichert unter Umständen den Klienten als pflegerischen Laien.

Trainingsphase festlegen

Abschließend überprüfen Anleiter und Lernender, ob die zu Beginn des Vorgespräches anvisierte **Trainingsphase** (➤ 3.7) auch jetzt noch realistisch ist. Nicht selten sind hier Änderungen notwendig. Denken Sie an die Lernmaxime und planen Sie zeitnahe Wiederholungen, bei denen ein Schüler/Klient die neu erlangten Fähigkeiten anwenden kann. Gerade bei Klientenanleitungen kann der Zeitkorridor eng gesetzt sein. Beispiel: Der anzuleitende Patient wird in den nächsten Tagen entlassen. Berücksichtigen Sie die zur Verfügung stehende Zeit realistisch.

Weisen Sie auf die neu erworbene Handlungskompetenz hin. Zeitnah bedeutet, dass die Trainingsphase möglichst schon am Folgetag beginnt. In Anlehnung an den Wochenplan (➤ 3.1.2) kann für die Ausbildung beispielsweise Folgendes festgelegt werden:

14. April:
Gezielte Anleitung: "Umgang mit MTS"
Anleitungsziel: selbstständig
Trainingsphase: dreimal üben
Schülerin soll in den folgenden drei Diensten (15., 15. und 19. April) bei drei verschiedenen Patienten die betreffenden Lerninhalte anwenden. Dabei beobachtet und kontrolliert der Anleiter.
gez. Ulli

Dokumentation

Wenn Sie die vorgestellten Anleitungsprotokolle für die Ausbildung verwenden, genügt das Abheften des ausgefüllten Blattes im Praxisordner. Damit können sich ihre Anleiterkollegen und die Lehrer bei Folgeeinsätze ein umfassendes Bild über den Lernstand des Schülers machen. Liegt ein Lernangebotskatalog vor, zeichnen Sie die betreffenden Lernziele ab. Wird das Anleitungsformular nicht verwendet, sind die nachfolgenden Gliederungspunkte festzuhalten:

- Welches Thema wurde angeleitet?
- Welches Ziel (Grad der Ausführung) verfolgte die Anleitung?
- Name des Anleiters
- Besonderheiten des Patienten/Umfeldes
- Verhaltensabsprache/Art der Anleitung
- Trainingsphase
- Datum der Anleitung.

Indem Sie diese Punkte notieren, dokumentieren Sie den Nachweis praktischer Ausbildung. Schon jetzt gibt es EDV-Schulverwaltungsprogramme, in denen bei entsprechender Vernetzung, „Anleitungen" direkt über einen Stationsterminal eingegeben werden können. (➤ 2.10: Haftungsrechtliche Aspekte. Das Kapitel gibt Hinweise, wie Sie sich im Falle einer rechtlichen Auseinandersetzung absichern.)

Ulli dokumentiert auf dem Anleitungsprotokoll, dass er Schüler Ali den Umgang mit der Wärmflasche zeigte, (laut Protokoll) u. a.:
- Wassertemperatur beträgt maximal 37 °C
- Wassertemperatur wird mit Thermometer kontrolliert
- Zwischen Wärmflasche und Haut liegt ein Schutztuch.

Uli dokumentiert, dass er während der Trainingsphase den Schüler bei obigen Tätigkeiten viermal beaufsichtigte und überprüfte. Jedes Mal hat der Schüler die Maßnahme ordnungsgemäß ausgeführt.
Karl-Heinz dokumentiert nichts. – „Quatsch", wie er meint!
Mögliche Konsequenz: Vor Gericht erklärt ein Schüler, dass er vom Pfleger den Auftrag bekommen habe, eine Wärmflasche an die Füße des Patienten zu legen. Von einem Schutztuch habe der Krankenpfleger nicht gesprochen. Negativste Konsequenzen der fehlerhaften Delegation: Der Patient, ein Diabetiker, erleidet schwere Verbrennungen an den Füßen!

Dokumentation der Anleitungsstunden

Einige Bundesländer (Bayern, Niedersachsen, NRW, Rheinland-Pfalz u.a.) geben vor oder empfehlen, dass mindestens 250 Stunden der gesamten praktischen Ausbildungszeit als Praxisanleitung nachweislich dokumentiert werden. Beispielsweise empfiehlt dazu die Landesarbeitsgemeinschaft der Lehrerinnen und Lehrer für Pflegeberufe Rheinland-Pfalz e.V. für ihr Bundesland, dass der Praxisanleiter des jeweiligen Einsatzbereiches die Dokumentation der Anleitung zusätzlich abzeichnet. Dadurch wird es den dezentralen Praxisanleitern möglich, die Anleitungskoordination am Lernort Praxis zu übernehmen und zu steuern. Dieser Dialog zwischen den an der Ausbildung Beteiligten ist zwingend erforderlich.

Abschluss

Am Ende des Anleitungsprozess, nachdem der Schüler ausreichend Zeit zum Trainieren hatte, bleibt die Frage zu beantworten, ob Ihr Schüler den Anleitungsinhalt situationsorientiert anwenden kann. Erst dadurch wird die angestrebte **Handlungsfähigkeit erreicht.**

Zuletzt fragen Sie den Angeleiteten, ob er Ihre Kritikpunkte akzeptiert. Vielleicht fühlt er sich ungerecht beurteilt, oder er deutet manche der von Ihnen festgestellten Mängel als „überzogen". Sprechen Sie darüber? Einige Male erlebte ich Schüler, die körpersprachlich ablehnend reagierten und dabei seitens ihrer Mimik und Gestik *„vor sich hin schmollten"*. Konkret auf meine Beobachtung angesprochen, erläuterten die Auszubildenden, warum Sie mit meiner Bewertung nicht einverstanden waren. Nun hatte ich die Möglichkeit, die Lernenden durch meine variierten Erklärungen zu überzeugen. Als die betroffenen Schüler dann im zweiten Versuch verstanden hatten, löste sich ihre angespannte Haltung. Erst dann wurde meine Kritik dem Schüler klar und er konnte meine Bewertung nachvollziehen. In Klientenanleitungen ist bei professioneller Vorgehensweise unter Verzicht auf „oberlehrerhafte" Kritik nicht damit zu rechnen.

Bevor Sie abschließend die Handlungsbetonung und Bestätigung betonen, befragen Sie Ihren *„Anleitungskunden"* nach der Qualität der Anleitung. Bevor der zentrale Praxisanleiter den Einsatzbereich des Schülers wieder verlässt, ist ein kurzes Übergabegespräch zur Situation der zu Pflegenden und des Schülers mit der Teamleitung selbstverständlich.

Beispielfragen für Qualität der Anleitung aus Sicht des Angeleiteten:
- Wie hat Ihnen die Anleitung gefallen?
- An welcher Stelle war ich zu schnell oder zu ausführlich?
- Was würden Sie als Anleiter verbessern, damit andere Schüler/Klienten noch exakter angeleitet werden?
- Nennen Sie mir bitte zum Schluss einen besonders positiven Aspekt meiner Anleitung.

Checkliste Nachgespräch

☐ Kritikgespräch unter vier Augen
☐ Bezugskontakt herstellen und halten
☐ Richtiges Verhalten bestätigen
☐ Entspannte Lernatmosphäre
☐ Schülern/Klienten soll die Maßnahme einsichtig sein
☐ Nicht in Einzelheiten schwelgen; exemplarisch vorgehen
☐ Bei vielen Fehlern Kritikschwerpunkte setzen
☐ Wurde Verhaltensabsprache eingehalten?
☐ Fehler des Anleiters?
☐ Offene Fragen beantworten
☐ Transfer
☐ Vertiefung
☐ Trainingsphase besprechen
☐ Kritik akzeptiert?
☐ Qualitätssicherung
☐ Am Ende: klare Handlungsbetonung
☐ Unterschriften zur Dokumentation der Anleitungsleistung.

Im Kapitel Beurteilung (➤ 3.8) werden Ihnen professionelle Beobachtungskriterien zur Qualitätsbestimmung einer Anleitung gegeben. Diese pädagogischen Bewertungen nehmen Praxisanleiter und Pädagogen vor. Die Fragen im obigen Beispiel beziehen sich ausschließlich auf ihren Schüler/Klienten.

Unter dem Gesichtspunkt einer handlungsorientierten Praxisanleitung darf die Entscheidung, ob eine Anleitung erfolgreich war, nicht unmittelbar im Nachgespräch, sondern erst nach Ablauf der Trainingsphase getroffen werden. Die wichtigsten Punkte zum Thema „Nachgespräch" entnehmen Sie bitte der Checkliste.

3.7 Trainingsphase

3.7.1 Übung macht den Meister

Nach einer Gezielten Anleitung erhalten Schüler und Klienten Gelegenheit und Zeit zum Trainieren und Üben. Damit ist die regelmäßige Wiederholung zum Zwecke des Lernens und der Leistungssteigerung gemeint.

Der Begriff **Training** wird umgangssprachlich als Vorbereitung auf einen Wettkampf definiert. Das Examen stellt etwas Ähnliches wie ein Wettkampf dar. Vor noch nicht allzu langer Zeit war die Vorstellung verbreitet, dass Üben im Gegensatz zur Wissensvermittlung nur ein Nebenprodukt bzw. lästiges Beiwerk sei. Man verstand darunter gedankenloses Reproduzieren von Lerninhalten. Kurzum, Üben war out!

Heute ist die Notwendigkeit dieser Lernphase akzeptiert, wobei allerdings eher der Begriff „Training" – im Englischen heißt es „Coaching" – Anwendung findet. Aus den alten Fehlern (monotones und langweiliges Üben) lernte man und gestaltete Trainingsphasen abwechslungsreicher und interessanter. In dieser Bedeutung kann ein Anleiter ohne weiteres als „Coach" bezeichnet werden.

Einmal ist keinmal

Erstmaliges Verstehen ist ohne Zweifel wichtig. Bei einer Gezielten Anleitung wird dieses in der Regel erreicht, sofern dabei gehirngerecht, also unter Einbeziehung diverser Wahrnehmungskanäle, gearbeitet wird. Hier setzt ein Schüler/Klient Anleitungsinhalte in der Praxis um und führt dabei Anteile aus. Übernimmt der Lernende die für ihn neue Maßnahme nur einmalig selbstständig, ist ein langfristiger Lernerfolg fast ausgeschlossen. Aus dem Kapitel 1 wissen Sie, dass Wiederholen mit mehrmaligem Durchdenken und Anwenden die Lerninhalte sichert und einprägt. Schüler sollten auch nicht starr Handlungsabläufe einhalten, sondern Variationen argumentativ begründen können und die affektive Sicht der Beziehungspflege in den professionellen Mittelpunkt stellen.

> **MERKE**
> Eine Gezielte Anleitung erzeugt Klarheit und Beweglichkeit der gedanklichen Struktur; sie verfeinert das Gewebe der Lerninhalte. Erst das Trainieren macht es robust und stark.

Umsetzung

- Voraussetzung ist auch hier die Motivation des Lernenden. Zudem sollte er die Maßnahmen bewusst trainieren
- Der Lerninhalt soll für ihn bedeutsam sein
- Dies setzt wiederum voraus, dass ihm das Grundprinzip der Maßnahme einsichtig ist. Lassen Sie darum den Schüler/Klient nur das üben, was er wirklich verstanden hat
- Beobachten Sie beim Lernenden, wie er die Trainingsphase erlebt. Pflegepädagogen haben festgestellt, dass Schüler sich in diesen Situationen nicht so sehr auf die Bedürfnisse des Patienten konzentrieren, sondern vielmehr auf ihr eigenes Handeln
- Schüler zeigen gerne, was sie können. Als Anleiter erleben Sie zuweilen, wie die Lernenden mit Konzentration und Spannung, zugleich aber auch mit Spaß und Engagement an die Arbeit gehen
- Der Anleiter optimiert dieses Verhalten durch eine abwechslungsreiche, interessante Gestaltung. Neue Variationen schaffen für den Schüler neue Herausforderungen
- Die Trainingsphasen sollten kurz, aber häufig sein
- Verdeutlichen Sie einem Klienten, welchen Nutzen er später von der Anleitung hat.

> Beispielsweise eine selbstständige und unabhängige Lebensgestaltung sowie eine Rückenschonende und bequeme Mobilisation ohne Inanspruchnahme kostenpflichtiger Pflegedienste usw.

- Ermuntern Sie die Lernenden immer wieder, Fragen zu stellen
- Schüler sollen sich als Schüler fühlen dürfen – Klienten als erwachsene Lernende
- Der Lernfortschritt hängt entscheidend von den Wiederholungen ab. Doch Vorsicht: Zu viele Übungseinheiten führen zur Überreizung und oftmals zu Chaos! Sicherlich erinnern Sie sich an Generalproben zu verschiedensten Anlässen. Nach langem und intensivem Lernen und Trainieren klappt die letzte Probe oder das letzte Abfragen vor der Prüfung meist nie so gut wie vorher. Der Trainierende ist entsetzt und schockiert, wo er doch vorher mit seiner Leistung zufrieden war
- Wenn die während des Nachgespräches vereinbarte Trainingsleistung (z.B. dreimal üben) erreicht ist, sollten neue Lernziele anvisiert werden. Eine einzelne Wiederholung hin- und wieder reicht dann aus, um dem Vergessen vorzubeugen.

MERKE
Pflegepädagogen sprechen hier vom Overlearning.

- Vermeiden Sie es auch, allzu starre Formen zu trainieren. Flexibilität ist gefragt
- Regelmäßige Kontrollen und anschließende positive Verstärkung tun das Übrige. Schüler möchten möglichst sofort mit ihren Lernergebnissen konfrontiert werden. Sie fragen: „Na, wie war ich?"
- Lernende benötigen in der Trainingsphase mehr Zeit als Ausgebildete. Räumen Sie nach Absprache mit Ihrem Team den Schülern während des Diens-

tes individuelle Lern- bzw. Trainingszeiten ein
- Wenn möglich, ersparen Sie dem Schüler Misserfolgserlebnisse. Ein Schüler wird aus Fehlern nur dann klug, wenn er selbst eine mentale und praktische (= Handlungs-) Korrektur vornimmt. Die wenigsten schaffen dies alleine.

MERKE
Schüler brauchen nach Fehlern kein Meckern, Beschuldigen, Nörgeln und Demütigen, sondern ganz einfach nur HILFE!

Ulli bei der morgendlichen Teambesprechung zu seinen Kollegen: „Schülerin Petra kann sich nach der Frühstückspause in Ruhe mit der Pflegeplanung bei ihrer Patientin Frau X beschäftigen. Gestern erhielt sie eine Gezielte Anleitung zu dieser Thematik. Jetzt soll sie es selbst versuchen."

Am Ende des Anleitungsprozess, nachdem der Schüler ausreichend Zeit zum Trainieren hatte, bleibt für Sie die Frage zu beantworten, ob Ihr Schüler das Anleitungsziel nun situationsorientiert anwenden kann.

3.7.2 Beobachtung

Erfolgreiche Anleiter verfügen über eine gute Beobachtungsgabe. Diese Fähigkeit lässt sich durch Eigenbeobachtung und permanentes Training vertiefen. Das Anforderungsprofil eines guten Beobachters enthält nachstehende Punkte:
- Konzentrations- und Merkfähigkeit
- Pädagogische Kompetenz
- Pflegerische Fachkompetenz
- Neutralität
- Protokollierungsvermögen.

MERKE
Beobachten ist nicht Beurteilen, sondern dessen Vorstufe.

Es ist für einen Schüler wenig hilfreich, wenn Sie beispielsweise im Pflegeprotokoll notieren „arbeitet unsteril". Beschreiben Sie stattdessen die Handlungsschritte, die zu Ihrer Einschätzung führten, z.B. „berührt Kompressen mit Fingern". Eine gezielte Beobachtung ist auf klare Kriterien ausgerichtet. Diese sollten sowohl dem Beobachter wie auch dem Beobachteten vorher klar sein. Pflegeanfänger kennen manche Oberbegriffe von Kriterien noch nicht und wissen teilweise nicht, was darunter zu verstehen ist. Beschreiben Sie darum gerade Pflegeanfängern, was Sie mit beispielsweise mit Beobachtungskriterien meinen:
- **Pflegequalität** (gefährlich, sicher, angemessen, optimal – Dienstleistungsorientierung, Methodenbeherrschung)
- **Kommunikation** (Motivation, Problemlösungsfähigkeit)
- **Hygiene** (allgemeines und persönliches Verhalten)
- **Teamverhalten** (Fähigkeit zur Selbstbewertung)
- **Arbeitsverhalten** (Selbstständigkeit, Eigenverantwortlichkeit, Zielstrebigkeit, Innovationsfähigkeit, Anleitungsfähigkeit).

Lernform Pflegeprotokoll

In vorigen Kapiteln wurden bewusst die Begriffe „Beobachter" und „Pflegender" verwendet. Es ist mir wichtig festzuhalten, dass der Anleiter – ob nun Praxisanleiter, Mentor oder Pflegelehrer – nicht automatisch den Beobachterstatus und der Schüler in der Ausbildung die ausführende Rolle übernimmt. Anleiten heißt, jemandem etwas zu zeigen und ihn dabei zu führen. Anleiten heißt nicht, den anderen ausschließlich zu beobachten und später zu kritisieren. Das, was vom Schüler gefordert wird, muss der Anleiter selbst praktizieren. Exemplarisch möchte ich dazu das Instrument des **Pflegeprotokolls** vorstellen.

An mindestens zwei nahe aufeinander folgenden Terminen kommt diese Lernform zur Anwendung. Schwerpunkt ist hier die Kombination verschiedener Pflegemaßnahmen unter Beobachtung:
- Für einen *Unterkursschüler* wählen Sie beispielsweise das Thema „reinigende Ganzkörperwaschung inklusive Prophylaxen" gemäß Pflegeplan
- Für einen *Mittelkursschüler* kämen die Aktivierung des Patienten sowie spezielle prä- oder postoperative Vorbereitungen dazu
- Von *Oberkursschülern* würde zusätzlich eine individuelle Gesundheitsberatung, die Förderung der Ressourcen und die Organisation dieser Pflege verlangt.

Es ist ein großer Unterschied, ob nur eine Tätigkeit punktuell angeleitet wird oder ob Schüler und Anleiter nach ihrem Ermessen Pflegemaßnahmen zusammenfügen und systemisch vernetzen. In der Trainingsphase werden hierbei die einzelnen Lernsequenzen miteinander verbunden.

Verlauf und Prinzip

Nach Zielgruppen-, Patienten/Bewohner-, Anleitungsthemen- und Umfeldanalyse wählen Anleiter und Schüler gemeinsam einen Pflegebedürftigen aus. Entscheiden Sie sich nach Möglichkeit für einen Pflegeempfänger, bei dem der Schüler die Maßnahmen bereits öfter vorgenommen hat. Der Lernende sollte sich in der Ausführung sicher fühlen. Beispielsweise hat der Mittelkursschüler diesen Patienten an den Vortagen mehrmals gepflegt. Der Auszubildende wird beauftragt heute so zu arbeiten, wie er es auch an den vergangenen Tagen getan hat. Einziger **Unterschied** (und dieser ist entscheidend): Der Anleiter ist am ersten Tag anwesend und beobachtet. Abschließend folgt das Nachgespräch. Am zweiten Tag ist die Situation anders. Nun pflegt der Anleiter den Patienten und lässt sich vom Schüler beobachten. Neben der Frage nach dem Einverständnis erklären Sie dem Pflegebedürftigen, dass Sie sich heute, am ersten Tag, die Zeit nehmen möchten und die Ausführungen des Schülers beobachten werden.

Erster Tag
Vorgespräch
Der Schüler stellt den Patienten vor. Die häufig in Kurzform formulierten Pflegeprobleme und Maßnahmen erläutert der Lernende mündlich. Der Anleiter informiert den Schüler, dass:
- Der Auszubildende heute in gewohnter Weise *und nach bestem Wissen* pflegen soll
- Der Anleiter als Beobachter im Zimmer anwesend bleibt
- Der Anleiter zudem eine Beobachtungsaufgabe übernimmt und darum in dieser Zeit auf weitere Gespräche verzichtet.

Ulli zu Patient: „Wundern Sie sich bitte nicht, wenn ich mich gleich nicht mehr mit Ihnen unterhalte. Schüler Franz soll sich nämlich in aller Ruhe um Sie kümmern können. Ich sitze dort drüben auf dem Stuhl, beobachte und protokolliere".

- Sie als Anleiter ein Pflegeprotokoll ausfüllen, welches später der Schüler behalten kann und im Praxisordner abheftet
- Der Schüler seine Maßnahmen während der Pflege gegenüber dem Beobachter nicht zu begründen braucht. Sollte der Beobachter Fragen haben, kann er diese notieren und im Nachgespräch stellen. Somit wird der Anleiter den Schüler nicht unterbrechen
- Dass auf diesem Protokoll Beobachtungsnotizen gemacht werden. Denn ohne Pflegeprotokoll würde einiges vergessen werden und somit später dem Schüler nur wenige Rückmeldungen gegeben werden können

▶ Quizfrage: Welche Beobachtungsart liegt der Methode des Pflegeprotokolls zugrunde? (Lösung siehe unten)

- Der Schüler für den Gesamtablauf keine Noten erhält, stattdessen die Pflegequalität des Auszubildenden beobachtet, eingeschätzt und dokumentiert wird
- Auf dem Pflegeprotokoll verschiedene Kriterien vorgegeben sind. Dies bedeutet für den Schüler: Wenn der Anleiter schreibt, ist dies etwas Normales und signalisiert keinesfalls einen beobachteten Fehler. Ansonsten zucken beispielsweise Examenskandidaten in der praktischen Prüfung jedes Mal innerlich, wenn sie bemerken, dass sich ein Prüfer Notizen macht. Hier lernen sie, dass sowohl positive, unklare und verbesserungsfähige Punkte als auch Tipps usw. notiert werden
- Der Anleiter bei der Folgedurchführung, z.B. am zweiten Tag, dem Schüler zeigt, wie eine professionelle Pflege beim gleichen Patienten realisiert werden könnte.

TIPP
Die Beobachtungsnotizen werden mit den bekannten Beurteilungskriterien kombiniert:

+	• Leistung über dem Ausbildungsstand
O	• Leistung entspricht dem Ausbildungsstand
–	• Leistung unter dem Ausbildungsstand
/	• ohne Wertung (Notizfunktion)
?	• Frage an den Pflegenden
Tipp	• Alternativvorschlag

Der Leistungsstand bezieht sich immer auf den Ausbildungsstand des Schülers. Wenn dieser am zweiten Tag den Anleiter beobachtet und beurteilt, soll er das „+" nur für Leistungen verwenden, die er als Schüler in ähnlichen Situationen selten oder nie gesehen hat und persönlich als „sehr gut" bewertet.

Alle Maßnahmen sind auf reale Praxismöglichkeiten ausgerichtet. Beispielsweise versorgte der Schüler bis dato den Patienten auch an den Vortagen alleine. Genauso soll es heute ablaufen.

Hilfsmöglichkeiten des Anleiters werden gerne, aber nur nach Aufforderung durch den Schüler erbracht. Der Mentor oder Praxisanleiter wird von sich aus keine Hilfe anbieten, sondern wird nur nach Schüleranfrage aktiv. Problematisch bei diesem kurzzeitigen Aktivwerden ist das Wechseln des Beobachters in die teilnehmende Beobachterrolle (= *Lösung des Ver-*

suchs). Während dieser Zeit ist er auf seine Merkfähigkeit angewiesen.

Nach Klärung der vorigen Punkte nennt nun der Schüler die Zielsetzung seiner Pflege, welche ein wichtiger Schwerpunkt dieser Lernform ist. Schüler, die ohne Ziel pflegen oder unstrukturierte und ungeplante Handlungen ausführen, ermitteln Sie durch diese Anleitungsform zügig. Auch der Ausbildungsstand manifestiert sich klar. So kündigen beispielsweise manche Mittelkursschüler als Ziel an, den Patienten waschen zu wollen. An dieser Stelle intervenieren Sie und fragen, ob der Patient an den Vortagen dabei nicht Anteile übernehmen konnte. Öfter bestätigen die Schüler dies, so dass sich die Zielsetzung um die Integration der Ressourcen erweitert. Ein Muster für ein Pflegeprotokoll zeigt die folgende Übersicht. Nutzen Sie es als Kopiervorlage für den persönlichen Gebrauch oder als Ideenpool für Ihre Anleitungen in der Praxis.

Durchführung
Wählen Sie im Zimmer einen geeigneten Beobachtungspunkt, von dem aus Sie Schüler und Patienten nicht irritieren; möglichst außerhalb des direkten Arbeitsblickfeldes des Schülers. Notieren Sie ihre Beobachtungen stichpunktartig. Je nach Erfahrung mit dieser Lernform können Sie Ihre Bewertung direkt während der Beobachtung vornehmen oder später im Nachgespräch ergänzen. Gerade Schüler, bei denen Sie diese Methodik erstmals verwenden, werden anfangs unsicher, sobald der Beobachter mit dem Schreiben beginnt. Sie vermuten, Fehler gemacht zu haben. In Extremfällen zeigt man dem Schüler die bis dahin gemachten Notizen.

Obwohl Sie durch die nicht-teilnehmende Beobachtung differenziert und genau vorgehen, sind Sie vor Beobachtungsfehlern nicht geschützt (Details ➤ 3.8.2).

Pflegeprotokoll

+ Leistung über dem Ausbildungsstand
o Leistung entspricht dem Ausbildungsstand
− Leistung unter dem Ausbildungsstand
/ ohne Wertung (Notizfunktion)
? Frage an den Pflegenden
Tipp Alternativvorschlag

Name der Pflegenden: _____ Protokollführer: _____

Datum: _____ Praxiseinsatzort: _____ Patientenkürzel: _____ Alter: _____

Diagnose: _____

Zielsetzung: _____

3.7 Trainingsphase

Nachgespräch

Nachdem der Schüler die Pflegemaßnahmen dokumentiert hat und eine Pause eingehalten wurde, kann das Nachgespräch beginnen.

War das Vorgespräch bei der Gezielten Anleitung das so genannte „Herzstück", so ist an dieser Stelle das Nachgespräch als solches zu klassifizieren.

Wie bei der Gezielten Anleitung gelten für den Ablauf die erwähnten Richtlinien:

1. **Befindlichkeiten klären**
2. **Selbsteinschätzung des Schülers geben lassen**
   Wurde heute die Zielsetzung erreicht? Dadurch *diagnostiziert* der Anleiter das aktuelle Selbstbild des Lernenden
3. **Rückmelden und Bestätigen**
4. **Reflexion anhand des Protokolls**
   Ihre Notizen werden jetzt schrittweise besprochen. Obwohl der Anleiter Zeile für Zeile vorgeht, neigen Schüler erfahrungsgemäß dazu, bereits die nächste Eintragung lesen zu wollen. Dadurch hören sie Ihnen nicht mehr konzentriert zu. Aus diesem Grund decken Sie einfach das Blatt so ab, dass nur die bis dahin besprochenen Beobachtungen sichtbar sind.
5. **Begründungen der Teilschritte**
   Bevor Sie dem Schüler Ihre Bewertung mitteilen, lassen Sie ihn für den jeweiligen Teilschritt eine Selbstbewertung und eine Begründung geben. Danach zeigen Sie Ihre Notizen mit der Beurteilung Ihrer Beobachtung. Möglicherweise kann dieses Urteil bei einer überzeugenden und stichhaltigen Schülerbegründung von Ihnen revidiert werden. Sofern Sie während der Pflegemaßnahme noch keine Wertung vorgenommen haben, beurteilen Sie Ihre Beobachtungen jetzt in Anwesenheit des Schülers
6. **Auswertung**
   Abschließend kann ein Fazit über die geleistete Pflegequalität gezogen werden
7. **Förderungsvorschlag:**
   Der Schüler wird gebeten, für alle mit „–" markierten Fehler bis zum nächsten Tag eine Positivformulierung zu verfassen.

Zweiter Tag
Vorgespräch

Nach Vorstellung der vom Schüler formulierten Förderungsvorschläge beschreibt der Anleiter, welches pflegerische Ziel er heute beim gleichen Patienten erreichen möchte. Achten Sie bitte darauf, gerade die Fehler, die dem Schüler bei der ersten Durchführung unterlaufen sind, zu vermeiden. Integrieren Sie nach Möglichkeit einen aktuellen pflegerischen Schwerpunkt oder vermitteln Sie eine für den Schüler neue Thematik. Zum Beispiel kombinieren Sie die Pflege nach dem Konzept der „Basalen Stimulation" mit der Schülerplanung des Vortages.

Absprachen

Schüler und Patient wissen, dass die Pflegemaßnahmen heute durch den Anleiter ausgeführt werden. Bitten Sie den Lernenden, für Sie ein Pflegeprotokoll zu erstellen. Anfangs bemerken Sie wahrscheinlich, dass Schüler bezüglich der Pflegeleistungen ihres Anleiters und somit ihres Vorbildes häufig sehr unkritisch sind. Die Tatsache, dass z.B. ein Praxisanleiter die richtige Anwendung demonstriert, reduziert evtl. die kritische Beobachtungsfähigkeit des Schülers. *Mein Anleiter kann das doch bestimmt.*

Er wird es wohl richtig ausführen ... Aus diesem Grunde sollte jetzt die Absprache geändert werden. Informieren Sie den Schüler, dass er bei Ihrer Pflege *mit allem rechnen müsse*. Auch Ihnen könnten Fehler unterlaufen. Wenn nicht, würden Sie eventuell einen solchen „einbauen". Dieser darf natürlich nicht den Patienten bedrohen oder gefährliche Pflege darstellen. Also bitte nicht wie in ➤ Abbildung 3.17 dargestellt. Sondern:

> Am Ende fragt der Anleiter (Pflegender) die Schülerin (Beobachter):
> Ulli: „Habe ich etwas vergessen?"
> Petra: „Nein."
> Ulli: „Überlege einmal, was der Patient sonst üblicherweise noch bekommt."
> Petra, nach kurzer Bedenkzeit: „Du hast ihm noch nicht die Tabletten für heute gegeben."
> Ulli: „Genau, ich habs wirklich vergessen, hole es jetzt nach."

Erfahrungsgemäß beobachten und beurteilen Schüler nach der Vorankündigung eines Fehlers differenzierter. Während meiner Tätigkeit als Praxisanleiter und Lehrer kündige ich Schülern im Vorgespräch an, dass ich Fehler einbauen werde, um sie in ihrer kritischen Beobachtungsfähigkeit zu trainieren. Daraufhin verlangten einige Oberkurschüler bereits vor der Durchführung, den geplanten Fehler doch bitte jetzt schon auf einem Notizzettel zu vermerken, *um später belegen zu können, ob ich den Fehler auch wirklich bewusst einplante*. Dies reduzierte meine Chance am Ende sagen zu können: „Ja genau, denn den entdeckten Fehler habe ich eingeplant!" ☺ Das hatte ich nun davon. Diese Lernart bietet Ihnen wunderbare Trainingsmöglichkeiten, um Ihre Pflegeleistungen immer wieder aufs Neue zu verbessern (Kaizen ➤ 1.8.3) und zu den eigenen Fehlern stehen zu können.

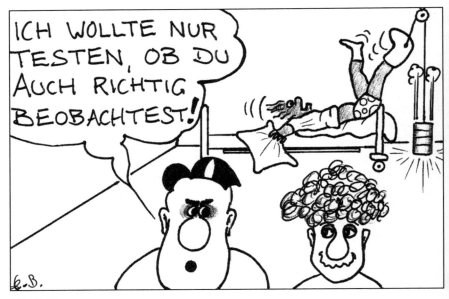

Abb. 3.17

Nachgespräch

Bevor Sie als Anleiter Ihre Selbsteinschätzung geben, fragen Sie den Schüler nach seiner Meinung. Immer dann, wenn Schüler ein Pflegeprotokoll erstmals ausfüllen, empfinden sie diese Situation als ungewöhnlich. Zitat: „Komisch, nur zu beobachten und zu schreiben." Manche Lernenden gestehen vereinzelt Probleme mit dem Ausfüllen des Protokolls ein. Erfahrungsgemäß werden Schüler bei späteren Wiederholungen dieser Vorgehensweise sicherer. Diese Anleitungsform ist bei Schülern sehr beliebt. Überwiegend würdigen sie den Lerneffekt. Folgende schülertypische Original-Aussagen waren in unserem Hause zu hören:

- „Jetzt habe ich verstanden, was du mit ganzheitlicher Orientierung/Bereichspflege meintest"
- „Es war echt geil zuzuhören. Endlich habe ich gesehen, dass man sich auch über eine längere Zeit gut mit dem Patienten unterhalten kann. Nicht nur übers Wetter, Super ..."
- „Wenn wir das öfter machen, habe ich später bei Prüfungen viel weniger Angst."

TIPP

Durch die Lern- und Anleitungsform „Pflegeprotokoll" werden Schülern Prinzipien, Auffassungen oder Pflegemodelle positiv demonstriert und aufgezeigt.
Bedenken Sie: Pflege vorzuleben ist viel bedeutender und komplexer, als Pflege vorzureden!

Folgende **Ziele** werden mit dem Pflegeprotokoll am zweiten Tag erreicht:
1. Der Schüler verfolgt in der Praxis zusammenhängende Pflegemaßnahmen bei Patienten, die er kennt
2. Die Schüleraufzeichnungen erlauben Rückschlüsse auf Pflegeauffassungen und Wertvorstellungen/Einstellungen/Haltungen des Schülers
3. Kompetenzanbahnungen werden dokumentiert
4. Pflegeprotokolle dienen Praxisanleitern als schriftliche Ausgangsbasis um in späteren Folgeanleitungen die anvisierten Kompetenzanbahnungen fortzuführen.

Nach einer kurzen Einschätzung der Gesamtsituation starten Sie mit der detaillierten Reflexion. Überprüfen Sie, ob die Beobachtungen und Beurteilungen des Schülers auch Ihrer Wahrnehmung entsprechen. Hin und wieder meinen es Schüler mit ihren Anleitern zu gut und beurteilen normale Standardpflegeleistungen mit „+". Sollte auch Ihr Schüler Sie mit solchen *übertriebenen Schmeicheleien* erfreuen wollen, bringen Sie ihn mit der Begründungsfrage auf den Boden der Realität zurück.

„Ich habe vor Eintritt in das Patientenzimmer angeklopft. Warum hast du das mit „+" bewertet?
Kann der Schüler diese Frage nicht begründen, so bitten Sie um Abänderung von „+" nach „O", weil Anklopfen als Standardleistung erwartet wird.

Entsprechendes gilt für Fehler, die vom Schüler nicht wahrgenommen wurden bzw. für Tätigkeiten, in denen Sie zu Unrecht eine Fehlerwertung erhielten.

Bitte legen Sie großen Wert auf die fachliche Richtigkeit des Pflegeprotokolls, weil Schüler dieses als einzig schriftlich fixierte Grundlage zur Vorbereitung auf praktische Prüfungen verwenden. Oberkursschüler unseres Hauses vergleichen ihre bis dahin erhaltenen Pflegeprotokolle und bereiten sich so auf die praktische Prüfung vor.

Vertiefung und Trainingsphase
Abschließend erhält der Schüler von Ihnen bei Bedarf Literaturhinweise, damit er die demonstrierten neuen Lerninhalte nachlesen kann. Gemeinsam wird die weitere Trainingsphase besprochen und der Schüler dabei ermuntert, den Anleiter zu imitieren. Sofern Sie zeitliche Möglichkeiten haben, kann am nächsten (dritten) Tag der Schüler erneut die Maßnahme übernehmen. Als Anleiter überprüfen Sie damit, inwieweit der Schüler sein Verhalten zwischen dem ersten und dritten Tag geändert hat.

Dokumentation
Inhalt und Ablauf dieser Anleitungsform werden anschließend im Praxisordner dokumentiert und das Pflegeprotokoll dort abgeheftet.

3.8 Beurteilung

3.8.1 Gesetzliche Grundlagen

Grundlage der Schülerbeurteilung sind die Ausbildungs- und Prüfungsverordnungen der Pflegeberufe. Beispielsweise heißt es unter Punkt 4 KrPflAPrV: *„Die regelmäßige und erfolgreiche Teilnahme an den Ausbildungsveranstaltungen [...] ist [...] nachzuweisen."* (📖 8)
Hier gibt es schon erste Problempunkte:
- Wie kann man die erfolgreiche Teilnahme an der praktischen Ausbildung nachweisen?
- Welche Konsequenzen können bei nicht erfolgreicher Teilnahme gezogen werden?

Nachdem der Schüler die sechsmonatige Probezeit überstanden hat, ist eine spätere Beendigung des Ausbildungsverhältnisses seitens der Schule nahezu unmöglich (➤ 2.9.2). Fakt ist, dass alle während der Ausbildungszeit (Gesundheits- und Krankenpflege) erbrachten theoretischen wie praktischen Leistungen keinerlei Einfluss auf die Examensnote nach dem Krankenpflegegesetz haben dürfen.

> Schüler A erbringt im Verlauf der dreijährigen Ausbildung gute Zensuren und sehr gute Praxisbeurteilungen. Durch Prüfungsangst besteht er das Examen nicht.
> Schüler B übersteht gerade noch die Probezeit. Anschließend fallen seine Leistungen rapide ab. Im Durchschnitt liegen seine Noten bei 5 (mangelhaft). Auch Praxiseinsatzorte klagen über mangelnde Motivation und einen unzureichenden Wissensstand. Trotzdem wird Schüler B bei ausreichenden Prüfungsleistungen das Examen bestehen.

Andererseits wird in den Begründungen zu § 8 KrPflAPrV ausgeführt, dass im Interesse einer gerechten Würdigung der Leistungen des Schülers bei offensichtlicher Diskrepanz zwischen der Prüfungs- und Ausbildungsleistung auch seine Bewährung während der Ausbildung in die abschließende Wertung seiner Prüfungsleistung einfließen darf.
In der **Altenpflegeausbildung** kommt das Prinzip der Vornoten zum Tragen. Einzelne Bundesländer ermöglichen auch Schulen in der Gesundheits- und Krankenpflegeausbildung Vornoten (➤ 3.9.1).

Bei schlechten Leistungen kann die Pflegeschule den Antrag des Schülers auf Zulassung zur Prüfung verweigern. Dazu der Kommentar zum 1985er Gesetzestext: *„Erfolgreich ist eine Teilnahme dann, wenn die zu beobachtenden Leistungen des Schülers erfahrungsgemäß seine grundsätzliche Eignung für den angestrebten Beruf erkennen lassen. Liegen diese Voraussetzungen im Einzelfall nicht vor oder bestehen begründete Zweifel, so kann die Bescheinigung auch versagt werden, so dass unter Umständen eine verlängerte Ausbildungszeit erforderlich wird."* (📖 15)

Doch leider machen Schulen hier die Rechnung ohne den *„Wirt"* (z.B. den Medizinalbeamten der zuständigen Prüfungsbehörde inklusive seines Vorgesetzten, den Regierungspräsidenten). Es gibt Fälle, in denen solche Schüler trotzdem zur Prüfung zugelassen werden. Im Kommentar der Verordnung wird der Schule unmissverständlich die Auslegung des unbestimmten Rechtsbegriffes „erfolgreich" zugesprochen. Dazu heißt es: *„Die Art und Weise der Feststellung, ob die Teilnahme erfolgreich war, ist der Schule überlassen, die hierzu auch regelmäßige Leistungskontrollen, so z.B. auch Zwischenprüfungen, vornehmen sollte. Allgemeine Grundlage für die Beurteilung der erfolgreichen und regelmäßigen Teilnahme an den vorgeschriebenen Ausbildungsveranstaltungen bilden insbesondere die Aufzeichnungen, die die Schule über jeden Schüler während der Ausbildung führen sollte."* (📖 15)

Glücklicherweise kommen die oben erwähnten „Gesetzesuntergrabungen durch Prüfungsbehörden" nur vereinzelt vor. Engagierte Schulen üben hier mit Dienstaufsichtsbeschwerden und Eingaben an die zuständigen Politiker Druck aus.

> **TIPP**
> Damit die Pflegeschule die erfolgreiche Teilnahme an der praktischen Ausbildung nachweisen kann, ist sie auf Praxisbeurteilungen angewiesen (vergl. § 1 [4] KrPflAPrV). Besonderheiten dieser jährlichen Teilnahmebescheinigung in der Altenpflegeausbildung wurden bereits in ➤ Kapitel 2.2.1 erläutert. Der Gesetzgeber macht keine Vorgaben zum Beurteilungsverfahren. Ob ein Beurteilungsbogen frei formuliert, angekreuzt oder mit Noten ausgefüllt werden soll, entscheiden in der Regel die Schulen in Zusammenarbeit mit den Praxiseinsatzorten.

Die **Kompetenzorientierung** in den Ausbildungsgesetzen verlangt zugleich eine entsprechende Ausrichtung der Beurteilungs- und Prüfungsgestaltung. Gerade bei praktischen Beurteilungen lassen sich alle Kompetenzdimensionen besser als in jedem Theorieunterricht beobachten. Besonders erwähnenswert sind dazu die Demonstration in der realen Situation und die vom Schüler durchzuführenden Anleitungs- oder Beratungssituationen. Hier geht es um mehrdimensionale Leistungen. Der theoretische Rahmen erfordert vom Schüler kognitive Assoziationsleistungen. Neben den psychomotorischen Anforderungen steht dabei auch sein Verantwortungsbewusstsein und/oder seine Motivation im Mittelpunkt. Dieses gleichzeitige Verknüpfen, unter Orientierung an der Handlungslogik der Pflegemaßnahmen, stellt einen hohen Anspruch dar. Weder in der schriftlichen noch in der mündlichen Prüfung lassen sich diese Kompetenzen so gut darstellen wie bei praktischen Beurteilungen und später im praktischen Examen (➤ 3.9).

3.8.2 Grundlagen der Beobachtung und Beurteilung

Beobachtung definiert sich als eine grundlegende Form der Informationsgewinnung in Alltag und Forschung. Dazu benötigen wir aufmerksame Wahrnehmung, verbunden mit der Erwartung, dass sich am Wahrnehmungsobjekt Veränderungen ereignen werden. Verschiedene Erhebungsmethoden kommen zum Einsatz. Sie kennen dazu bereits die „Teilnehmende" und „Nichtteilnehmende" Beobachtungsart (➤ 3.5).

Eine Beurteilung fällt Urteile über Sachverhalte oder andere Menschen. Dazu werden so genannte diagnostische Einschätzungsskalen verwendet. Im Ausbildungsalltag bezeichnen wir diese als Beurteilungsbögen. Eine Beurteilung entsteht durch einen **Prozess**, indem die bis dahin gemachten Beobachtungen zusammengefasst werden und der beurteilende Pflegende ein Fazit zieht. Insbesondere werden Persönlichkeits- und Verhaltensmerkmale beobachtet und beurteilt. Es geht dabei vor allem um Kriterien, die zur direkten Ausbildungsleistung zählen.

Subjektivität

Menschen glauben, die Welt ist so, wie sie die Welt sehen. Diese Annahme ist falsch. Wir nehmen die Welt nicht nur über die Wahrnehmungskanäle auf, sondern wir filtern sie darüber auch (➤ 5.7.4). Die Psychologie spricht von Wahrnehmungsfiltern. Sicherlich haben Sie schon festgestellt, dass verschiedene Menschen gewisse Situationen subjektiv unterschiedlich wahrnehmen.

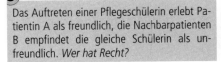

Das Auftreten einer Pflegeschülerin erlebt Patientin A als freundlich, die Nachbarpatienten B empfindet die gleiche Schülerin als unfreundlich. *Wer hat Recht?*

„Subjektive Werte mischen mit"

In der Anleiterqualifikation werden den Teilnehmern zunächst ihre subjektiven „Hinterkopfwerte" bewusst gemacht. So eine Wertediskussion, z.B. zum Thema „Was ist eine hohe Pflegequalität?" beansprucht unter Umständen eine Menge Energie und Zeit. Trotzdem ist sie wichtig! Hierdurch versucht der Anleitungstrainer die Werte, die ganz diffus bei den Teilnehmern *mitmischen und mitbeurteilen*, transparent zu machen. Diese werden dann mit psychologischem Expertenwissen angereichert, um anschließend in handlungssteuernde Beobachtungs- und Bewertungsstrukturen überführt werden zu können. Dadurch wird die Kenntnis zur Erkenntnis. Das Wissen um die Zusammenhänge ermöglicht entsprechendes Handeln. Leider beweist der pädagogische Alltag, dass Beobachter bei unzureichender Schulung immer wieder in alte „Hinterkopfwerte" zurückfallen.

Je öfter sich Praxisanleiter und Mentoren vorher über diese Dimensionen verständigen, desto höher fällt ihr Konsens während der späteren Beurteilung aus. Solch ein Konsens lässt sich bei Anleiterarbeitskreisen auch zwischen den „Praktikern" und den so genannten „Theoretikern" finden.

Beobachtungsfehler

In der praktischen Pflegeausbildung kennen die anleitenden Beurteiler sehr genau die häufig auftretenden **Beobachtungsfehler.** Während der Anleiterqualifikation werden diese ausführlich erläutert und – was noch viel wichtiger ist – in praktischen Übungsphasen immer wieder demonstriert. Weder Psychologen noch Pädagogen oder sonstige Beobachtungsexperten können sich von diesem Problemfeld ganz freimachen. Viele historische Experimente beweisen, dass auch Experten anfangs diese Fehler machen. Die Auseinandersetzung mit der Problematik ermöglicht Ihnen ein Entdecken und Hinterfragen dieser Phänomene.

Sympathie- oder Antipathie-Effekte
Entscheidend ist unsere eigene Zuneigung oder Abneigung. Der Schüler, der uns sympathisch ist, hat einen entscheidenden Vorteil bei der Bewertung seiner Eigenschaften. Viele Menschen unterliegen diesen Effekten. Wenn wir jemanden sympathisch finden, ordnen wir alle seine Verhaltensweisen (für uns) positiv besetzten Bereichen zu.

Generalisierungen
Menschen lieben es, in grundsätzliche Aussagen zu verfallen.

> Schüler A ist einmal unpünktlich (wem ist das noch nicht passiert?) und schon hört man die Information: „Also, den Schüler kannst du abhaken: Der ist immer unpünktlich."

Hier wird eine Einzelerfahrung zum Stellvertreter und auf alle weiteren ähnlichen Erfahrungen übertragen.

Halo-Effekte
Ein besonders auffälliges positives oder negatives Merkmal – z.B. „Die Schülerin kann gut spritzen" – überstrahlt andere Eigenschaften wie ein *„Heiligenschein"* und beeinflusst die Meinung des Beobachters: „Die Schülerin ist eine gute Pflegerin."

Fehler der sozialen Erwünschtheit/ Konformität
Der Beurteiler möchte vermeiden, sich selbst eine eigene Meinung zuzugestehen und orientiert sich daher an der Meinung der anderen. Weil beispielsweise Stationsleitung oder Kollegen den Schüler positiv oder negativ einschätzen, orientiert sich der Praxisanleiter unreflektiert an dieser Einordnung.

Kontrastfehler
Ein sehr guter oder sehr schlechter Schüler kann Auswirkungen auf das Beurteilungsverhalten gegenüber anderen Schülern nehmen. Auch größere Unterschiede zwischen Anleitern beeinflussen den Beurteiler. Beispiel: Manche jüngeren Anleiter haben Probleme mit älteren Schülern. Grundlage sind ungeeignete Vergleichspersonen. Es wird dabei pauschal zu schlecht oder zu gut beurteilt.

Simultan-Effekte
Bei vielen Schülern in einem Einsatzgebiet wird eine differenzierte Wahrnehmung problematisch. Mehr als sieben Eigenschaften Kriterien kann ein Beobachter in der Regel nicht zugleich wahrnehmen.

Tendenz-zur-Mitte-Effekt
Immer dann, wenn wir unserer Meinung nach nicht ganz sicher sind, neigen wir dazu, einen durchschnittlichen, mittleren Wert zu wählen. Dies hat für Pflegende im Team einen großen Vorteil: Findet das Team die vorherige Beobachtung hervorragend, können wir uns dieser Meinung ohne Gesichtsverlust anschließen. Beim Gegenteil, der „Ablehnung", können wir uns auch dieser Kollegenmeinung ohne

größere Begründungen anschließen. Psychologen kennen das weit verbreitete Phänomen des Ankreuzens eines Beurteilungsbogens im Mittelfeld. Die Forschung weiß dieses Phänomen immer noch nicht in den Griff zu bekommen.

TIPP FÜR SCHÜLER
Schüler sollten es darum vermeiden, in der Praxis einfach nur mitzuschwimmen. Bei der Frage nach Übernahme nach dem Examen wird einem „Note-2,9-Schüler" dann möglicherweise ein „2,8-Mitschüler" vorgezogen, ohne dass es besondere Unterschiede in der Leistung gegeben hätte. Darum sollten Sie sich den „Tendenz-zur-Mitte-Effekt" bewusst machen und eindeutige Beurteilungen abgeben.

Normalverteilungsfehler
Die bekannte Gauß'sche Normalverteilung greift erst bei repräsentativen Gruppengrößen von 1000 und mehr Personen. Das stört viele Beobachter (vor allem Lehrer!) aber überhaupt nicht. Sie glauben fälschlich, dass es auch in Ausbildungskursen „Genies" und „Debile" geben muss. Somit können nach ihrer Ansicht durchweg gute Praxisbeurteilungen nicht richtig sein!

Forderungen zur Beurteilung
- Schüler und Beurteiler erfahren zu Einsatzbeginn, ob eine Beurteilung erstellt werden soll, und wenn ja, auf welche Art und nach welchen Kriterien dies geschieht
- Bereits im Erstgespräch werden diese Einzelheiten verständlich dargestellt
- Grundlagen der Beurteilung wurden den Beurteilern vermittelt und von ihnen erlernt.
Beteiligen Sie Oberkursschüler an der Erstellung von Beurteilungsbögen von Praktikanten und Schülern, mit denen sie zusammengearbeitet haben

- Reduzieren Sie die Einflussnahme von subjektiven Vorurteilen auf die Beurteilung. Beim Vergleich von verschiedenen Beurteilungen eines Schülers können sich erhebliche Differenzen ergeben. Machen Sie sich Vorurteile bewusst.

Also nicht so:

Karl-Heinz: „Bei mir sind alle Schüler gleich!"
Sondern: Ulli: „Schülerin Petra ist mir schon von Anfang an negativ aufgefallen, weil sie schon am ersten Tag neun Spätdienste im Dienstplan tauschen wollte!"
Oder: „Schüler Ali kann ich besonders gut leiden, weil wir uns schon zwei Jahre kennen und gemeinsam Volleyball spielen."

Wichtige Anmerkung zu obigen Bespielen: Beide, Karl-Heinz und Ulli, sollten bei solchen Situationen ihre Einflussnahme auf die Beurteilung von sich aus vermindern.

- Beurteilungen dürfen keine Formulierungen enthalten, die persönliche Werturteile zulassen.
Beispiel: Schüler ist doppelzüngig, unberechenbar, launenhaft, schludrig, schusselig, lotterhaft
- Beurteilungen müssen Lernfortschritte und eine Entwicklungstendenz erkennen lassen
- Die Beurteilung wird objektiv, wenn die vorgegebenen Lernziele auf die Umsetzung der Lerninhalte hin überprüfbar sind
- Nur der kann beurteilen, der mit dem Schüler gearbeitet und ihm Lerninhalte vermittelt hat, d.h. Mitarbeiter, die nie mit dem Schüler gepflegt haben, dürfen nicht am Beurteilungsprozess teilnehmen
- Im Vordergrund steht die Beurteilung die Entwicklung des Schülers und eine Lernberatung
- Die Notenfindung ist sekundär

3.8 Beurteilung

- Eine Bewertung darf sich nicht ausschließlich auf Einzelaspekte beziehen, sondern soll die Gesamtleistung im Blick behalten.

Alle vier Schritte des Beurteilungsprozesses werden eingehalten.

Zwischengespräch

Halten wir fest: Bisher haben wir im Erstgespräch die angestrebte Zielsetzung bis zur Halbzeit = **Zwischengespräch** geklärt. Jetzt im Zwischengespräch wird die Zielerreichung überprüft und es werden neue

---

Formular „Zwischengespräch"

Geführt am: _____ Praxiseinsatzort: _____
Zwischen: _____
Welche Lernziele wurden **angeleitet**? _____
Welche Lernangebote wurden bisher **trainiert**? _____
Sind die Wunschlernziele des Erstgespräches **umgesetzt**? _____
Welche Lernangebote wurden noch nicht **vermittelt**? _____
Bemerkungen: _____

Rückmeldung an Schüler:
- Derzeitiger Stand anhand der Beurteilungskriterien: _____
- Besonderheiten: _____

Rückmeldung an Praxis:
- Einarbeitungsphase _____
- Klima im Team _____
- Unter- bzw. Überforderung _____
- Besonderheiten _____

Weitere Planung der zweiten Einsatzhälfte
- Was kann der Schüler gezielt in diesem Praxiseinsatz lernen? _____

Termin für Beurteilung/Abschlussgespräch: _____

Unterschrift Schüler   *Unterschrift Mentor/Praxisanleiter*

Ziele, quasi für die zweite Halbzeit des Praxiseinsatzes, gesetzt. Im Zwischengespräch erfolgt eine Ist-Analyse. Der Schüler erhält vom Praxiseinsatzort eine Rückmeldung zu seinem derzeitigen Lern- und Leistungsstand. Ein Zwischengespräch liegt im Interesse des Schülers. Er erfährt, wie ihn die Pflegenden einschätzen. Dadurch erhält er die Chance, unerwünschtes Verhalten abzulegen und sich zu verbessern. Machen Sie dem Schüler dies schon im Erstgespräch klar.

Das Zwischengespräch sollte zu Beginn der zweiten Einsatzhälfte zwischen Anleiter und Schüler geführt werden. Dabei ist das Vorliegen des Praxisordners sinnvoll. Die bis dahin ausgefüllten Lernzielkataloge, Pflegeprotokolle, Anleitungsnotizen sowie das Erstgesprächsprotokoll usw. werden analysiert. Nachher erhält der Schüler eine Rückmeldung von seinen Beurteilern. Diese Einschätzung wird überwiegend in mündlicher Form gegeben. In ➤ Kapitel 3.8.3 werden Beurteilungsverfahren vorgestellt, nach denen eine Einschätzung schriftlich (ohne größeren Schreibaufwand) fixiert werden kann. Aber auch der Schüler sollte ein Feedback geben. Diese Schülerrückmeldung ist für den Praxiseinsatzort möglicherweise hilfreich. Eine provokante Fragestellung an den Schüler könnte lauten: „Wenn du ab morgen hier Chef wärst, was würdest du ändern?". Durch anfangs noch weniger betriebsblinde Schüler erhalten Pflegende manchmal innovative Anregungen. Je später Sie entsprechende Fragen stellen, desto eher hat sich der Auszubildende an die Alltagsroutine gewöhnt.

Bestärken und loben Sie den Schüler im Zwischengespräch für seine bis dahin erbrachte Leistung. Doch Vorsicht: Manche Schüler verschlechtern sich nach zu viel Lob im Zwischengespräch (➤ 1.8.3).

Ziele der Beurteilung
- Förderung der Entwicklungsmöglichkeiten des Schülers, keine Hemmung
- Förderung des Selbstbewusstseins
- Eine möglichst realistische und nachvollziehbare Aussage treffen
- Anhand von Beurteilungskriterien erhält der Schüler Rückmeldung, wie sein Wissensstand und seine Verhaltensweisen von anderen eingeschätzt werden
- Die Schule erlangt Kenntnisse über die Stärken und Probleme des Schülers. Bei Bedarf können gezielte Förderungsmaßnahmen ergriffen werden.

Noten

Wie erwähnt, fordert der Gesetzgeber für die Zulassung zur Prüfung lediglich den Nachweis der erfolgreichen Teilnahme an der praktischen Ausbildung. Pflegeschulen, die mit Beurteilungsbögen ohne Notenschema arbeiten, *können ein Lied davon singen*, wie Schüler die Schulbüros stürmen, um die Benotung ihres Bogens ohne Note zu erfahren. Kein Wunder, denn deutsche Schulen arbeiten in der Regel mit Notenschemata. Die Ausbildungs- und Prüfungsordnungen des deutschen Krankenpflegegesetzes (§ 7) und der Altenpflege (§ 4) definieren die zu vergebenden Noten im § 7 folgendermaßen:

- **„Sehr gut"** (1), wenn die Leistung den Anforderungen in besonderem Maße entspricht
- **„gut"** (2), wenn die Leistung den Anforderungen voll entspricht
- **„befriedigend"** (3), wenn die Leistung im Allgemeinen den Anforderungen entspricht

- **„ausreichend" (4),** wenn die Leistung zwar Mängel aufweist, aber im Ganzen den Anforderungen noch entspricht
- **„mangelhaft" (5),** wenn die Leistung den Anforderungen nicht entspricht, jedoch erkennen lässt, dass die notwendigen Grundkenntnisse vorhanden sind und die Mängel in absehbarer Zeit behoben werden können
- **„ungenügend" (6),** wenn die Leistung den Anforderungen nicht entspricht und selbst die Grundkenntnisse so lückenhaft sind, dass die Mängel in absehbarer Zeit nicht behoben werden können. (📖 8, 20)

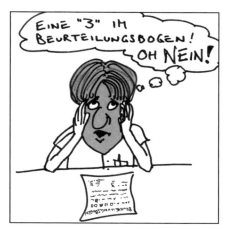

Abb. 3.18

15 = 1+
14 = 1
13 = 1–
12 = 2+ usw.

Leider ist das Raster „sehr gut" bis „ungenügend" nur sechs-schrittig und damit ausgesprochen grob. Hilfreich ist die Bewertung mit den so genannten Kommaabstufungen, die einige Hochschulen verwenden (18-schrittig).

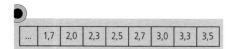

| ... | 1,7 | 2,0 | 2,3 | 2,5 | 2,7 | 3,0 | 3,3 | 3,5 |

Dadurch bekommen Schüler eine differenziertere pädagogische Rückmeldung als durch die sechs verschiedenen Noten. Bei der abschließenden Prüfungsnote erhalten die Prüflinge nur eine ganze Note. Oft empfinden Schüler die „3", also „Befriedigend", als Stigma (➤ Abb. 3.18).

Vielleicht hat die „3" den schlechten Ruf wegen ihrer Nähe zur „4". Im 1985er KrPflG war die Durchfallrate ab 4,0 in der schriftlichen Prüfung sehr hoch. Heute fallen Absolventen in allen Pflegeberufen erst ab Note 4,5 durch. Alternativ zu der Kommaabstufung empfehlen sich auch Punktesysteme (1 bis 15), wie sie z.B. an manchen Gymnasien zum Einsatz kommen.

§ 3 AltPflAPrV verpflichtet Altenpflegeschulen und die Träger der praktischen Ausbildung, zum Ende jeden Ausbildungsjahres ein Zeugnis mit den aktuellen theoretischen und praktischen Noten zur Leistungsbewertung zu erstellen. Diese Regelung gilt nicht für die Gesundheits- und Krankenpflege. Dort werden stattdessen meist hausintern Zwischenprüfungen organisiert.

Viermal B = der Beurteilungsprozess

Eine Beurteilung entsteht durch einen **Prozess,** in dem die bis dahin gemachten Beobachtungen zusammengefasst werden und der Beurteilende ein Fazit zieht. Dabei ist der Ablauf mit den so genannten „Vier-B" – **B**eobachten, **B**eschreiben, **B**ewerten, **B**esprechen – einzuhalten.

Beobachten
- Nehmen Sie Situationen mit Ihren eigenen Sinnen wahr: „Was haben Sie selbst registriert?"
- Machen Sie sich eventuell bestehende Vorurteile bewusst: „Mir ist der Schüler sympathisch, weil ..."
- Übernehmen Sie keine Urteile von anderen, sondern machen Sie sich ein eigenes Bild
- Schließen Sie nicht von der ersten Beobachtung auf alle anderen.

Beschreiben
Im Pflegeprotokoll (➤ 3.7.2) wurde die Problematik des Vergessens von Beobachtungen dargelegt. Umso mehr gilt gerade hier die Notwendigkeit des schriftlichen Notierens. Am Ende des Praxiseinsatzes, z.B. nach acht Wochen, soll der Schüler beurteilt werden. Ohne kurze stichpunktartige Beschreibungen können Sie Ihr Urteil nicht mit Fakten belegen.
Wenn es sich um Vermutungen handelt, deklarieren Sie diese bitte als „Vermutungen". Schreiben Sie die positiven und negativen Verhaltensweisen auf, die für den Schüler charakteristisch sind. Zur Erinnerung: Das Beschreiben Ihrer Beobachtung darf keine Werturteile enthalten. Solch ein Begutachten folgt nun im nächsten Schritt.

Bewerten
Bemessen Sie die erbrachte Leistung zu den Kriterien und gewichten Sie diese. Eigentlich handelt es sich um ein Fazit oder eine Zwischenbilanz aller bisher gemachten Beobachtungen.

Überdenken Sie dabei Folgendes:
- Überprüfen des eigenen Maßstabes.

Wo mache ich mich selbst zum Maß aller Dinge?

- Welche Ressourcen (Stärken) hat der Schüler, welche Probleme bereiten ihm und uns Schwierigkeiten?

Schüler nimmt Kritik an und setzt diese um.

- Dabei die Gesamtleistung zu berücksichtigen und Parallelen zu den Mitschülern des zu Beurteilenden ziehen.

Hatten andere Unterkursschüler nicht auch ähnliche Probleme wie Schüler Franz?

- Positive und negative Konsequenzen des Urteils in Betracht ziehen.

Möglicherweise wird durch die Beurteilung das Ausbildungsverhältnis in der Probezeit beendet.

- Bei Bedarf: eine Nacht darüber schlafen.

Ich habe mich sehr darüber geärgert und muss erst einmal Abstand gewinnen.

- Umfeld berücksichtigen: Zeit für Anleitung, Arbeitsbelastung, Personalausfälle.

Der Schüler hat deswegen so wenig gelernt, weil er von uns keine gezielte Anleitung erhielt.

3.8 Beurteilung

- Sympathie und Antipathie ernst nehmen (➤ Abb. 3.19).

Viele Pflegende möchten den Beurteilungsbogen zunächst im Team ohne Schüler ausfüllen. Sie begründen dies damit, dass Schüler vor den versammelten Kollegen oftmals gehemmt sprechen und einige Teammitglieder zunächst ohne Anwesenheit von Schülern den Beurteilungsbogen formulieren möchten. Sollten Sie so ähnlich verfahren, wird der nächste Punkt umso wichtiger:

Besprechen
Irgendjemand sagte einmal: „Wer A sagt, muss nicht B sagen. Denn sollte er bemerken, dass B falsch ist, kann er auch C sagen. Haften Sie nicht stur an Ihrer Wahrnehmung: Sie können auch Ihre Meinung revidieren.

- Dem Schüler wird nun das Ergebnis der Beurteilung erläutert
- Objektivieren Sie Ihre Beobachtungen und Bewertungen mit eindeutigen Beurteilungskriterien
- Anschließend hat der Schüler die Möglichkeit dazu Stellung zu nehmen und mögliche Fehlurteile richtig zu stellen
- Danach haben die Beurteiler die Möglichkeit ihr Urteil zu revidieren
- Während in der Bewertungsphase die Ressourcen und Probleme des Schülers aufgedeckt werden, sollten dem Schüler beim Besprechen Wege aufgezeigt werden, wie er mögliche Probleme lösen kann
- Das gegenseitige Beurteilen gehört zu den Forderungen des modernen Managements. Scheuen Sie sich darum nicht, den Schüler zu bitten, Sie und Ihren Praxiseinsatzort zu beurteilen.

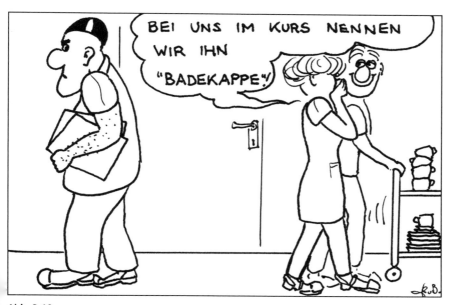

Abb. 3.19

TIPP

- Abwarten bis zur vorletzten Woche um den gesamten Praxiseinsatz bewerten zu können
- Inhalt von allen angewendeten Formularen einbeziehen (Erstgespräch, Anleitungsprotokolle, Lernzielkatalog, Lernaufträge usw.)
- Die Individualität des Lernenden sehen – keine pauschalen Vergleiche
- Transparente Kriterien oder einen bekannten Maßstab (zum Beispiel die Lernziele der Station) anlegen
- Sich darüber klar werden, ob man persönlich den Drang zur Generalisierung hat: eher zu gut oder zu negativ oder zu streng oder behutsam
- Keine Übernahme von (Vor-)Urteilen von anderen
- Während der letzten Einsatzwoche beurteilen und Bogen schreiben, damit man sich an den betreffenden Schüler erinnert.

Karl-Heinz zu Kollege Ulli: „Wir sollen doch jetzt mal den Beurteilungsbogen für Schülerin Jennifer schreiben, die vor drei Monaten bei uns im Einsatz war. Sag mal, wer war das noch mal? Ich kann mich an sie gar nicht mehr erinnern".

Informationen zu Beurteilungsverfahren (mündlich/schriftlich), zum Zeugnisrecht und Zeugnissprache 💻

3.9 Praxisanleiter als Fachprüfer beim praktischen Examen

Anders als bei der mündlichen und schriftlichen Prüfung, sollen Schüler im praktischen Examen alle Kompetenzen, die im Ausbildungsziel vorgegebenen sind, nachweisen. Hier unterscheiden sich die Regelungen der Gesundheits- und Krankenpflege von der Altenpflege.

Laut **§ 15 KrPflG** sind Praxisanleiter bei der praktischen Examensprüfung als Fachprüfer zwingend vorgeschrieben. **§ 12 AltPflAPrV** benennt mindestens zwei Fachprüfer für den praktischen Teil der Prüfung, die als Lehrkräfte den Schüler in den prüfungsrelevanten Lernfeldern überwiegend unterrichtet haben. Ob diese Lehrkräfte Lehrer mit einer definierten Qualifikation oder aber auch Praxisanleiter, Mentoren oder sonstige Dozenten der Altenpflegeschule sein können, dazu wird keine Aussage gemacht. Weiter heißt es:

(4) Zur Abnahme und Benotung des praktischen Teils der Prüfung kann eine Praxisanleiterin oder ein Praxisanleiter ... (der Einrichtung in der geprüft wird, oder in der der Schüler überwiegend ausgebildet wurde) ... in beratender Funktion hinzugezogen werden. (📖 > 20)

Praxisanleiter nehmen sowohl in der Alten- wie auch in der Gesundheits- und Krankenpflege in der Regel an so genannten **Probezeit- und Zwischenprüfungen** teil.

Ähnliche Modalitäten bestehen bei den Prüfungen für die Helferqualifikationen. Die Ausbildung der Berufe „Altenpflegehelfer" und „Krankenpflegehelfer" ist Ländersache. Hier greifen die länderunterschiedlichen Regelungen für Assistenz- bzw. Helferqualifikationen in der Gesundheits- und Krankenpflege sowie in der Altenpflege.

3.9.1 Anforderungen an die praktische Prüfung

Beide Fachprüferkollegen tragen die besondere Verantwortung vorherzusagen, ob der Schüler den Pflegeberuf im späteren Handlungsfeld angemessen praktizieren wird. Das Verhalten des Prüflings, welches Fachprüfer erwarten, ist abhängig vom eigenen Berufs- und Pflegeverständnis. Im Team der Schule sollte spätestens hier Konsens über das Pflegeleitbild und Bildungsverständnis gefunden werden.

Eine handlungsorientierte Prüfung ermöglicht die Entfaltung aller 4 Kompetenzklassen (➤ 1.2.3). Für den Praxisanleiter ist insbesondere die praktische Prüfung relevant. Diese Prüfung findet normalerweise in der Einrichtung statt, an der auch die praktische Ausbildung absolviert worden ist. Die Schule kann, mit Zustimmung der zuständigen Behörde, die Prüfung im Rahmen einer simulierten Pflegesituation an der Altenpflegeschule durchführen, wenn ein ordnungsgemäßer Prüfungsverlauf gewährleistet ist (§ 5 Alt PflAPrV).

Prüfungsausschuss

Der **Prüfungsausschuss** besteht
- Aus einem Vertreter der zuständigen Behörde oder einer fachlich geeigneten Person, die mit der Wahrnehmung dieser Aufgabe als Vorsitzender von der Behörde betraut worden ist.

Weiterhin zählen zum Prüfungsausschuss:
- Der Leiter der Schule
- Die unterrichtenden Fachprüfer (mindestens zwei Lehrkräfte und ein Arzt gemäß KrPflAPrV bzw. drei Lehrkräfte von denen mindestens zwei den Schüler in den prüfungsrelevanten Lernfeldern unterrichtet haben, siehe AltPflAPrV), und *jetzt kommt's, gilt aber nicht verbindlich für die Altenpflege:*
- Ein Fachprüfer, der als Praxisanleiter tätig ist.

Herzlich willkommen! Diese gesetzliche Regelung war vor wenigen Jahren im Kopf vieler Politiker und Pflegenden undenkbar. Umso mehr freue ich mich für den nun gesetzlich vorgegebenen hohen Status der vielen engagierten Kollegen Praxisanleiterinnen und Praxisanleiter!

Die Fachprüfer als „Personen der Praxisanleitung" (§ 4 KrPflAPrV) sollen den Schüler überwiegend ausgebildet haben. Für jedes Mitglied des Prüfungsausschuss muss mindestens ein Vertreter bestimmt werden.

Zulassung zur Prüfung

Auf Antrag des Prüflings entscheidet der Vorsitzende des Prüfungsausschusses über die **Zulassung zur Prüfung** und setzt die Prüfungstermine im Benehmen mit der Schulleitung fest.

„*Benehmen = ... mit jemandem übereinkommen*" (📖 19)

Der **Prüfungsbeginn** soll nicht früher als drei Monate vor Ausbildungsende liegen. Der Prüfling erfährt diese Termine spätestens zwei Wochen (vier Wochen laut AltPflAPrV) vor Prüfungsbeginn.

Laut Tarifrecht, z.B. AVR, ist der Schüler vor der staatlichen Prüfung an einigen Ausbildungstagen freizustellen. Dadurch wird ihm Gelegenheit gegeben, sich ohne Bindung an die planmäßige Ausbildung, in Ruhe auf die Prüfung vorzubereiten (AVR Anlage 7 § 8). Die genaue Anzahl der Freistellungstage ist abhängig von der Anzahl der Wochenarbeitstage und weiteren Freistellungstagen, die möglicherweise schon von Seiten der Pflegeschule im Theorieblock gewährt worden sind.

Vornoten

Altenpflegeausbildung
Der Vorsitzende setzt auf Vorschlag der Altenpflegeschule eine Vornote für den praktischen Teil der Prüfung fest. Diese ergeben sich aus den Zeugnissen über die bisherigen Leistungen der praktischen Ausbildung. Die Vornoten werden bei der Bildung der Note des praktischen Teils jeweils mit 25% berücksichtigt. Diese Noten werden dem Prüfling spätestens drei Werktage vor Beginn des ersten Prüfungsteils mitgeteilt.

Gesundheits- und (Kinder-) Krankenpflegeausbildung

Wie schon erwähnt sind laut KrPflAPrV Vornotenregelungen nicht vorgesehen. Einige Bundesländer z.B. Niedersachsen, ermöglichen den Pflegeschulen die Umsetzung in Modellprojekten. Dabei zählt zur praktischen Vornote die Benotung der praktischen Zwischenprüfung sowie eine benotete Anleitung eines zentralen Praxisanleiters.

Niederschrift

Über die praktische Prüfung ist eine Niederschrift zu erstellen. Aus diesem Dokument gehen Gegenstand, Ablauf und Ereignisse der Prüfung und etwa vorkommende Unregelmäßigkeiten hervor. Jeder Prüfer dokumentiert seine Beobachtungen und Bewertungen in einem eigenen Protokoll. Lassen Sie sich von der Pflegeschule rechtzeitig das Prüfungsprotokoll erklären.

TIPP
Üben Sie das Ausfüllen im Vorfeld. Wenn die Pflegeschule nichts dagegen hat, verwenden Sie bei einer Anleitungssituation anstatt dem Pflegeprotokoll die Kopie eines Prüfungsprotokolls.

Sie selbst trainieren dadurch den Umgang mit dem Dokument, welches später, bei möglicher juristischer Klage des Schülers, eine hohe Bedeutung hat. Und der betroffene Schüler erfährt, auf was es später einmal ankommt.
Zur Benotung vergleichen Sie bitte Kapitel 3.8.2

Wiederholung

Die praktische Prüfung muss wiederholt werden, wenn das Zeugnis die Note „mangelhaft" oder „ungenügend" enthält. Jeder Prüfungsteil kann maximal einmal wiederholt werden. Der Prüfungsvorsitzende bestimmt, wie lange der durchgefallene Prüfling erneut an der praktischen Ausbildung teilnehmen muss. Die weitere Ausbildung darf einschließlich der Wiederholungsprüfung die Dauer von einem Jahr nicht überschreiten. Eine Dokumentation über die weitere Ausbildung ist dem Antrag des Prüflings auf Zulassung zur Wiederholungsprüfung beizufügen. Hier eignen sich Pflegeprotokolle und Anleitungsbeurteilungen der Praxisanleiter und Mentoren.

Rücktritt

Wenn ein wichtiger Grund vorliegt, kann der Prüfungsvorsitzende den Rücktritt von der Prüfung genehmigen. Wird die Genehmigung für den Rücktritt nicht erteilt oder unterlässt es der Schüler, den Grund unverzüglich mitzuteilen, so gilt die Prüfung als nicht bestanden.

3.9 Praxisanleiter als Fachprüfer beim praktischen Examen

Versäumnis, Unterbrechung, Täuschung
Bei nachfolgenden Gründen gilt die Prüfung als nicht bestanden:

- Prüfling erscheint ohne Entschuldigung nicht zur Prüfung und kann im Nachhinein keinen wichtigen Grund angeben
- Prüfling verlässt ohne Genehmigung die Pflegegruppe, wo die Prüfung stattfindet
- Prüfling erstellt die geforderte Pflegeplanung nicht selbst, sondern lässt sich bei der Erstellung von Mitschülern helfen.

Anforderungen an die praktische Prüfung laut KrPflAPrV

Nicht alle Kompetenzen sind direkt beobachtbar. Darum muss geklärt werden, über welches Verhalten und Handeln auf das Vorhandensein geschlossen werden kann. Die Ausführung der Kompetenz ist immer an Situationen gebunden und damit nicht kontextfrei zu bewerten.

In der Prüfung werden Daten erhoben die bereits operationalisierten (➤ 1.3) Handlungserwartungen zugeordnet werden. Es geht darum zuverlässige, beobachtbar Indikationen für das Vorhandensein von Handlungskompetenz zu gewinnen. Diese schlüssig formulierten Handlungserwartungen werden auf eine überschaubare Anzahl reduziert.

Der Prüfling übernimmt eine Patientengruppe in dem (Differenzierungs-)Bereich, wo er derzeit in der praktischen Ausbildung eingesetzt ist. In der Gesundheits- und Kinderkrankenpflege erstreckt sich diese Patientengruppe auf höchstens vier Kinder oder Jugendliche. Alle anfallenden Aufgaben einer prozessorientierten Pflege, einschließlich der Dokumentation und Übergabe, werden vom Prüfling ausgeführt.

Die Prüfung wird von mindestens einem Fachprüfer (Lehrkraft) und einem Fachprüfer (Praxisanleiter) abgenommen und benotet. In einem Prüfungsgespräch muss der Schüler sein Pflegehandeln erläutern, begründen und die gesamte Prüfungssituation abschließend evaluieren. Dadurch hat er nachzuweisen, dass er in der Lage ist, die während der Ausbildung erworbenen Kompetenzen nun in der beruflichen Praxis korrekt anzuwenden und die Aufgaben als zukünftiger Gesundheits- und Krankenpfleger eigenverantwortlich ausführen zu können.

Die Auswahl der Patienten und des Fachgebietes, in dem die praktische Prüfung durchgeführt werden soll, erfolgt durch einen Fachprüfer im Einvernehmen mit dem Patienten und dem für den Patienten verantwortlichen Fachpersonal. Einvernehmen definiert sich: *„Einvernehmen: Übereinstimmung, Eintracht, Einigkeit, Verständigung"*. (📖 19)

Die Prüfung kann auf zwei Tage verteilt werden und soll in der Regel in sechs Stunden abgeschlossen sein. Aus den Noten der Fachprüfer bildet der Prüfungsvorsitzende im Benehmen mit den Fachprüfern die Prüfungsnote für den praktischen Teil.

Anforderungen an die praktische Prüfung laut AltPflAPrV

Der Prüfling erhält eine Aufgabe zur umfassenden und geplanten Pflege einschließlich der Beratung, Betreuung und Begleitung eines alten Menschen. Diese Aufgabe bezieht sich auf die Lernbereiche „Aufgaben und Konzepte in der Altenpflege" und

„Unterstützung alter Menschen bei der Lebensgestaltung".

Der Schüler muss eine schriftliche Ausarbeitung der Pflegeplanung vorlegen. Zudem werden beurteilt:
- Durchführung
- Beratung
- Begleitung eines alten Menschen
- Abschließende Reflexion

Die Aufgabe soll in einem Zeitraum von maximal zwei Werktagen vorbereitet, durchgeführt und abgenommen werden. Der Prüfungsteil der Durchführung der Pflege soll nicht länger als 90 Minuten sein. Grundsätzlich sind die Prüflinge einzeln zu prüfen.

Der Praxisanleiter kann als Berater hinzugezogen werden, sofern er nicht als Fachprüfer ernannt worden ist.

KAPITEL 4

Rationelle Anleitungsmöglichkeiten

Im ersten Kapitel des Buches wurden die verschiedenen Lernarten voneinander abgegrenzt und die Auswirkungen des weit verbreiteten Beobachtungs- und Signallernens geschildert. Anschließend wurde versucht, die Effizienz durch gehirngerechtes Lernen aufzuzeigen. Die praktische Umsetzung dieser Lernform demonstrierte das dritte Kapitel des Buches als Prozess der Gezielten Anleitung.

Zur Erinnerung und Anknüpfung wiederhole ich zentrale Lernaussagen:
- Professionelle Pflege kann nicht durch Beobachten erlernt werden
- Machen Sie Ihre Anleitungstätigkeit und somit den von Ihnen umgesetzten Ausbildungsauftrag innerhalb Ihres Teams und innerhalb der Einrichtung transparent
- Klassifizieren Sie Anleitungen von Patienten und deren Bezugspersonen als eigenständige, dokumentierte und ggf. abrechnungsrelevante pflegerische Leistung. Damit setzen Sie das AltPflG und KrPflG in die Praxis um
- Um Freiräume für Anleitungen zu ermöglichen setzen Sie im Pflegealltag andere Prioritäten
- Schüleranleitung ist Aufgabe von allen dreijährig ausgebildeten Pflegenden
- Abgesprochene Anleitungstermine akzeptiert ein Pflegeteam und hält sie eher ein als spontane Unterweisungen
- Die Anleitungsenergie, die Sie in Schüler, neue Mitarbeiter, Praktikanten und einzuarbeitende Servicekräfte investieren, geht nicht verloren. Hier gilt auch die Volksweisheit: „Wer mehr Zeit haben will, muss zunächst Zeit investieren". Weil die Angeleiteten zukünftig Tätigkeiten in hoher Qualität übernehmen, nutzen Sie dadurch nicht nur sich, sondern auch Ihrem Mitarbeiterteam. Somit werden alle entlastet. Durch gute Anleitungen und Beratungen entscheiden sich Berufsfindungspraktikanten möglicherweise für den Pflegeberuf – und werden damit Ihre Kollegen der Zukunft.

Leider zeigen in der Praxis nicht alle Kollegen eine Wertschätzung für Anleitung. Oft geschieht dies aus Unwissenheit oder Vorurteilen. Anleiter sollten sich dadurch nicht irritieren lassen. Erlebt ein Schüler lediglich Unterweisungen nach dem Zufallsprinzip, wird er wahrscheinlich nie ein kritischer und professionell handelnder Kollege. Sicherlich ist davon auszugehen, dass das Konzept der Gezielten Anleitung nicht immer zu 100 % umgesetzt werden kann. Die Inhalte dieses Buches wurden klar auf Praxisnähe und Praxismöglichkeiten hin ausgewählt und lassen die Übertragung auch von Teilbereichen in den Alltag zu (Beispiel statt 100 % Umsetzung nur 60 %).

Anleitung bei wenig Zeit

Nachdem Sie in den vorangegangenen Teilen des Buches die optimale Gezielte Anleitung kennen gelernt haben, erhalten sie nun im vierten Teil alternative Anleitungs- und Organisationsmöglichkeiten, welche weniger zeitaufwändig sind, weil sie:
- Rationell und zeitsparend die Gezielte Anleitung ergänzen
  - Vorbereitung und Planung Gezielter Anleitungen mit Hilfe von Pflegestandards
  - Erstellung von Lernzielkatalogen
  - Arbeitskreis: Praxisanleiter/Mentorenkreis
- Ihnen sich mit dem Impulslernen neue wirkungsvolle Anleitungsmöglichkeiten eröffnen
  - Erstellung von Wochenthemen
  - Erstellung von Beobachtungs-Checklisten
  - Lernen durch Quiz und Rätsel
  - Erstellung von Handlungslisten.

Nachfolgend werden Voraussetzungen und Möglichkeiten aufgezeigt, um die **praktischen Einsätze effektiver** zu gestalten.

Theorie und Praxis

Als ein *Grundübel* der praktischen Pflegeausbildung bezeichnen Schüler und Ausbildende häufig die Mauer zwischen Theorie und Praxis (➤ Abb. 4.1).

Dabei werden Schüler laufend damit konfrontiert, das Gelernte in der Praxis nicht adäquat umsetzen zu können, zu dürfen oder keine Unterstützung dafür zu erhalten. Auch durch das neue AltPflG und KrPflG änderte sich diesbezüglich wenig. Schüler treffen in der Praxis nach wie vor auf Situationen, in denen sie nur wenige Anknüpfungspunkte finden, die es erlau-

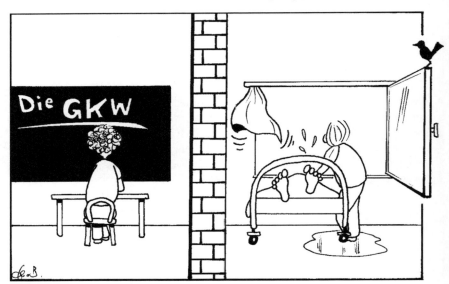

Abb. 4.1

ben, ihr theoretisch erworbenes Wissen einzuüben.

Wissenschaftlich basierte Pflege

Wird die Mauer zwischen Theorie und Praxis möglicherweise abgetragen, wenn beide Bereiche zur Lösung der alltäglichen Probleme an einem Strang ziehen – und beide dadurch etwas „voneinander haben"?

Möglicherweise kann der Einsatz von EBN (evidence-based nursing), also einer Pflege, die auf dem basiert was (pflege)wissenschaftlich bewiesen ist, den Theorie-Praxis-Konflikt reduzieren? Praktikern wird vorgeworfen, dass sie ausschließlich Erfahrungswissen anwenden und mit gelerntem Regelwissen kombinieren. Auch die Theoretiker verfügen über Regelwissen und leiten daraus allgemeine Zusammenhänge und Gesetzmäßigkeiten ab. Diese Unterschiede sind bedeutsam, weil beide verschiedene Arten darstellen. Durch den erfolgreichen Einsatz von EBN wird das konkrete Praxisproblem aus dem Alltag der Pflegenden bearbeitet und mit den in der Literatur beschriebenen effizientesten Maßnahmen, die wissenschaftlich belegt sind, angegangen. Daraus entwickelt sich eine lernende Gemeinschaft, die gegenseitig unterstützt: Nennen „die Praktiker" keine relevanten Probleme oder finden „die Theoretiker" keine bewiesene Untersuchung, die eine pflegerische Intervention in ihrer Wirksamkeit belegt, findet in einem solchen Fall kein Lernen statt.

Praxisanleitung und Praxisbegleitung sollen Mauern einreißen

Laut Kommentar zum KrPflG (Storsberg 2006) verringert der Einsatz von Praxisanleitern und die Praxisbegleitung der Lehrer

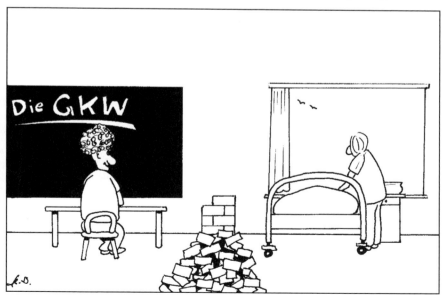

Abb. 4.2

die bisher zum Teil erheblichen inhaltlichen Unterschiede zwischen dem Unterricht in der Schule und der Ausbildung in den Einrichtungen und soll damit zu einer wesentlichen Verbesserung der Qualität der Ausbildung beitragen. Denn im Ausbildungsalltag steigt die Frustrationsschwelle der Schüler bereits während des Unterrichts an, wenn sie ahnen, dass der neue Stoff so wahrscheinlich nicht in der Praxis anzuwenden ist.

TIPP
Mit folgenden Vorschlägen kann die Mauer möglicherweise ein Stück weit eingerissen werden (➤ Abb. 4.2).

4.1 Informationsweitergabe von Schule an Pflegepraxis

Auf einige organisatorische Maßnahmen der Schule haben Sie als Pflegende keinen Einfluss. So ist beispielsweise das so genannte **Schultagesystem** für die Praktiker aufwändiger als Unterricht in reiner Blockform. Einige Praxiseinsatzorte kritisieren dabei insbesondere die Mehrbelastung durch Informationsdefizite der Schüler.

Montags Frühdienst, dienstags und mittwochs Schule, donnerstags Spätdienst, anschließend ein freies Wochenende usw.

So können bei einem ausschließlichen Schultagesystem die individuellen Patientenveränderungen vom Schüler häufig nur unzureichend beobachtet werden. Andere **schulorganisatorische Maßnahmen zur** **Förderung des Informationsflusses** werden nachfolgend aufgeführt:

4.1.1 Einrichtung eines Mentorenkreises/ Praxisanleiterkreises

Machen Sie Ihrer Pflegeschule den Vorschlag, einen **Mentorenkreis** zu gründen. Sollten Sie sich bereits glücklich schätzen können, solch einen funktionierenden Arbeitskreis im Hause zu haben, so steigen Sie doch selbst aktiv ein! Bei diesen Treffen sprechen, arbeiten und lernen die Anleitenden eine Menge über pflegepädagogische Inhalte. Neben Mentoren und Praxisanleitern ist die Teilnahme von Lehrpersonal der Schule wie auch die Mitarbeit des Leitungspersonals des Hauses (Pflegedienst- und oder Abteilungsleitungen) sinnvoll. In der Regel führen freigestellte Praxisanleiter diesen Arbeitskreis. Je nach Kompetenz und Erfahrung übernehmen sie eigenständig Inhalte des Arbeitskreises oder delegieren diese an kompetente Pflegekollegen.

Zielsetzung

- Im Arbeitskreis werden die Pflegenden für Anleitungsaufgaben weiter qualifiziert. Viele Gesundheits- und Krankenpfleger haben während ihrer Pflegeausbildung keine didaktisch-methodischen Grundlagen erlernt
- Um die praktische Ausbildung in der Einrichtung zu planen und zu systematisieren, werden Formulare und Hilfsinstrumente erarbeitet, z.B. Lernzielkataloge, Beurteilungsbögen, Checklisten usw.

- Das pflegerische Fachwissen der Teilnehmer wird aktualisiert. Bei vielen berufserfahrenen Pflegenden liegt das Examen lange zurück. Sie möchten gerne erfahren, auf welchem Wissenstand die Schüler heute sind, um selbst theoretische Fachkompetenz zu erlangen und die Schüler individueller anleiten zu können
- Anleiter üben darüber hinaus eine Multiplikatorenfunktion aus, indem sie neu erworbenes Fachwissen aus dem Arbeitskreis ihren Kollegen auf der Station weitergeben. Die Chance, dass Themen wie Pflegeprozess, Pflegestandards, Pflegemodelle oder Pflegevisite nicht nur theoretisch vorgestellt, sondern anschließend auch durch die praktische Umsetzung bei Anleitungen in die Pflegeeinrichtung transferiert werden, steigt enorm
- Anleiterarbeitskreise verbinden die spezifischen Schüler-, Schul- und Praxisinteressen. Beispiel: Die Schule spricht die Urlaubszeiten der Schüler im Vorfeld mit dem Stationen ab.
- Anleiter tauschen ihre Erfahrungen zu den beruflichen Belastungen aus und erfahren durch kollegiale Unterstützung und Tipps neue Kraft und Motivation

> **TIPP**
> Als Motivationshilfen könnten dazu die **Charakteristika eines Anleiterkreises** aufgezeigt werden:
> - Die zukünftigen Anleiter werden hausintern, innerhalb des Arbeitskreises, qualifiziert
> - Angewendet werden die Methoden der Erwachsenenbildung: Der Leiter hat die Aufgabe, die unterschiedlichen Erfahrungshorizonte der Teilnehmer anzusprechen und zu integrieren
> - Die Hemmschwelle, als Pflegende zu sagen: „Das kann ich nicht", ist viel größer als bei Schülern. Hier sollte die Leitung immer wieder vertrauensbildende Prinzipien vorgeben und vorleben:
>   - Beraten statt bevormunden
>   - Ermutigen und bestätigen
>   - Initiativen der Teilnehmer ernst nehmen und unterstützen
>   - Immer wieder spielerische Situationen anbieten
> - In stressfreier und angenehmer Atmosphäre erfahren die Praktiker innerhalb der Arbeitsgruppe Solidarität und Rückendeckung und können sich mit Kollegen anderer Fachbereiche austauschen
> - Schwerpunktmäßig wird den Interessenten verdeutlicht, dass sie durch die aktive Teilnahme im Anleiterkreis während ihrer Dienstzeit das didaktische und methodische Rüstzeug für effektive Schüleranleitungen erhalten.

Planung

Nachdem die Entscheidungsträger des jeweiligen Hauses (Träger, Schule, Pflegedirektion) dem geplanten Projekt „Anleiterkreis" und seiner Leitung Unterstützung zugesichert haben, werden alle interessierten Pflegenden zunächst informiert.

Auswahl der Mentoren und Praxisanleiter

Möglicherweise machen Pflegedienstleitung und Schule Personenvorschläge zu den Anleiterbesetzungen in den einzelnen Praxisbereichen. Denn beide könnten recherchieren, welche Pflegenden bis dato um die praktische Ausbildung besonders bemüht waren.

Beispiele, die auf ein ausgeprägtes Anleitungsengagement hinweisen:

- Eintragungen in vorhandene Lernzielkataloge/Praxisordner
- Pflegender interessiert sich vor Gründung des Arbeitskreises für Schülerbedürfnisse
- Pflegender hat bereits Anleitungskompetenzen in anderen Einrichtungen erworben
- Bisherige Mitarbeit bei Schulprojekten usw.

Terminplanung und Inhalte

Nachdem motivierte und geeignete Personen gefunden sind, sollten Termine, Zielsetzung und die geplanten Inhalte im Anleiterkreis individuell mit allen Teilnehmern abgesprochen werden. Grundsatz der Organisationsentwicklung:

MERKE
Mit selbst entwickelten Zielsetzungsstrategien identifizieren sich die Mitglieder viel eher als mit (von oben) festgelegten Vorgaben.

Es ist bekannt, dass die Stärke des Widerstandes um so größer ist, je unerwarteter das Neue erscheint und je rascher es verwirklicht werden soll, d.h., je schneller sich die Menschen vom Gewohnten, Sicheren losreißen und auf Neues um- und einstellen sollen.

TIPP
Nachdem das Team eines Anleiterkreises eigene Ziele entwickelt hat, schreiben, malen und gestalten Sie diese Absichten auf großflächiges Flipchartpapier.
Schriftlich dokumentierte Ziele, die in dem Raum hängen, wo sich der Arbeitskreis regelmäßig trifft, wirken bei Folgetreffen wie ein magischer Vertrag.

Damit die Grundlagen des Anleitens vermittelt werden, stehen zu Beginn mehrere ganztägige Zusammenkünfte im Vordergrund. Viele spielerische und praktische Übungsphasen runden die spätere korrekte Anwendung ab. Im Verlauf der Sitzungen kann der Zeitrahmen später halbtags bzw. bei jeweils 90 Minuten liegen. Die Folgetreffen finden regelmäßig, in ca. drei- bis sechswöchigem Zyklus statt. Zu jedem Treffen wird mit einer Liste der TOP (Tagungsordnungspunkte) eingeladen, ein Ergebnisprotokoll angefertigt und dieses im Folgetreffen verabschiedet. Die durch Krankheit oder Urlaub abwesenden Mitglieder informieren sich dadurch über den aktuellen Stand der Dinge.

Planungsbeispiel Mentoren-Praxisanleiterkreis

Mehrere ganztägige Treffen
Inhalte sind dabei:
- Aufgabe des Mentors
- Aufgabe des Praxisanleiters
- Lernphysiologie: Verarbeitung von neuem Wissen
- Voraussetzungen und Grundregeln des Lernens
- Formen der Anleitung
- Vorstellen der eigenen Erfahrungen bezüglich der Lerneffizienz
- Didaktik und Methodik der Gezielten Anleitung
- Prozess der Anleitung
- Juristische Aspekte
- Vorgespräch, Durchführung, Nachgespräch
- Gestaltung der Trainingsphase
- Beurteilungsprozess

Mehrere Halbtags- oder 90-Minuten-Treffen
- Ausarbeitung von fachspezifischen Anleitungsthemen und deren Umsetzung
- Erarbeitung von Lernzielkatalogen und Formularen sowie deren ständige Aktualisierung
- „Anleitung bei wenig Zeit", Impulslernen
- Erstellung von Wochenthemen
- Organisation der Anleitung
- Berufspolitik bezüglich Pflegeausbildung
- Praxisanleiter in Berufsverbänden

In Folge kommen weitere Treffen und Überarbeitungen dazu.
- Aktuelle Wunschthemen der Teilnehmer
- Wie haben sich die unten genannten Wissensgebiete in den letzten Jahren weiterentwickelt?
    - Dekubitus
    - Injektionen
    - Basale Stimulation
    - Validation
    - Kinästhetik
    - Pflegemodell und Pflegeprozess und Pflegeforschung usw.
- Aufbauqualifikationen für Praxisanleiter, denn oft liegen Weiterbildungen schon Jahre zurück:
    - Neue Anleitungserkenntnisse und Ergebnisse der Pflegewissenschaft
    - Marketing für Anleiter
    - Selbstpflege für Anleiter
    - Besondere Burnout-Prophylaxe für Anleiter.

Öffnung des Anleiterkreises

Die im Abschnitt „Zielsetzung" genannten Themen werden schrittweise erarbeitet. Nachdem die anleitungsrelevanten Inhalte vermittelt und sicher angewendet werden können, wünschen sich viele Anleiter erfahrungsgemäß pflegespezifische Themen. Mit etwaiger Unterstützung der Lehrkräfte der Schule kann hier innerbetriebliche Fortbildung angeboten werden.

Auch bei anderen Kollegen der Praxis wecken die genannten Themen vielfach starkes Interesse. Um den möglichen Vorwurf „der Anleiterkreis sei eine Elitegruppe innerhalb der Einrichtung" gar nicht erst aufkommen zu lassen, sollte spätestens hier die **Öffnung** vollzogen werden. Das heißt, mit Einladungsschreiben werden alle interessierten Mitarbeiter ebenso angesprochen und später auch integriert.

Ausblick

Anleiterarbeitskreise haben sich in vielen Einrichtungen durchgesetzt. Der Kreativität von Leitung und Teilnehmern sind keine Grenzen gesetzt. So entwickelten wir vor Jahren im Mentorenkreis das Konzept „IBF für Alle". Das heißt, die Mentoren erarbeiten sich Pflegethemen nach Wahl und bieten abschließend eigene Fortbildungsveranstaltungen für ihre Kollegen an. Der Praxisanleiter als Leiter koordiniert bewusst nur im Hintergrund und gibt lediglich auf Anfrage Hilfestellung. Dadurch werden die Ressourcen der einzelnen Mentoren stark entwickelt und gelangen so in den Vordergrund des Geschehens. Mit viel Engagement und kreativen Umsetzungsideen bieten die Mentoren aus der Praxis – für ihre Kollegen in der Praxis – aktuelle und bemerkenswerte Fortbildungen an.

4.1.2 Klassenbuchauszüge

Empfehlen Sie Ihrer Pflegeschule, nach jedem Unterrichtsblock oder nach einer bestimmten Anzahl von Schultagen die bis dahin vermittelten pflegerelevanten Unterrichtsinhalte schriftlich für die Praxiseinsatzorte in Form eines **Klassenbuchauszuges** wie folgt zusammenzustellen.

Klassenbuchauszug Oberkurs „Februar-Block"

Nachfolgende Inhalte wurden in den pflegerischen Unterrichten vermittelt:
- Abschluss Anleitung: Auswertung der Videoaufzeichnungen im letzten Praxiseinsatz, Zusammenfassung des Beratungsprozesses
- Kinderkrankenpflege: Unterschiede zwischen Erwachsenen- und Kinderkrankenpflege; Krankenbeobachtung bei Kindern
- Zusammenfassung: Pflegediagnostischer Prozess mit ausgewählten Pflegediagnosen
- Soziologische Aspekte des Alters anhand praktischer Fallbeispiele des letzten Praxiseinsatzes
- Psychiatrische Einrichtungen; Definitionen wichtiger Krankheitssyndrome in der Psychiatrie; Psychosen und Neurosen; paranoide, halluzinogene Schizophrenie anhand eines Fallbeispiels
- Filmbeitrag: „Skandal in deutschen psychiatrischen Anstalten" mit Aufarbeitung und Diskussion
- Pflegetheorien: Einführung; Gesundheitsdefinitionen; Informationen zu Dorothea Orem; Selbstpflegedefizite; Selbstpflegebedarf und Handlungskompetenz als Voraussetzung zur Selbstpflege

So reduziert sich das Informationsdefizit zwischen Theorie und Praxis. Die Pflegenden erfahren, welche Inhalte den Schülern bereits vermittelt wurden und können sich somit ein besseres Bild über den Lernstand machen. Sie erleichtern sich dadurch die Anleitungen und verhindern folgende Situation:

Schüler Ali wünscht sich von Pfleger Karl-Heinz das Anleitungsthema Katheterisieren. Der Anleiter fragt, inwieweit die Thematik bereits im Unterricht durchgenommen wurde. Ali erwidert, es sei besprochen worden. Karl-Heinz überprüft (während des Vorgespräches) nicht Alis Lernstand. Erst während der Durchführung bemerkt er, dass dem Schüler wesentliches Hintergrundwissen fehlt und ihm dadurch eklatante Fehler unterlaufen. In Wahrheit wurde die Thematik bisher im Unterricht nur erwähnt, aber noch nicht detailliert vermittelt.

Alternativ lässt sich der Lern- oder Unterrichtsstand des Schüler anstatt durch Klassenbuchauszüge in einem Lernangebotskatalog integrieren (Markierung welche Lerninhalte im Unterricht vermittelt wurden). Einige Schulen haben ihren Lehrplan ins hauseigene Intranet gestellt, sodass sich Praxisanleiter darüber bequem informieren können.

4.1.3 Anleitung und Praxisbegleitung durch Lehrer für Pflege

Wie bereits in Kapitel 3.7.2 erläutert, bietet die Verwendung des „Instruments Pflegeprotokoll" viele Möglichkeiten, um den theoretischen Anspruch des Anleiters bzw. des Lehrers für Pflege in die Praxis umzusetzen.
Gerade Schlagworte wie Patientenorientierung, ganzheitliche Pflege oder auch ein-

4.1 Informationsweitergabe von Schule an Pflegepraxis

fachste hygienische Grundregeln werden im Unterricht nicht nur angemahnt und von Schülern bei praktischen Prüfungen eingefordert, sondern bei Praxisbegleitungen nun auch vom Pflegelehrer in Realsituationen vorgelebt. Im AltPflG und KrPflG ist vom „Vorleben" zwar keine Rede, aber eine Praxisbegleitung (PB) wird den Lehrern vorgeschrieben. Unabhängig von dieser begleitenden Betreuung absolvieren engagierte Lehrer auch Unterrichtseinheiten in der Praxis. Diese werden als praktischer Unterricht erfasst und entsprechen dem „Vorleben in der Realsituation". Zur besseren Abgrenzung die unterschiedlichen Begriffe:
- Praxisbegleitung durch Lehrer für Pflege (PB)
- Praktischer Unterricht durch Lehrer für Pflege (PU)
- Praxisanleitung durch Praxisanleiter – laut AltPflG und KrPflG – (PA)

PB und PU erfordern die Anwesenheit des Lehrers in der Praxis vor Ort. Diese dient dem eingangs erwähnten Abbau der Theorie-Praxis-Mauer (➤ Abb. 4.1). Zusätzlich umfasst PB auch die Beratung der Praxisanleiter zu pädagogischen und inhaltlichen Fragen, die Beurteilung und Nachbesprechungen von Praxisberichten der Schüler und die Durchführung von Veranstaltungen zur Vor- und Nachbereitung der praktischen Ausbildung. Sinnvoll ist ebenso die Hospitation der Ausbildungspraxis am Einsatzort.

Leider gibt es vereinzelte Lehrerkollegen, die in ihren Theorieunterrichten sehr praxisferne Vorgaben machen. Beispielsweise von Schülern in der Praxis einfordern:
- Türklinken nach jeder Benutzung zu desinfizieren
- In der Pflegeanamnese alle ATL einzeln abzufragen
- Generell während jeder Ganzkörperwaschung mindestens zweimal das Wasser zu wechseln.

Durch PU, PB und PA erfahren die Pädagogen, welche Zeitfenster und Möglichkeiten die reale Pflegepraxis bietet und modifizieren anschließend möglicherweise ihre Anspruchshaltung im Theorieunterricht. Dadurch werden weitere Steine in der Theorie-Praxis-Mauer abgetragen.

Pflegelehrer, die in der Schule wesentliche Anteile des Lernfeldes „Pflege" vermitteln, sollten regelmäßig in der Praxis an der Patientenversorgung teilnehmen, um pflegerische Fachkompetenz und ihre Glaubwürdigkeit zu erhalten. Unter regelmäßig darf nicht verstanden werden, einmal zum so genannten „Probewaschen" unmittelbar bei Ausbildungsbeginn sowie vor dem praktischen Examen.

In diesem Zusammenhang wird gerne das Beispiel des Englischlehrers erwähnt, der die gesamte englische Grammatik perfekt beherrscht – aber die Sprache mangels Übung nicht mehr spricht. Ich möchte nochmals feststellen, dass die oben erwähnten Begleitungen in Form von „nichtteilnehmenden Beobachtungen" (➤ 3.5) äußerst wichtig sind.

Schüler pflegt, Lehrer beobachtet und bereitet somit den Schüler auf Prüfungen vor.

Suchen Sie an Ihrem Praxiseinsatzort den Kontakt zu den pflegenden Lehrern. Wenn Sie den Kollegen der Schule geeignete Informationen weiterleiten, unterstützen Sie sie in ihrer Anleitungs- und Unterrichtsaufgabe sinnvoll. Beispielsweise geben Sie Hintergrunddetails zum Patienten oder nennen Besonderheiten des Schülers. Helfen Sie denjenigen Lehrern, die die Notwendigkeit für Praxisanleitungen und „echten praktischen Unterricht" sehen. Schon nach kurzer Zeit blicken solche Lehrerkollegen (wieder) auf einen immensen Erfahrungsschatz zurück. Durch die Anleitungstätigkeit lernen sie selbst erheblich und haben Ihnen als Praktiker gegenüber den Vorteil, die geleisteten Pflegemaßnahmen kritisch ohne Stationshektik und Stress überdenken zu können.

MERKE
Es ist nicht schlimm, etwas nicht zu wissen und dann nachzufragen. Es ist aber „schlimm", so zu tun, als sei man(n)/frau kompetent und könne alles bzw. benötige selbst keine Anleitung.

Was auch für Sie als Anleiter gilt (zum Beispiel die Anleitungszeiten mit Kollegen absprechen), hat eine ähnlich hohe Bedeutung für Lehrer. Ein alter Merksatz von Praxisanleitern besagt: „Die besten Gezielten Anleitungen laufen zu der Zeit, wenn der Arbeitsanfall an den Praxiseinsatzorten nicht zu hoch ist."

TIPP
Geeignete Themen zur Praxisbegleitung durch Pflegelehrer, die für Sie als Praktiker keinen zeitlichen Mehraufwand bedeuten:
• Durchführung von Pflegevisiten
• Klinischer Unterricht: Bezugspflege
• Klinischer Unterricht: Bereichspflege
• Projektwochen zur Übernahme der Stationsorganisation durch Schüler.

Praxisprojekte

Freigestellte Praxisanleiter und Lehrer der Pflegeschule organisieren in Absprache mit Schülern und den Praxisorten verschiedene **Praxisprojekte**. Beim Projekt: „Leitung einer Station durch Schüler" wird dabei das Team entlastet, denn ein Praxisanleiter oder Lehrer arbeitet zusätzlich vor Ort. Wie vielfach in der Literatur beschrieben (z.B. von Alexander Fuhr), werden dadurch Überstunden des Personals abgebaut, oder Kollegen können während der Projektphase ggf. sogar Urlaub nehmen.

Praxisprojekt Bereichspflege

Der Praxiseinsatzort erfährt durch rechtzeitige Planung und Absprache bereits Wochen/Monate im Voraus den Termin für das Praxisprojekt. In einem Vorgespräch werden mit dem Einsatzort, dem Praxisanleiter und dem Schüler die Größe des zu betreuenden Bereiches abgesprochen. Bedingung ist, dass der Lernende im fortgeschrittenen Ausbildungsstand an dem vorausgehenden Wochenende Dienst hat. Dadurch kennt er bereits die zu betreuenden Patienten. Ab Montag übernimmt der Praxisanleiter die Organisation des Bereiches. Der Schüler wird dabei beispielsweise auch in die Stationsinterna eingewiesen, damit er im Verlauf des Projektes seinen Bereich eigenverantwortlich führen kann. Unter Begleitung führt der Anleiter den Auszubildenden schrittweise an die Übernahme z.B. der Übergabe heran. Von Tag zu Tag steigert sich das selbstständige Arbeiten des Schülers.

Je nach Ausbildungsstand arbeitet der Praxisanleiter zum Beispiel ab dem dritten Tag nur noch auf Anweisung. Der Auszubildende lernt dadurch Aufträge verständlich zu formulieren und zu delegieren. Vor Dienstende des Frühdienstes, nach der Mittagsübergabe, findet ein Feedbackgespräch zwischen Schüler und Praxisanleiter statt. Zudem verfasst der Schüler eine

Art Wochenbericht um den Verlauf des Projektes zu dokumentieren. Zum Abschluss findet ein Nachgespräch mit ausführlicher Evaluation statt. Die Praxisanleiterin Susanne Schake-Spohr nennt in ihrer Beschreibung vielfältige positive Auswirkungen des Projektes. Unter anderem:
- Die Kollegen der Station erfahren selbst oder über den Praxisanleiter/Lehrer, was der Schüler wirklich leisten kann und in welchen Problembereichen er Unterstützung benötigt
- Die Station wird anschließend von einem gut ausgebildeten Schüler entlastet, der ggf. auch in der Folgezeit kleinere Bereiche weitgehend selbstständig übernehmen kann
- Durch die intensive Zusammenarbeit verknüpft sich der theoretische mit dem praktischen Wissensstand
- Praxisanleiter und Lehrer erhalten ein aufschlussreiches Feedback über den Lern- und Leistungsstand des Schülers und erhalten selbst einen längeren Einblick in den Pflegealltag der Praxis
- Schüler schildern es als angenehm, über einen längeren Zeitraum eine feste Gruppe von Patienten oder Bewohnern zu betreuen
- Patienten äußern sich positiv über die erlebte individuelle Bereichspflege durch engagierte Schüler

Praxisprojekt „Leitung durch Schüler"
Dieses Praxisprojekt ist aufwändiger in der Vorbereitung und Durchführung. Die Lehrerin Christa Schöbel berichtet von einer Projektkonzeption, in der alle 20 Schüler des Oberkurses für zwei Wochen die Leitung einer Station der Frauenklinik übernommen haben. Im Vorfeld gewährleisten disziplinspezifische Schulungen einen optimalen Informationsstand der Lernenden. Zielsetzung des Projektes ist, dass alle anfallenden Tätigkeiten und Funktionen durch die Schüler übernommen werden sollen. Ein Schwerpunkt liegt dabei in der Erledigung der stationsorganisatorischen Administration. Im Hintergrund ist pro Dienstschicht lediglich eine Krankenpflegerin und eine Lehrerin anwesend. Während des Projektes werden mit jedem Schüler Einzelfeedbackgespräche geführt.

Ein zentrales Lernziel liegt dabei in der Entwicklung und im Training sozialer Kompetenzen. Die beteiligten Schüler schilderten bei Projektende, dass es für sie neben vielem anderem lehrreich war, eigene Überforderungen rechtzeitig einzugestehen und Beratung in Anspruch zu nehmen. In den beiden Projektwochen wurden 60 Patientinnen betreut. Jede erhielt einen Fragebogen. Die fachliche Kompetenz der Schüler wird von den Patientinnen beispielsweise zu 93 % mit „trifft völlig zu" oder „trifft überwiegend zu" beurteilt. Ebenso waren die weiteren Patientinnenmeinungen zum Schülerprojekt außerordentlich positiv.

Wenn ein gesamter Ausbildungskurs in einem Praxisbereich eingesetzt wird, kommt es zwar kursintern zu enormen Lerneffekten. Beispielsweise finden die Schüler es interessant, ihre Mitschüler während des Projektes anders zu erleben. Als Nachteil muss dabei allerdings die Unterbesetzung der anderen Praxiseinsatzorte gesehen werden. Wenn 20 Schüler nur in einem Bereich arbeiten, fehlen folglich „Arbeitskräfte" in den anderen Einsatzfeldern.

Alternativ organisiert die Pflegeschule das Projekt im Rahmen der theoretischen Ausbildung. Hierbei wird ein Kurs zusätzlich in der Praxis eingesetzt.

Praxisordner/Schülerhandbuch/ Lernbegleitmappe

Die Schule verteilt bei Ausbildungsbeginn ein **Schülerhandbuch** in Form eines Praxisordners bzw. einer Mappe, worin alle wichtigen schriftlichen Unterlagen für die praktische Ausbildung zusammengestellt sind. Diese führen die Schüler während der Praxiseinsätze mit. Es ist empfehlenswert, dass solche Praxisordner am Einsatzort deponiert werden. Diese Unterlagen stellen gleichzeitig einen relevanten Ausbildungsnachweis dar. Aus diesem Grunde möchten manche Schulträger vor Einführung eines Praxisordners vorher gefragt werden.

Folgende Inhalte gehören hinein:
- Stundennachweis
- Ausbildungsplan (Einsatz-, Block- und Urlaubszeiten)
- Beurteilungs- und Förderbogen
- Klassenbuchauszüge als Übersicht der theoretischen Lerninhalte
- Checkliste „Lernziele Unterkurs/Mittelkurs/Oberkurs"
- Lernverlaufsbogen der Station
- Ausgefüllte Erstgesprächsprotokolle
- Sammlung von Anleitungsprotokollen
- Sammlung von ausgefüllten Pflegeprotokollen.

Diese Ordner/Mappen werden vom Schüler eigenverantwortlich geführt. Viele Pflegeschulen kontrollieren bzw. benoten die Führung durch Praxisanleiter oder Klassenlehrer. Die abgehefteten Unterlagen gelten als Nachweis der praktischen Ausbildung und liegen bei praktischen Prüfungen und bei der Notenkonferenz bei Ausbildungsende vor. Aus Gründen des Datenschutzes ist darauf zu achten, dass keine (ungeschwärzten) Patienten- oder Bewohnerdaten (Klebeetiketten, ausgeschriebene Namen) im Ordner enthalten sind.

Schulintegration der Anleiter

Wie so oft bauen sich Vorurteile und Missverständnisse dadurch ab, dass man aufeinander zugeht. Pflegende, welche Mentoren- oder Praxisanleiterfunktionen übernommen haben und gerne unterrichten möchten, sollten dies der Schulleitung signalisieren. Gerade im Lernfeld „Gesundheits- und Krankenpflege" gibt es zahlreiche Unterrichtseinheiten, bei denen praktische Übungen im Demonstrationsraum durchgeführt werden. Integriert die Schule dazu fachkompetente und motivierte Pflegende aus den Praxiseinsatzorten, so führen diese Maßnahmen zum weiteren Abbau der „Theorie-Praxis-Mauer".

Pflegeschulen beziehen Mentoren und Praxisanleiter auch bei praktischen Prüfungen ein (> 3.9). Vor allem die Lernenden begrüßen solch eine Vorgehensweise, weil sie diese Notenfindung als gerechter empfinden. Schüleraussage: „Die Prüferin (Praxisanleiterin) steht auf unserer Seite, weil sie weiß, was man auf der Abteilung machen kann und was nicht ...". Interessanterweise zeigt die Erfahrung, dass die unabhängig ermittelten Noten von Kollegen aus der Pflegepraxis überwiegend mit den ermittelten Noten der Lehrer für Pflege übereinstimmen. In wenigen Fällen geben Mentoren oder Praxisanleiter schlechtere Noten als die „Theoretiker". Sie beurteilen kritischer, weil sie wissen, „was man auf der Abteilung noch alles machen könnte."

4.1.4 Hospitationen

Fragen Sie Ihre Pflegeschule, ob Möglichkeiten zur **Hospitation** (= als Gast am Unterricht teilnehmen) bestehen. In erster Linie betrifft dies die Inhalte der Pflegeunterrichte. Viele Themen interessieren vor allem dann die Pflegenden in der Praxis, wenn darüber keine oder nur unzureichende innerbetriebliche Fortbildung angeboten wurden, z.B.
- Pflegeplanung
- Pflegeforschung
- Wie vermittelt die Schule den Themenbereich: „Bezugskontakt"?
- Grundlagen Beratung
- Grundlagen Anleitung
- Pflegediagnostischer Prozess anhand von Pflegediagnosen
- Integration des Bobath-Konzepts bei Patienten mit Hemiplegie
- Basale Stimulation
- Kinästhetik.

Manche Pflegende möchten gerne im ärztlichen Krankheitslehreunterricht hospitieren, weil sie beispielsweise erst vor kurzem in der Einrichtung eingestellt wurden und noch nicht wissen, welche Inhalte und Schwerpunkte der Mediziner in seinen Unterrichten setzt. Für solche Unterrichtshospitationen eignen sich klare Regelungen und Absprachen:
- Der Dozent und die Schüler müssen mit der Hospitation einverstanden sein
- Während des Unterrichtes wird der Gast nicht integriert, das bedeutet, er stellt keine Fragen und wird auch vom Lehrer nicht angesprochen. Ausnahmen sind vorher zu vereinbaren
- In den Pausen oder bei Unterrichtende können zwischen Dozent und Gasthörer weitere Fragen oder Anmerkungen ausgetauscht werden.

Der Hospitant erhält durch Unterrichtsbesuche weit reichende Informationen und kann sich somit viel besser ein Bild von der Ausgangssituation der Schüler machen. Durch die abschließende Auswertung können Sie dem Lehrer/Dozenten direkt Ihre Einschätzung mitteilen, beispielsweise wenn Ihrer Meinung nach Lerninhalte praxisfern vermittelt wurden. Auch Besuche von Schulveranstaltungen oder Exkursionen, wie Besichtigungen von Gesundheitsberatungseinrichtungen, Pharmafirmen, Messen, Gesundheitsbehörden, Ausstellungen, Sektionen, Veranstaltungen zu pflegenahen Themen usw. sind auch für Pflegende interessant.

4.2 Informationsweitergabe von Pflegepraxis an Schule

Ein intakter Informationsfluss ist keine Einbahnstraße. Beispielsweise beklagen einige Praktiker, dass in der Schule nicht immer die aktuellen Pflegemaßnahmen unterrichtet werden. Leider bleibt es oft beim Beklagen, obwohl hier ein „Aktivwerden" nötig wäre. Welche Maßnahmen sich zum Verändern dieser Situation eignen und anbieten, lesen Sie in diesem Abschnitt.

4.2.1 Besprechungen

Schul- und Pflegedienstleitungen sollten gemeinsame, regelmäßige Besprechungen praktizieren. Die Qualität dieses Verhältnisses prägt maßgeblich die praktische Ausbildungssituation der Schüler. Ihr Einfluss als Pflegender vor Ort beschränkt sich auf Besprechungen mit der Basis. Regen Sie bei Pflegekonferenzen oder Leitungssitzungen an, auch Vertreter der Schule einzuladen. Unmittelbar und zeitnah können wichtige Informationen zwischen beiden Partnern ausgetauscht werden. Die Erfahrung zeigt leider, dass die Einhaltung des offiziellen Dienstweges teilweise zeitaufwändig, hinderlich und umständlich ist, wodurch wichtige Informationen verloren gehen können.

Während allgemeiner Besprechungen lassen sich Auskünfte oder Fragen an die Schulkollegen direkt stellen, beispielsweise:
- Die Wünsche von Ihnen und Ihren Kollegen zur Schuljahresplanung.

Beispiel: Möglichst keine Unterrichtsblöcke während der Urlaubszeit usw.
- Rückmeldungen über Praxisbegleitungen der Lehrer auf der Station.

Beispiel: Ungünstig gewählte Anleitungszeiten während der Stoßzeiten
- Anregungen zur Aktualisierung von Unterrichtsinhalten.

Sie stellen bei der Anleitungsplanung anhand der Schüleraufzeichnungen fest, dass die Schule noch Originalmedikamente im Unterricht vorstellt, obwohl in der ganzen Einrichtung durchweg Generika (kostengünstigere Arzneimittel) zum Einsatz kommen (➤ Abb. 4.3).

- Rückfragen zu Unterrichtsinhalten: Regen Sie nach Absprache mit Ihrer Pflegedienstleitung die Lehrer an, eine in-

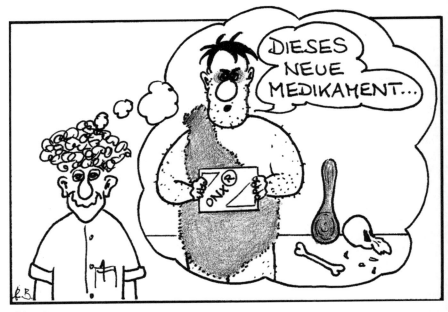

Abb. 4.3

nerbetriebliche Fortbildung zu einer anleitungsrelevanten Thematik anzubieten. So erfahren Sie noch mehr über den Lernstand der Schüler und aktualisieren zugleich Ihren Wissensstand.

> Ulli nach innerbetrieblicher Fortbildung „Pneumonieprophylaxe" durch die Schule: „Jetzt weiß ich endlich, was Schüler meinen, wenn sie von der ‚Lippenbremse' sprechen!"

- Rückfragen vom Praxisanleiterkreis an die Schule.
  Beispiel: Setzt sich die Schule für eine Freistellung der Anleiter ein?
- Beratungen über Pflegestandards, Pflegesysteme oder die Einstufung der Pflegeleistungen etc.
- Informationen über hausinterne, ausbildungsrelevante Pflegeforschungsprojekte der Schüler.

4.2.2 Praxisberichte

Andere Ausbildungsberufe machen es vor: Die Auszubildende müssen regelmäßige (Wochen)Berichte anfertigen. Die Berufsschulen versprechen sich dadurch eine stärkere Auseinandersetzung mit dem eigenen Handeln während der Arbeit (= Selbstreflektives Lernen). Der „Lehrling" reflektiert dabei seine Tätigkeit und setzt sich so intensiver mit Lerninhalten, zum Beispiel aus dem Lehrbuch, auseinander.

Lehrer in Pflegeschulen klagen oftmals über den unzureichenden schriftlichen Ausdruck der Schüler. Trotz allgemein bildender Schulabschlüsse hapert es nicht nur in der Orthografie, sondern auch in der adäquaten Verwendung von Fachtermini, in der Gestaltung selbst erstellter Berichte, am handschriftlichen Schriftbild, kurzum: Die Ergebnisse der PISA-Studie werden bestätigt.

Aus diesem Grunde führten wir an unserer Schule die so genannten **Praxisberichte** ein. Für jeden Praxiseinsatz (ca. acht Wochen) während des ersten und zweiten Ausbildungsjahres haben die Schüler jeweils einen Praxisbericht anzufertigen. Dieser wird von demjenigen Lehrer korrigiert und benotet, der auch die entsprechenden Lernfelder „Pflege" unterrichtet. In einem Schreibheft der Schüler wird vorne auf der Innenseite ein Hinweisblatt eingeklebt, welches das Reglement beschreibt. Unten finden Sie eine Musterbeschreibung.

Musterbeschreibung Praxisbericht

Damit sich der Schüler während seiner Praxiseinsätze kontinuierlich mit dem Lehrbuch beschäftigt, werden die so genannten „Praxisberichte" in regelmäßigen Abständen angefordert. Die Schüler erfahren den Abgabetermin rechtzeitig. Es ist empfehlenswert die Berichte vor diesem Datum in der Schule abzugeben. Ein ungenügender Bericht oder auch die Nichtvorlage bis zum Abgabedatum wird mit der Note „Ungenügend" (6) bewertet. Fällt der Abgabetermin auf einen Krankheitstag des Schülers, so verlängert sich die Abgabefrist um einen Tag nach der Arbeitsunfähigkeit.

Folgende Hinweise sind zu beachten:
1. Beschreiben Sie ein praktisches Fallbeispiel aus ihrem pflegerischen Alltag.
   Beispiel: Die GKW auf Station 3 bei Frau X, welche von ihnen durchgeführt wurde

2. Setzen Sie bitte diese erlebte Pflege in Bezug zu pflegerelevanter Fachliteratur. Welche Unterschiede können Sie zwischen Theorie und Praxis feststellen?
Beispiel: Lehrbuch „Pflege heute", Kapitel Ganzkörperwaschung, Unterrichtsnotizen aus dem Lernfeld Pflege, Artikel aus Pflegefachzeitschriften, Auskünfte vom Pflegepersonal
3. Schildern Sie bitte zu den festgestellten Unterschieden Ihre Meinung!
Beispiel: Im Lehrbuch steht: „Der Wasserwechsel muss zum Zeitpunkt... erfolgen" – dagegen habe ich auf der Station beobachtet, dass...

Bitte folgende Vorgaben bei der Erstellung beachten:
- Ausdruck und Orthografie sollten dem Abschluss Sekundarstufe I entsprechen
- Überschrift mit Titel
- Datum und Ort des Praxiseinsatzes
- Umfang: Minimum: drei handschriftliche Seiten, Maximum: sechs handschriftliche Seiten
- Originalzitate bitte kenntlich machen (z.B. andere Schreibfarbe)
- Quellenangabe mit Seitenzahlen bzw. Name der Auskunft gebenden Person angeben.

Der Abgabetermin liegt meistens in der Mitte des Praxiseinsatzes. Die Note zählt wie eine Klausurnote zum Fachbereich Pflege. Während der Korrektur notiert sich der Lehrer mögliche Rückfragen und Unterschiede der Praxisdurchführung im Vergleich zu seinen Unterrichtsinhalten um diese Punkte in der Regelkommunikation mit der Praxis zu klären.

TIPP
Notieren Sie sich zu den Rückfragen und Unterschieden auch den Namen des betreffenden Praxiseinsatzfeldes oder der vom Schüler genannten Auskunft erteilenden Pflegende. Bei ihrer nächsten Praxisbegleitung bzw. beim nächsten Treffen der Anleiter suchen Sie den Austausch und haben geeignete Anknüpfungspunkte für ein Gespräch.

Auswirkungen der Praxisberichte
- Schüler setzen sich mit ihren Tätigkeiten in der Praxis intensiver auseinander
- Lehrer erhalten konkretes Feedback über die Handlungsschritte im Alltag
- Schüler arbeiten mit dem Lehrbuch
- Schüler lernen eine eigene Meinung zu entwickeln und diese auszudrücken
- Lehrer erhalten praxisnahe Informationen, die Sie im Kontakt mit den Mentoren und Praxisanleiter sinnvoll verwenden können
- Schüler trainieren dadurch:
  – Das Formulieren von Berichten, das später beim Examen erwartet wird
  – Sprachlichen Ausdruck
  – Die Verwendung von Fachtermini
  – Orthografie und Gestaltung
- Kein zeitlicher Mehraufwand für das Pflegepersonal in der Praxis.

4.3 Informationsweitergabe von Station an Schüler

Der Praxisalltag ist nicht frei von Kommunikationsproblemen. Schüler berichten zuweilen, dass sie mangelhaft, teilweise sogar ungenügend informiert werden.

4.3.1 Übergabesituationen

Häufig kritisieren die Lernenden die **Übergabesituationen.**

> Pfleger Karl-Heinz und Pflegerin Erna beginnen mit der mittäglichen Übergabe an eine Pflegende des Spätdienstes und *„ihrer Schülerin"* Petra. Nach kurzer Zeit muss die Übergabe unterbrochen werden – die Patientenrufanlage ertönt. Karl-Heinz schickt Petra zum Patienten und setzt die Berichterstattung fort. Nach einer Minute erneute Unterbrechung: Die Unterkursschülerin Petra kehrt zurück und berichtet, dass eine Infusionspumpe auf Zimmer 4 Alarm gibt und sie mit diesem Gerät nicht umgehen kann und darf. Jetzt wird Schwester Erna aus dem Frühdienst beauftragt nachzuschauen. Gerade als Karl-Heinz von den Untersuchungsergebnissen eines Patienten berichtet, klingelt das Telefon. Wieder soll Petra aktiv werden. Dadurch kommt es Sekunden später zur erneuten Unterbrechung der Übergabe, weil die Schülerin am Telefon generell keine Auskunft geben darf. Schwester Erna, gerade zurück aus Zimmer 4, erledigt das Telefonat. Petra setzt sich wieder vorne an den Stationszimmertisch (Springerposition) und bedauert, dass sie die Ergebnisse der Untersuchung verpasst hat. Sie traut sich jedoch nicht nachzufragen. Nach einer Minute klopft es an der Stationszimmertür. Karl-Heinz stoppt und beauftragt Petra, *„nachzuschauen, wer was will!"* Und weiter geht es mit der Übergabe. Doch wenige Augenblicke danach unterbricht er wieder (diesmal ärgerlich), weil Petra verzeihend berichtet, dass Angehörige erfahren möchten, wie es Frau X von Zimmer 4 geht. Die Schülerin beteuert, sie wisse dies nicht und könne dazu wirklich nichts sagen. Schweigend – nur über Augenkontakt – beauftragt Karl-Heinz wieder Schwester Erna, mit der Information der Angehörigen. Er schluckt, atmet tief durch und setzt die Übergabe fort, bis erneut...

Neben den mehrfachen Unterbrechungen, die auf mangelhafte Organisation zurückzuführen sind (eine Unterkursschülerin ist aufgrund ihres Ausbildungsstandes nicht in der Lage, selbständig die Ursache der Unterbrechungen zu beseitigen), merken Sie während Übergabesituationen schnell, welche Prioritäten im Team gesetzt werden. Darum werden Dienstübergaben gerne als das *Schaufenster des Teams* bezeichnet. Mit den nachfolgenden Fragen ist überprüfbar, welche Prioritäten gesetzt werden. Fragen Sie sich bitte anschließend, welchen Eindruck dies für die teilnehmenden Schülern hinterlassen könnte.

- Stehen die Patienten im Vordergrund? Werden z.B. Pflegepläne oder pflegerische Veränderungen besprochen und deren psychosoziale Situation thematisiert?
- Oder beschäftigt sich das Team hauptsächlich mit den ärztlichen Anordnungen der Visite, *die übrigens auch nachgelesen werden können*?
- Welche Wertigkeit gibt Ihr Team der (laut KrPflG) eigenständigen Pflege?
- Welchen Stellenwert haben private Interessen oder Hobbys?
  Beispiel: *Überwiegende Gespräche über Mode, Kataloge oder neueste hausinterne Gerüchte?*
- Steht eine Person häufig im Vordergrund?
  Beispiel: Die Teamleitung berichtet überwiegend alleine. Alle anderen sind passiv
- Auch die Stellung der Schüler ist leicht erkennbar.
  Beispiel: *Der Schüler soll brav den Dienst mit den Teammitgliedern tauschen, Kaffee kochen, Frühstück organisieren und auf die Klingel gehen.*

TIPPS
Zur lernfördernden Übergabe

Von den folgenden Tipps zur Übergabe profitieren nicht nur Schüler, sondern alle Mitarbeiter des Teams.

1. Kommunizieren Sie die Übergabezeit für Pflegeempfänger und andere Berufsgruppen im Hause deutlich
2. Setzen Sie klare Prioritäten über die Inhalte und Abläufe
3. Richten Sie einen so genannten Außendienst ein
4. Schüler sind Lernende und benötigen besonders viele Informationen
5. Beachten Sie die Sitzplatzgestaltung
6. Die berichtende Pflegende hält Blickkontakt mit allen Teammitgliedern inkl. Schüler
7. Kuchen oder diverse Getränke gerne – aber bitte vorher oder später
8. Fordern Sie ihre Schüler zum Berichten auf
9. Vermeiden Sie stationsinterne Abkürzungen
10. Vermeiden Sie ausschweifendes Erzählen.

Zu 1: Viele Patienten und Bewohner können mit dem Begriff „Übergabe" wenig anfangen. Informieren Sie die Pflegebedürftigen bereits bei der Aufnahme, zum Beispiel während der Pflegeanamnese, dass „die Übergabe" eine wichtige Einrichtung ist, weil hier die Daten über ihn selbst, den Pflegeempfänger, und seine aktuellen Veränderungen vollständig an alle Kollegen weitergegeben werden.

Beispielaussage einer Krankenpflegerin zu einem neuen Patienten: „Zwischen 13.00 und 13.30 Uhr haben wir Übergabe, das heißt, der Frühdienst berichtet dem Spätdienst, welche wichtigen Veränderungen, die auch Sie betreffen, vormittags eingetreten sind. Rufen Sie uns bitte während dieser Zeit nur in dringenden Fällen."

Den Pflegebedürftigen ist diese Erklärung meist einleuchtend. In einer Patientenbefragung erwiderten die Patienten, dass sie sich – bis zur Klärung des Begriffes „Übergabe" – wunderten, warum das Pflegepersonal in Zeiten hoher Arbeitsbelastung komplett zusammen sitzt und Kaffee trinkt. Ein zusätzliches Schild an der Tür informiert auch *„die nach Blumenvasen fragenden Angehörigen".*

Ergänzende Absprache trifft Ihr zuständiges Pflegemanagement eventuell mit anderen Funktionsbereichen. Beispielsweise klärt Ihre Pflegedirektion, dass während der Übergabezeiten keine Patientenanforderungen zur Anästhesie/OP oder Diagnostik und Ähnliches anfallen sollten. Machen Sie multidisziplinär bewusst: Hier informiert sich die größte Berufsgruppe des Krankenhauses. Wie wäre es, wenn sie morgens mehrfach die Röntgenbesprechung der Mediziner unterbrechen würden?

Zu 2: Übergabe des Pflegepersonals bedeutet, dass in erster Linie pflegerelevante Informationen besprochen werden. Medikamentenan- oder absetzungen können zwar erwähnt werden, doch sind diese zusätzlich dokumentiert und lassen sich nachlesen. Ohne Frage sind auch teaminterne und private Themen für das Miteinander von Bedeutung. Räumen Sie dafür Freiräume ein, aber bitte *vor oder nach* der Patientenübergabe.

Zu 3: Als so genannter „Außendienst" arbeitet eine Pflegende, die alle ankommenden Telefonate oder Patienten- oder Bewohnerrufe annimmt und bearbeitet. Damit jeder einmal dran kommt, erstellen Sie einen Wochenplan und vermerken diese Übersicht beispielsweise im Kalender.

Wichtig: Der „Außendienst" sollte fachkompetent sein. Wie im vorigen Beispiel geschildert, fallen aus diesem Grund Unterkursschüler und Praktikanten heraus. Diese „stören" mehrfach, weil sie immer nachfragen müssen. Des Weiteren sollte die Außendienst-Pflegende generell aus der auslaufenden Dienstschicht stammen (Übergabe von Früh- an Spätdienst: Außendienstmitarbeiter aus dem Frühdienstteam).

Zu 4: Bitte nicht wie im Zitat einer *„sich übergebenden" Pflegerin: „Also, in Zimmer 5 nichts Besonderes. Zimmer 6 Herr Soundso kennt Ihr ja. Zimmer 7 Frau X, nichts Besonderes. Zimmer 8 – ach da fällt mir gerade ein, hab' ich eigentlich schon erzählt, was meiner Tochter Jasmin gestern Abend zu Hause… – (Klingelsignal) … Moment, kann die Schülerin mal gerade auf die Klingel gehen?"*

Wenn es wirklich nichts Besonderes gegeben hat – war dann auch die Patientenbeobachtung in diesem Dienst nichts Besonderes?

Schüler bleiben während der Übergabe permanent anwesend.

Zu 5: Personen, die in der Nachfolgeschicht arbeiten, wählen die Sitzplätze, von denen aus sie am schlechtesten aufstehen können. Empfehlen Sie dies bitte auch denjenigen Schülern des Frühdienstes, die an diesem Tag keinen Außendienst haben und durch ihre Anwesenheit lernen möchten; so werden sie am spontanen Aufstehen im Falle eines Klingelrufes regelrecht gehindert (➤ Abb. 4.4). Den Springerplatz mit Position in Türnähe nimmt der regelmäßig wechselnde „Außendienstmitarbeiter" ein.

Zu 6: Für Schüler ist es frustrierend, wenn die Leitung des Frühdienstes kontinuierlich und ausschließlich nur mit einem Pfleger des Spätdienstes kommuniziert. Auch andere Kollegen und vor allem die Lernenden schalten in solchen Situationen schnell ab und denken: „Die zwei meinen mich ja gar nicht; die handeln das unter sich aus." Darum:

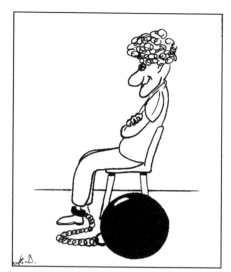

Abb. 4.4

MERKE
Während der Übergabe hält die berichtende Pflegende Blickkontakt mit allen Teammitgliedern.

Zu 7: Diese Speisen und Getränke sind sicherlich wohlverdient, können aber durch geräuschintensives Klappern und Nachfragen (zum Beispiel: *„Kaffee mit Milch und Zucker, Kuchen mit Sahne – was, ach wirklich, trotz deiner Diät heute Sahne?"*) erhebliche Unruhe und Störungen verursachen. Verschieben Sie das „Schlemmen" bis zum Abschluss der Patientenübergabe (➤ Abb. 4.5). Sollte ihr Team meutern

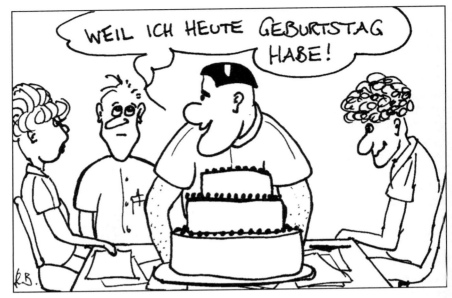

Abb. 4.5

und den Kuchen während der Übergabe verzehren wollen, so sorgen Sie bitte dafür, dass vorab jedes Teammitglied vollständig mit allen Utensilien versorgt ist und starten sie dann – *viel Glück!*

Zu 8: Schüler benötigen ein Training im Sprechen. Es ist unsinnig, ihnen drei Jahre lang jedes Aktivwerden bei Übergabesituationen zu verwehren, es dann aber in der Endphase der Ausbildung einzufordern. Auch Unterkursschüler des Frühdienstes berichten von „ihren Pflegeempfängern" und beschreiben den Kollegen mittags etwaige Situationsveränderungen. Der Anleiter ist anwesend, greift bei Bedarf ein oder ergänzt. Andernfalls haben Schüler zu wenig Möglichkeiten, die pflegerische Fachsprache zu erlernen und vor allem zu trainieren.

Generell ist es erforderlich Pflegemaßnahmen zeitnah zu dokumentieren. *Also bitte nicht die morgendliche Pflege von 6:15 Uhr erst mittags um 12:50 Uhr niederschreiben.* Pflegende nutzen bei der Vorstellung der Patienten die vorhandene Dokumentation.

Zu 9:

Versetzen Sie sich in die Lage eines Schülers in der Klinik. Die Abkürzung **S.K.** bedeutet:
- Station A (Chirurgie) „Sichtkontrolle"
- Station B (Urologie) „Spülkatheter"
- Station C (HNO) „Sondenkost"
- Station D (Innere) „Schonkost"
- Station E (Orthopädie) „sterile Kompressen"
- Station F genießt allmorgendlich SK (Sahnekefir) zum Frühstück.

4.3.2 Standardisierte Einrichtungsorganisation am Praxisort

Erinnern Sie sich bitte an Ihre letzte Aushilfstätigkeit auf einer Nachbarabteilung! Beispielsweise fehlte dort Personal und Sie wurden als „Ersatz bestimmt" oder haben sich selbst dafür angeboten. Obwohl Sie vielleicht eine langjährig erfahrene Pflegende sind und sich kompetent fühlen, fällt es Ihnen schwer, sich im „fremden Arbeitsbereich zu orientieren". Zwar sind alle Stationszimmer in der Einrichtung mit den gleichen Schränken ausgestattet, aber innerhalb dieser Schränke finden Sie eine höchst unterschiedlich Bestückung vor: Das Blutdruckgerät liegt auf Station A im ersten Schrank oben rechts und auf Station B im hinteren unten links. „Muss das sein?" – denken Sie selbst und ärgern sich. Und Ihre Schüler? Die Auszubildenden wechseln nach wenigen Wochen und müssen sich zeitaufwändig permanent neu orientieren! Vielfältige Unterschiede zwischen den einzelnen Praxisorten einer Einrichtung sind:

- Pflegedokumentation und Kurvenführung sind nicht identisch
- Visite und Anordnungen werden anders ausgearbeitet
- Pflegematerial wird an anderen Orten gelagert
- Pflegeschränke sind unterschiedlich eingerichtet und bestückt
- Farbmarkierungen werden anders gedeutet
- Der Arbeitsablauf wird ohne logischen Grund gegensätzlich gestaltet
- Zeitoasen werden nicht immer (für Anleitung) genutzt

- Ein Wochen- oder Monatsplan für standardisierte Anleitungen existiert nicht.

Standardisierte Strukturen ermöglichen ein zeitsparendes Arbeiten ohne unnötiges Nachfragen, Suchen, Korrigieren usw. Zeitliche Ressourcen in so genannten Zeitoasen können für Anleitung genutzt werden, etwa bei Personalüberlappung, wenn Früh- und Spätdienst mittags gemeinsam anwesend sind.

> **Beispiel Zeitoase**
>
> Erfolgreiche Anleiter berichten, dass sie neuen Schülern zunächst den Ordner mit allen verbindlichen Pflegestandards vorlegen. Der neue Schüler soll sich die Standards durchlesen und diejenigen Teilschritte markieren, bei denen er eine andere Vorgehensweise gelernt hat. In Folge werden die Unterschiede zügig besprochen.

4.4 Praktische Lernziele der Pflegeausbildung

Anforderungen für die Gesundheits- und Krankenpflege

An jeden Pflegeberuf stellt der Gesetzgeber unterschiedliche Anforderungen an die Ausbildung. Am Beispiel des **Krankenpflegegesetzes** werden im Folgenden diejenigen Bestimmungen erläutert, die Einfluss auf die Lernziele der Praxis haben. Anschließend beleuchten wir die Besonderheiten in der Altenpflege.

Im neuen Krankenpflegegesetz (KrPflG) werden erstmals Pflege und Gesundheit miteinander verknüpft. Neben der traditionellen kurativen (heilenden) Ausrichtung gewinnen jetzt Prävention, Rehabilitation und pflegerisches Arbeiten im palliativen (lindernden) Handlungsfeld einen hohen Stellenwert. **Eigenverantwortliches Handeln** und ein professionelles Selbstverständnis des Pflegeberufs erhalten Kraft Gesetzes einen enormen Schub.

Krankenpflegegesetz (KrPflG) Abschnitt 2„*§ 3 Ausbildungsziel (1): Die Ausbildung für Personen nach § 1 Abs. 1 Nr. 1 und 2 (Gesundheits- und Krankenpflegerin oder Gesundheits- und Krankenpfleger, Gesundheits- und Kinderkrankenpflegerin oder Gesundheits- und Kinderkrankenpfleger) soll entsprechend dem allgemein anerkannten Stand pflegewissenschaftlicher, medizinischer und weiterer bezugswissenschaftlicher Erkenntnisse fachliche, personale, soziale und methodische Kompetenzen zur verantwortlichen Mitwirkung insbesondere bei der Heilung, Erkennung und Verhütung von Krankheiten vermitteln. Sie bezieht sich auf die heilende Pflege, die unter Einbeziehung präventiver, rehabilitativer und palliativer Maßnahmen auf die Wiedererlangung, Verbesserung, Erhaltung und Förderung der physischen und psychischen Gesundheit der Patientinnen und Patienten auszurichten ist. Dabei sind die unterschiedlichen Pflege- und Lebenssituationen sowie Lebensphasen und die Selbstständigkeit und Selbstbestimmung der Patientinnen und Patienten zu berücksichtigen (Ausbildungsziel)."* (📖 18)

Dieses vom Gesetzgeber geforderte Ausbildungsziel, insbesondere nach anerkanntem Stand pflegewissenschaftlicher Erkenntnisse bedeutet hohe fachliche, personale, soziale und methodische Kompetenzen zur verantwortlichen Mitwirkung.

Es kann in der Praxis vorrangig nicht durch Beobachtungslernen vermittelt werden, sondern bedarf des einsichtigen und gehirngerechten Lernens (Gezielte Anleitung) und anderen kompetenzorientierten Anleitungsformen. Mit obigem Ausbildungsziel distanziert sich der Gesetzgeber von bisher „*handwerklich*" geprägtem Erfahrungswissen weg – hin zur expliziten pflegewissenschaftlichen Fundierung.

Das KrPflG benennt eindeutige pflegerische Ausbildungsziele, die für den Träger der Ausbildung bindend sind. Das bedeutet für den Schüler, dass er laut Ausbildungsvertrag Anspruch auf die Umsetzung der geforderten gesetzlichen Norm hat.

(2) Die Ausbildung für die Pflege (...) soll insbesondere dazu befähigen:
1. die folgenden Aufgaben eigenständig auszuführen:
a) Erhebung und Feststellung des Pflegebedarfs, Planung, Organisation, Durchführung und Dokumentation der Pflege
b) Evaluation der Pflege, Sicherung und Entwicklung der Qualität der Pflege,
c) Beratung, Anleitung und Unterstützung von Patientinnen und Patienten und ihrer Bezugspersonen in der individuellen Auseinandersetzung mit Gesundheit und Krankheit,
d) Einleitung lebenserhaltender Sofortmaßnahmen bis zum Eintreffen der Ärztin oder des Arztes,
2. die folgenden Aufgaben im Rahmen der Mitwirkung auszuführen:
a) eigenständige Durchführung ärztlich veranlasster Maßnahmen,
b) Maßnahmen der medizinischen Diagnostik, Therapie oder Rehabilitation,
c) Maßnahmen in Krisen- und Katastrophensituationen,
3. interdisziplinär mit anderen Berufsgruppen zusammenzuarbeiten und dabei multidisziplinäre und berufsübergreifende

Lösungen von Gesundheitsproblemen zu entwickeln. (📖 18)

4.4.1 Gesundheits- und Krankenpflege

Eigenständigkeit

Beachten Sie den Unterschied zwischen den Aussagen von Punkt 1. „Eigenständigkeit" und 2. „Mitwirkung". Hier ermöglicht der Gesetzgeber endlich eine professionelle und eigenständige Pflege. Das bedeutet, dass weder Mediziner, Juristen oder Wirtschaftsfachleute zukünftig alleine bestimmen, wie der Pflegebedarf zu erheben und festzustellen ist. Ebenso liegt ab jetzt die Pflegeplanung, Organisation, Durchführung und Dokumentation im eigenständigen Bereich des Pflegepersonals. Eigenständig ist definiert als: *„nach eigenen Grundsätzen oder Gesetzen lebend, unabhängig, selbstständig"* (Wahrig) (📖 19).

Solch eine Berufsauffassung wird im theoretischen Unterricht präsentiert und inhaltlich vorgestellt. **Gelebt wird sie in der Praxis**. Seit 2004 sind alle Pflegenden und vor allem aber die Leitungen gefordert, diese neue Zielrichtung des Krankenpflegegesetzes konsequent vorzuleben und umzusetzen. Wie sollen sonst Pflegeschüler sensibilisiert werden, später unseren Berufsstand im Spannungsfeld mit Ärzten, Heim- und Pflegedienstleitern erfolgreich und professionell zu vertreten?

Themenbereiche

Die Ausbildungs- und Prüfungsverordnung nennt in Anlage 1 nachfolgende **Themenbereiche** für den theoretischen und praktischen Unterricht

1. Pflegesituationen bei Menschen aller Altersgruppen erkennen, erfassen und bewerten
2. Pflegemaßnahmen auswählen, durchführen und auswerten
3. Unterstützung, Beratung und Anleitung in gesundheits- und pflegerelevanten Fragen fachkundig gewährleisten
4. Bei der Entwicklung und Umsetzung von Rehabilitationskonzepten mitwirken und diese in das Pflegehandeln integrieren
5. Pflegehandeln personenbezogen ausrichten
6. Pflegehandeln an pflegewissenschaftlichen Erkenntnissen ausrichten
7. Pflegehandeln an Qualitätskriterien, rechtlichen Rahmenbedingungen sowie wirtschaftlichen und ökologischen Prinzipien ausrichten
8. Bei der medizinischen Diagnostik und Therapie mitwirken
9. Lebenserhaltende Sofortmaßnahmen bis zum Eintreffen der Ärztin oder des Arztes einleiten
10. Berufliches Selbstverständnis entwickeln und lernen, berufliche Anforderungen zu bewältigen
11. Auf die Entwicklung des Pflegeberufs im gesellschaftlichen Kontext Einfluss nehmen
12. In Gruppen und Teams zusammenarbeiten.

Einige Pflegenden möchten sich häufig vorrangig über ein umfassendes Wissen in Krankheitslehre und arztnahem Arbeiten legitimieren. Beachten die genannten Kollegen die vom Gesetzgeber vorgenomme Chronologie der vorgeschriebenen Ausbildungsthemenbereiche, so könnte mit dem Gesetz seit 2004 eine Änderung der Einstellung bewirkt werden. Erst an achter und neunter Stelle werden arztnahe Tätigkeiten benannt! Dieses stärkt die pflegerische Identität und das professionelle Selbstbewusstsein.

Lernzielbeispiele

Um die professionellen Kompetenzen laut Gesetzgeber systematisch zu erlernen, ist in der Ausbildungspraxis ein geplantes Vorgehen mit sinnvollen Einarbeitungskonzepten für die Anleitung zu installieren. Solche praktischen Ausbildungskonzepte haben sich konkret an § 3 des Krankenpflegegesetzes zu orientieren. Nachfolgend werden dazu beispielhafte Anleitungsthemen aufgeführt.

1. Eigenständig ausführen
Erhebung und Feststellung des Pflegebedarfs, Planung, Organisation, Durchführung und Dokumentation der Pflege
- Anleitung im pflegediagnostischen Prozess am konkreten Patienten
- Anleitung zur Feststellung des Pflegebedarfs
- Anleitung zur Dokumentation des Pflegebedarfs
- Erstellen der Pflegeanamnese, des Pflegeplan usw.
- Individuelle Planung der Körperpflege, an welchen Tagen Teil- bzw. Ganzkörperwaschung
- Zimmereinteilung für Bereichspflege
- Organisation der ärztlichen Visite für Bereichspflege
- Atemstimulierende Einreibung
- Säuglingsbad
- Dekubitusprophylaxe durch...
- Patientenreaktion auf Initialberührung (Basale Stimulation)

- Auswirkungen des psychischen Zustandes auf die Dekubitusgefahr usw.

Evaluation der Pflege, Sicherung und Entwicklung der Qualität der Pflege
- Schüler wertet die Pflegeergebnisse aus
- Anleitung zur Mikro-Pflegevisite
- Anleitung zur Makro-Pflegevisite
- Übernimmt Aufgaben des Qualitätsmanagements, z.B. Erfassung der Dekubitusinzidenz
- Erklärt Patienten Qualitätsmanagementkonzepte der Einrichtung
- Erlernen von Beurteilungsverfahren von Schülern und Praktikanten (Oberkursschüler wird daran beteiligt) usw.

Beratung, Anleitung und Unterstützung von Patientinnen und Patienten und ihrer Bezugspersonen in der individuellen Auseinandersetzung mit Gesundheit und Krankheit
- Gesundheitsberatung von Pflegebedürftigen und ihren Angehörigen
- Anleitung von Pflegebedürftigen und Angehörigen im Umgang mit Erkrankungen
- Kontinenztraining
- Ernährung bei Wundheilungsstörungen (Zink, Eiweiß, Vitamine etc.)
- Krankheitsverständnis des Patienten („Gesundheit beginnt im Kopf", vgl. Literatur Susen)
- Trainieren der Orientierung
- Unterstützende Lagerungen bei Atmungsproblemen
- Zahnputztraining, *nicht nur bei Kindern!*
- Körperpflegeverhalten des Patienten
- Beratung von Angehörigen bei „bewusstlosen" Patienten

- Informationen an Patienten über krankheitsbezogene Selbsthilfegruppen
- Erstellung eines Trinkplanes
- Informationen und Aufklärung zu Pflegehilfsprodukten
- Pflegeüberleitung usw.

Einleitung lebenserhaltender Sofortmaßnahmen bis zum Eintreffen der Ärztin oder des Arztes

Wir setzen voraus, dass Unterkursschüler die Grundlagen der Ersten Hilfe kennen, bevor sie in der Praxis eingesetzt werden. Hier geht es um die praktische Umsetzung.

Viele Oberkursschüler klagen, dass sie nach fast drei Jahren Ausbildung noch nie bei einem Notfall anwesend waren. Bitte berücksichtigen Sie dies. Sprechen Sie vielleicht schon beim Erstgespräch ab, dass Schüler generell bei Notfällen im Zimmer beobachten dürfen. Sofern sie nicht assistieren müssen, sollen sie eine geeignete Beobachtungsposition einnehmen, in der sie die Maßnahmen nicht stören.

Sie können diesen Gesetzestext auch so interpretieren, dass darunter nicht ausschließlich der große Notfall mit Herz-Lungen-Wiederbelebung verstanden wird, sondern auch die kleinen Komplikationen des Alltags.

Lernzielbeispiele:
- Patient zieht sich den Venenkatheter. Was ist zu tun?
- Bewohner kollabiert in der Waschzone oder Toilette seines Zimmers.
- Welche Maßnahmen ergreife ich bei Feuerausbruch im Pflegeheim?
- Wie verhalte ich mich, wenn ich mit einem operierten Patienten im Aufzug stecken bleibe?
- Wer muss im Notfall verständigt werden?

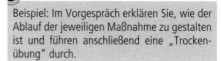
Beispiel: Im Vorgespräch erklären Sie, wie der Ablauf der jeweiligen Maßnahme zu gestalten ist und führen anschließend eine „Trockenübung" durch.

Mitwirkung

Eigenständige Durchführung ärztlich veranlasster Maßnahmen

Wahrscheinlich sind hier die meisten Lernziele der Station eines Krankenhauses wiederzufinden. Typisch ist hier eine deutliche Medizinorientierung.
- Venöse Blutentnahme und Injektionen
- Assistenz beim Legen einer Magensonde
- Fraktionierte Blasenentleerung
- Bestimmung des zentralen Venendrucks usw.

Maßnahmen der medizinischen Diagnostik, Therapie oder Rehabilitation
- Präoperative Pflegemaßnahmen vor Endoprothese
- Nachsorge und Überwachung von Patienten nach Kontrastmitteluntersuchungen
- Organisatorische Besonderheiten bei Verlegung zur Anschlussheilbehandlung usw.

Maßnahmen in Krisen- und Katastrophensituationen
- Katastrophenschutzplan
- Brandschutzübung usw.

Interdisziplinär mit anderen Berufsgruppen zusammenzuarbeiten
- Mitarbeit bei interdisziplinären Behandlungspfaden (Clinical Pathways): Welche Teilbereiche darf ein Schüler unter Anleitung übernehmen? Wo darf er mitwirken?

- Teilnahme an hausinternen Arbeitskreisen
- Zusammenarbeit mit Ärzten (Konsilanforderung usw.)
- Besonderheiten bei Zusammenarbeit mit Psychologen, Sozialarbeitern, Verwaltung
- Kontaktaufnahme zum Patientenfürsprecher zu Selbsthilfegruppen usw.

4.4.2 Altenpflege

Seit dem 1.08.2003 gilt laut AltPflG nun bundesweit eine einheitliche gesetzliche Regelung zur Altenpflegeausbildung, die damit die unterschiedlichen (vormals 16!) Länderregelungen außer Kraft setzt. Der Gesetzgeber verspricht sich davon eine Erhöhung der Attraktivität der Ausbildung, eine deutschlandweite Vergleichbarkeit und ein klares Berufsprofil. Auch hier werden anstelle von Unterrichtsfächern nun Lernfelder vorgegeben.

MERKE
Lernfelder leiten sich aus den beruflichen Aufgabenstellungen und den Handlungsabläufen der Praxis ab.

Ziel ist eine enge Verknüpfung zwischen Theorie und Praxis, die sich stärker am beruflichen Handeln orientiert.

Lernzielbeispiel

„Die Ausbildung in der Altenpflege soll die Kenntnisse, Fähigkeiten und Fertigkeiten vermitteln, die zur selbstständigen und eigenverantwortlichen Pflege einschließlich der Beratung, Begleitung und Betreuung alter Menschen erforderlich sind. Dies umfasst insbesondere:

1. die sach- und fachkundige, den allgemein anerkannten pflegewissenschaftlichen, insbesondere den medizinisch-pflegerischen Erkenntnissen entsprechende, umfassende und geplante Pflege

2. die Mitwirkung bei der Behandlung kranker alter Menschen einschließlich der Ausführung ärztlicher Verordnungen

3. die Erhaltung und Wiederherstellung individueller Fähigkeiten im Rahmen geriatrischer und gerontopsychiatrischer Rehabilitationskonzepte

4. die Mitwirkung an qualitätssichernden Maßnahmen in der Pflege, der Betreuung und der Behandlung

5. die Gesundheitsvorsorge einschließlich der Ernährungsberatung

6. die umfassende Begleitung Sterbender

7. die Anleitung, Beratung und Unterstützung von Pflegenden, die nicht Pflegefachkräfte sind

8. die Betreuung und Beratung alter Menschen in ihren persönlichen und sozialen Angelegenheiten

9. die Hilfe zur Erhaltung und Aktivierung der eigenständigen Lebensführung einschließlich der Förderung sozialer Kontakte und

10. die Anregung und Begleitung von Familien- und Nachbarschaftshilfe und die Beratung pflegender Angehöriger.

Darüber hinaus soll die Ausbildung dazu befähigen, mit anderen in der Altenpflege tätigen Personen zusammenzuarbeiten und diejenigen Verwaltungsarbeiten zu erledigen, die in unmittelbarem Zusammenhang mit den Aufgaben in der Altenpflege stehen." (📖 20)

Hier zeigen sich starke Parallelen zwischen Krankenpflege- und Altenpflegegesetz. Aus diesem Grunde wird hier auf eine Wiederholung der Lernzielbeispiele zu § 3 KrPflG verzichtet und stattdessen die Modifikation der eben genannten Gesetzesvorgaben empfohlen. Fertige Lernzielkataloge oder Praxisordner vereinfachen und beschleunigen die praktische Ausbildung stark. Allein durch organisatorische Vorgaben wird ein systematischeres Lernen durch den Schüler initiiert. Aus diesem Grunde wird in diesem Kapitel das Know-how zur Erstellung dieser Vorgaben vermittelt.

4.4.3 Ausbildungskonzepte für die praktische Pflegeausbildung

Ein verbindliches **praktisches Ausbildungskonzept** organisiert systematisch Ausbildungsabläufe/Inhalte und zielt auf berufliche Handlungskompetenzen. Darin werden Aussagen zur prozessualen Anleitungsstruktur gemacht. Anleitung, wird in der Empfehlung der LAG Rheinland-Pfalz, dabei als originäre Aufgabe von allen 3-jährig-ausgebildeten Pflegenden übernommen und dokumentiert. Durch das Konzept wissen Anleiter, wann welcher Schüler, an welcher Stelle der Ausbildung, welche Ausbildungsaufgaben zu bearbeiten hat und welche Anleitungen anstehen. Ebenso sind danach auch die Zeiten, die durch die Vorbereitung, Durchführung, Nachbereitung, Dokumentation und Reflexion der praktischen Anleitung vom Praxisanleiter im direkten Kontakt mit dem Schüler erbracht werden, in Minutenwerten zu dokumentieren und bei der Addition in Stunden umzurechnen (vergl. LAG Rheinland-Pfalz 2008).

Stundenumfang der Dokumentation

Auch Politiker wissen, dass oft nur ein kleiner Teil der praktischen Ausbildungsstunden wirklich für Lernprozesse verwendet werden. Schüler haben dagegen meist die Aufgaben, den *„Laden am laufen zu halten"* auch wenn man in Kauf nimmt, dass sie dabei nicht optimal lernen. Es liegt also auf der Hand, dass wegen der knappen Personalressourcen und der hohen Anforderungen der Ausbildungsgesetze ein Mindestpensum an Anleitungsstunden zu vermitteln ist. Wenn Schüler in der praktischen Ausbildung keine Anschlussmöglichkeit zum theoretisch gelernten Wissen verknüpfen, verfällt das Wissen und wird vergessen. Im Positionspapier der DKG wurde bereits 1992 gefordert, dass Mentoren, 20 % ihrer Arbeitszeit für Anleitungsaufgaben verwenden sollen. Umgerechnet bedeutet dies 7,7 Stunden pro Woche.

Um hier ein gewisses Mindestmaß vorzuschreiben, erließen einige Bundesländer Verordnungen, in denen mindestens 250 Stunden (dies entspricht 10 % der praktischen Ausbildungsstunden) für jeden Auszubildenden in der Gesundheits- und Krankenpflege nachzuweisen sind. In der Realität bedeutet dieses weniger als 9 %, denn die meisten Pflegeschüler absolvieren in drei Jahren mehr als 2900 praktische Ausbildungsstunden.

4.4.4 Lernangebotskataloge

Aus Lernzielkatalogen entwickelten sich **Lernangebotskataloge.** Die Tatsache, dass es für einen Einsatzort der praktischen

Pflegeausbildung eine verbindliche Vorgabe gibt, vereinfacht und beschleunigt Anleitungsprozesse. Bei der Konzeption dieser Kataloge integrieren viele Schulen sinnvollerweise die Praxisanleiter. Bevor besonders engagierte Mitglieder des Einsatzbereiches einer Schule zuvorkommen und völlig frei praktische Lernangebote zusammenstellen, sollte sich das Team am Ausbildungsplan der Schule orientieren.

Durch die Dokumentation des Lernstandes, erhalten Praxisanleiter vor Anleitungsplanung einen schnellen Überblick, der Ihnen die Erstellung der Inhaltsanalyse erleichtert. Die Kataloge haben aber einen weiteren entscheidenden Effekt:

MERKE
Lernangebotskataloge haben die Aufgabe, das Lernen aus dem Bereich des Zufälligen herauszuführen. Sie repräsentieren das Lernangebot des Praxiseinsatzortes.

Durch ihren Einsatz werden Situationen, wie sie Schüler Ali auf der Station von Karl-Heinz erlebte, verhindert:

Weil weder ein Erstgespräch noch eine Wochenplanung erstellt wurde, lernt Ali das, „was täglich gerade anfällt". Auf die Frage, welche Tätigkeiten er auf dieser chirurgischen Station im zurückliegenden Acht-Wochen-Einsatz ausgeführt hat, antwortet er wie in ➤ Abbildung 4.6.

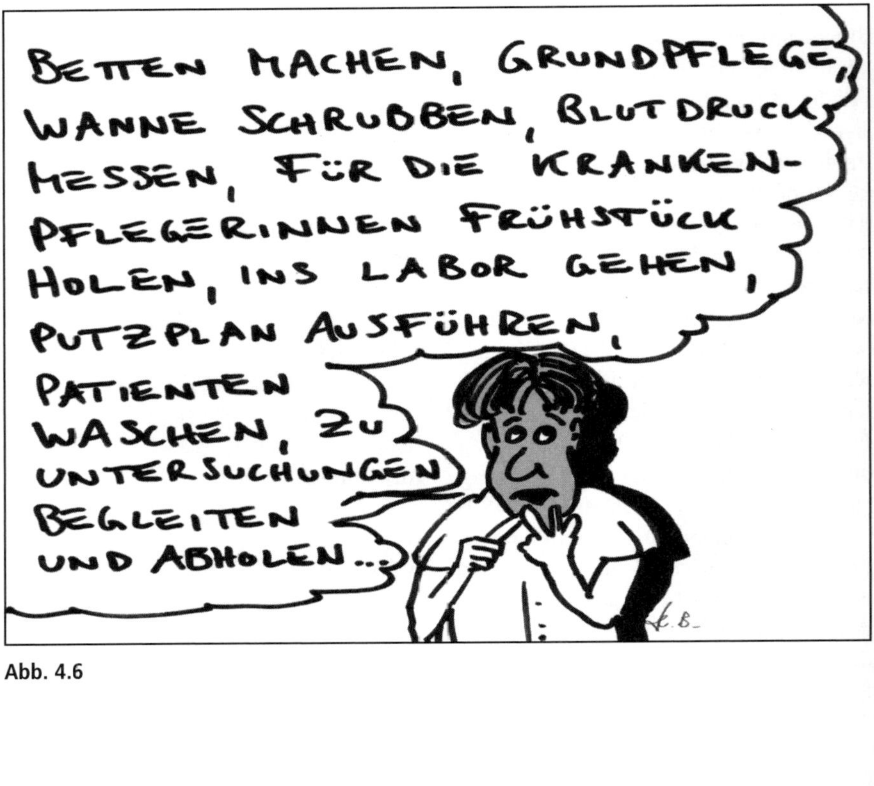

> BETTEN MACHEN, GRUNDPFLEGE, WANNE SCHRUBBEN, BLUTDRUCK MESSEN, FÜR DIE KRANKENPFLEGERINNEN FRÜHSTÜCK HOLEN, INS LABOR GEHEN, PUTZPLAN AUSFÜHREN, PATIENTEN WASCHEN, ZU UNTERSUCHUNGEN BEGLEITEN UND ABHOLEN...

Abb. 4.6

Das systematische „Abarbeiten" dieser Lernangebote ermöglicht dem Schüler Einblicke in hochkomplexe Tätigkeitsfelder der Pflege. Diese verknüpft er in Folge dann später in Pflegesituationen.

Schüler sollten im Praxiseinsatz erfahren, welche professionelle Pflegephilosophie und Pflegequalität am jeweiligen Einsatzort zur Anwendung kommt. Dies ist u. a. durch die Verwendung von Lernangebotskatalogen zu erreichen. Sie machen die Lernchancen, die eine Abteilung Schülern bietet, transparent. Woher soll ein Pflegeanfänger auch wissen, welche Tätigkeiten er bei Ihnen lernen kann?

MERKE
Verbindliche Lernangebotskataloge für die praktische Ausbildung erfüllen die gesetzlichen Vorgaben zur Bereithaltung eines Ausbildungsplanes.

Erstellung von affektiven Lernzielen

Im ersten Kapitel beschäftigen wir uns mit den kognitiven Stufen (➤ 1.2.4), im dritten Kapitel mit den psychomotorischen Stufen (➤ 3.5), sodass wir uns an dieser Stelle der praktischen Lernangebotskataloge mit der Erstellung von affektiven Lernzielen befassen.

Viele Lernzielkataloge favorisieren Pflegetechniken und damit psychomotorisch handelbare Leistungen. Es überwiegen dabei die Fachkompetenz und nur die beobachtbaren und *hörbaren* (= kommunikativen) Anteile der Sozialkompetenz. Andere Kompetenzen, z.B. Empathiefähigkeit (affektive Sozialkompetenz), kommen gar nicht zum tragen. Dahinter steckt keine direkte Absicht oder eine besondere Präferenz zur z.B. Fachkompetenz. Nein – es ist viel schwieriger affektive Lernziele aus den Bereichen der Sozial- und Personalkompetenz auszuformulieren.

TIPP
Machen Sie sich bei der Formulierung von affektiven Lernzielen bewusst, an welchen Faktoren sie ableiten können, ob der Schüler entsprechende Einstellungen und Haltungen entwickelt hat.

Die Pädagogen Krathwohl/Bloom/Masia unterscheiden bei Einstellungen, Haltungen, Interessen oder Werten, den Ausprägungsgrad der Verinnerlichung (Internalisierung). Also von der geringen ersten Wahrnehmung:

Schülerin Petra weiß aus dem Vorgespräch, dass Empathie gegenüber der Patientin wichtig ist.

bis zur intuitiven Steuerung des eigenen Verhaltens:

Schüler Ali versetzt sich bei dieser Pflegeanamnese in die Lage des Patienten Herrn X, der heute zum ersten Mal in seinem Leben im Krankenhaus stationär aufgenommen wird.

4.4.5 Auswahl verschiedenster Lernziele

Beachten Sie bitte bei der Erstellung von Lernangebotskatalogen:
- Alle Kollegen des Teams nehmen an der Erstellung teil oder haben zumindest Einfluss darauf

- Je mehr unterschiedliche Interessen einfließen, desto größer ist die anschließende Akzeptanz des Projektes
- Sprechen Sie Ihr Vorhaben mit der Pflegeschule ab
- Vielleicht gibt es dort schon konkrete Vorstellungen oder Zielvorgaben aus dem Lehrplan, die Sie integrieren können
- Überlegen Sie zunächst, welche wichtigen Tätigkeiten gerade für Ihre Fachdisziplin charakteristisch sind. Vorrang haben die Lerninhalte, die Schüler nur bei Ihnen lernen können.

- Spezielle Verbände, die nur auf Chirurgie angelegt werden
- empathisches Verhalten bei sterbenden Patienten der Onkologie
- Pflege nach Herzinfarkt auf internistischen Abteilungen
- Bei einer Harnröhrenbougierung auf der Urologie assistieren
- Erstellung einer Bewohnerbiografie in einer geriatrischen Pflegeeinrichtung
- Patienteninformation über das Leistungsspektrum der ambulanten Pflege
- Freundlicher Umgang mit fordernden jungen Patienten der Chirurgie
- Patientenbezogene und situationszogene Anleitung im Haushalt des Patienten
- Respektieren und beachten des Hausrechts im Bereich der ambulanten Pflege

- Berücksichtigen Sie bitte auch die gesetzlichen Vorgaben des § 3 KrPflG und § 4 AltPflG (> 2.7.3)
- Legen Sie von Anfang an fest, wer für Führung und Eintragungen im Praxisordner/Lernangebotskataloge zuständig ist:
  - Der Praxiseinsatzort, d.h. Sie und Ihre Kollegen Gesundheits- und Krankenpfleger/-Kinderkrankenpfleger/Altenpfleger?
  - Der Praxisanleiter, Mentor oder Lehrer für Pflege, oder (meine Empfehlung!):
  - Der Schüler, weil er die Haupt- und Selbstverantwortung für seine Ausbildung tragen sollte.

4.4.6 Checklisten Lernziele

Checklisten „Lernziele Unterkurs/Mittelkurs/Oberkurs" können an allen Praxiseinsatzorten eingeführt werden, in denen Schüler ausgebildet werden. Die Erstellung solcher Checklisten lässt sich sinnvoll im Praxisanleiterkreis unter Mitwirkung der Pflegeschule realisieren. Schnell werden Sie und die Kollegen Ihrer Nachbareinsatzorte feststellen, dass viele Lernsituationen in allen praktischen Ausbildungsorten vorkommen. So lernen Schüler meist überall Blutdruck messen, Essenspläne ausfüllen oder anfordern, Betten machen, das empathische Herstellen von Bezugskontakt, Pflegeanamnesen erstellen können usw.

TIPP
Durch die Einführung eines Lernangebotskatalogs, der für alle Schüler in allen Einsatzgebieten Ihrer Einrichtung gilt, reduzieren Sie den Umfang des individuellen Lernangebotskatalogs Ihrer Station.

Sinnvollerweise lässt sich dazu die Aufteilung der Lernziele für Unterkurs, Mittelkurs und Oberkurs integrieren. Bei der Erarbeitung ist folgendermaßen vorzugehen:
- Stellen Sie die Lernziele der verschiedenen Praxisausbildungsorte Ihrer Einrichtung gegenüber.

Beispiel: Im Praxisanleiterkreis vergleichen alle chirurgischen Stationen ihre vorhandenen Lernziele
- Sortieren Sie diese Lernziele nach:
  - a) Lerninhalten, die nur auf Ihrer Abteilung vermittelt werden können
  - b) Anleitungsthemen, die Schüler auch bei Einsätzen in anderen Disziplinen lernen können

  Beispiel: Die Lernziele der Chirurgie werden mit den Lernzielen der Inneren Abteilung verglichen
- Fragen Sie die Schule, welche Lerninhalte in welchem Block unterrichtet werden. Es ist unsinnig, intramuskuläre Injektionen in die Checkliste „Lernziele Unterkurs" aufzunehmen, wenn die Thematik erst im Mittelkurs unterrichtet wird. Teilen Sie die Lernziele gemeinsam auf nach:
  - Lernziele für Unterkursschüler
  - Lernziele für Mittelkursschüler
  - Lernziele für Oberkursschüler.
- Wählen Sie ein Gliederungs- und Ordnungsschema, in welches Sie die Lernziele einordnen. Wenn beispielsweise in der Schule das ATL-Raster (Aktivitäten des täglichen Lebens) zur Anwendung kommt, bietet sich dieses auch für die Strukturierung der praktischen Lernziele an. Schulen und Pflegeeinrichtungen, die sich am Orem-Modell orientieren, verwenden das entsprechende Raster
- Sie erleichtern sich und den Schülern die spätere Arbeit mit den Katalogen, wenn für jedes Ausbildungsjahr eine andere Papierfarbe verwendet wird
- Eine „Gebrauchsanweisung" im Umgang mit den Lernzielkatalogen, wird in Kurzform auf den Formularen notiert.

Übergreifende Lernziele

Pflegeschüler werden in Zukunft ausgedehnter mit fachübergreifenden Aufgaben betraut werden. Aus diesem Grunde werden die Lernziele der Zukunft übergreifender sein, beispielsweise bei „Clinical pathways" (= Behandlungsleitlinien). Geeignete Teilaufgaben lassen sich für Anleitungssituationen nutzen. Ähnlich können Schülern die Kooperationspartner und Schnittstellen (innerhalb und außerhalb) des therapeutischen Teams vorgestellt werden.

4.4.7 Leitfaden Praxiseinsatzort/ Stationsleitfaden

Kennen Sie das auch?
Für den Schüler ist Leerlauf, das heißt, er hat im Moment keine Aufgaben am Praxisort zu erledigen. Doch Ihre Kollegen und Sie haben momentan keine Zeit, um ihm etwas zu erklären, weil Sie beispielsweise noch diverse Schreibtischarbeiten zu erledigen haben. Der nachfolgend beschriebene Leitfaden bietet Abhilfe.

> **TIPP**
> Ein Leitfaden „Praxiseinsatzort" enthält die Informationen, die Schüler und neue Mitarbeiter während ihrer Einarbeitungsphase benötigen.

Einmal erstellt, nutzen diesen viele Schüler und neue Kollegen. Folgende Beispiele stellen einige Anregungen dar:
- Als eigentlicher Leitfaden ist ein Aktenordner im DIN-A4-Format zu empfehlen. Klarsichthüllen schützen alle darin abgehefteten Blätter

- Sie erstellen die verschiedenen Inhalte am besten mit einem PC-Textverarbeitungsprogramm, weil sich dadurch Aktualisierungen sehr leicht vornehmen lassen
- Je nach Interessenlage und Möglichkeiten kann der „Leitfaden Praxisort" im Team erarbeitet werden (jeder übernimmt den Anteil, der ihn am meisten interessiert); oder es werden in Pionierarbeit die Inhalte von ein oder zwei Pflegenden entwickelt
- Eine regelmäßige Aktualisierung ist von großer Bedeutung.
  Nichts ist leidenschaftsloser als angeheftete veraltete Standards oder Vorlagen, die längst überarbeitet wurden. Auch Fotos von Kollegen, die schon seit geraumer Zeit gar nicht mehr im Team arbeiten, hinterlassen einen „antiquierten" Beigeschmack.

Inhalt

Auf der ersten Seite begrüßt ein freundliches Vorwort den Leser und schildert Sinn und Zweck des Leitfadens. Weitere Inhalte:

- **Name des Einsatzortes**, Fachdisziplin, Bettenzahl, durchschnittliche Belegung, typische (DRG-) Krankheitsbilder von Bewohnern oder Patienten
- **Mitarbeiterinformationen:** Teamleitung, Vertretung, Gesundheits- und Kranken- bzw. Kinderkrankenpfleger/innen, Altenpfleger/innen, Anzahl der durchschnittlich eingesetzten Schüler, Stationsärzte, weitere Teammitglieder wie Aushilfen oder Stationssekretärin. Regelrechte „Vollendung" findet diese Personalübersicht, wenn Sie diese mit einigen Fotos des Teams illustrieren. Merke: Einzelaufnahmen lassen sich leichter aktualisieren als Gruppenfotos.

> **TIPP**
> Es müssen keine Originalfotografien sein – gute Fotokopien genügen dem Zweck!

- **Besonderheiten** des praktischen Ausbildungsortes: Essenszeiten, Übergabezeiten, Termine von Pflegevisiten bzw. Visitenzeiten des Stations- und des Chefarztes, Operationstage, besondere Untersuchungs- oder Labortage und, sofern sie nicht vermeidbar sind: eine Liste mit allen Stationskürzeln
- **Erklärung der Pflegephilosophie** z.B. Name des Pflegemodells und Pflegesystems z.B. Bezugspflege
- **Organisationsablauf** einer Dienstschicht mit den verschiedenen Arbeitszeiten: Zu welcher Uhrzeit werden Bewohner/Patienten besonders gepflegt? Wann sind Gesprächs- oder Beratungszeiten für Patienten oder Angehörigen. Wann werden bestimmte Verbände oder Verordnungen getätigt? Wann werden Schüler angeleitet?
- **Übersicht über standardisierte Pflegemaßnahmen** (sofern Sie noch keine geeigneten Pflegestandards verwenden): Diagnostik- und Therapieprogramm bei bestimmten Krankheitsbildern (Routinelabor), prä- oder postoperative Pflegemaßnahmen, Ernährungsschemata, präoperativer Rasurplan etc. sowie eine Übersicht über häufige Pflegediagnosen und DRGs/Clinical Pathways
- **Liste aller Dienstanweisungen,** Infoschreiben etc.
- **Pflegerelevante Fachartikel**, die Ihr Tätigkeitsfeld betreffen (➤ 3.1.4). Beispielsweise kopiert eine Kollegin eine interessante Reportage zu Inkontinenzhilfsmitteln und ein Kollege ergänzt einen Artikel einer psychologischen

Fachzeitschrift zur Gesprächstechnik in Beratungssituationen
- **Spezielle Geräteeinweisungen:** z.B. Bedienungsanleitung Telefon, Funk, medizinische Geräte
- **Inhaltsverzeichnis.**

Einmal erstellt, nützt dieser Leitfaden allen zukünftigen Schülern und Mitarbeitern, sich individuell auf Ihrer Abteilung einzuarbeiten. Sie erleichtern sich bei den regelmäßigen Schülerwechseln das dauernde und regelmäßig wiederkehrende mündliche Erklären. Zudem ist das eigenständige Durcharbeiten des Leitfadens ein sinnvolles Lernziel für Schüler.

Pfleger Ulli hat im Moment keine Zeit zur Gezielten Anleitung. Schüler Ali erhält den Auftrag, im Leitfaden das Routinelaborprogramm dieser Station durchzulesen und für die nächste Neuaufnahme eines Patienten alle notwendigen Anforderungen und Blutröhrchen vorzubereiten.

Abschließend dokumentiert der Anleiter das tatsächliche Lernergebnis im Lernzielkatalog.

TIPP
Zeitaufwand bei diesem Beispiel für Pfleger Ulli: „Anleitung bei wenig Zeit – 30 Sekunden!"

Fachliteratur und Lehrmaterial

Schüler erhalten Zugang zu der am Einsatzort zur Verfügung stehenden **Fachliteratur.** Auch Schulungs- und Lehrmaterialen, die häufig kostenlos bei Produktherstellern angefordert werden können, stehen Auszubildenden bereit. Wenn Ihr Pflegemanagement keine Notwendigkeit zur Errichtung einer Pflegebibliothek (➤ 3.1.4)

sieht, eröffnen Sie abteilungsintern eine eigene Stationsbibliothek. Die Standardliteratur zur Fachdisziplin steht darin jedem Mitarbeiter zur Verfügung, *also auch Schülern.* Entwickeln Sie einen intelligenten und zugleich spannenden Lernauftrag. Wenn von Ihrer Seite einmal aktuell keine Zeit für Anleitung zur Verfügung steht, sichern Sie mit der Vergabe eines Lernauftrags einen Wissenszuwachs beim Schüler. Dieses Wissen nutzen Sie später vielleicht für eine Folgeanleitung und sparen dadurch wertvolle Zeit!
(Lernverlaufsbögen 💻)

4.5 Impulslernen

Bei der Gezielten Anleitung fungieren die Pflegenden als Lernmotor. Beim **Impulslernen** werden Pflegeschüler dazu angeregt, die Initiative zu ergreifen. Um selbstständig ein bestimmtes Lernziel zu erreichen, erhalten Sie dafür einen speziellen Auftrag. Dieses eigenständige Lernen ermöglicht es dem Auszubildenden, unabhängig von geplanten Unterrichts- oder Anleitungszeiten zu lernen.

4.5.1 Checklisten zur Beobachtung

Kapitel 1.11.1 zeigt die Checkliste „Eintritt ins Patientenzimmer", die Unterkursschülern gerade während der ersten Einsätze gute Orientierung bieten kann. Für ähnliche Zwecke kann die Checkliste „Bezugskontakt" (➤ 5.7) verwendet werden. Der Einsatz dieser Checklisten sensibilisiert und trainiert intensiv die Wahrnehmungs- und Beobachtungsfähigkeit der Schüler. Erinnert sei an: „Schüler beobachten häufig oberflächlich – wissen es aber nicht!" (> 1.10.3).

Checkliste Mundpflege

Anhand eines Beispiels soll das Prinzip der Checklisten erläutert werden. Nach der Anleitungsphase haben Schüler in der Trainingsphase Zeit zum Üben. Manchmal *schludern* dabei die Lernenden, ohne es zu merken.

Pfleger Ulli beauftragt Unterkursschüler Ali, bei einem Patienten die Mundpflege vorzunehmen. Die Thematik wurde laut Klassenbuchauszug im Unterricht vermittelt, Ali beobachtete die Mundpflege mehrere Male bei verschiedenen Pflegenden und führte sie auch bereits zweimal unter Aufsicht von Anleiter Ulli selbst durch.

Nach kurzer Zeit kommt der Schüler zu Ulli und berichtet strahlend, er sei fertig. Der Pfleger fragt den Schüler, ob ihm bei der Maßnahme etwas Besonderes aufgefallen sei. Ali verneint. Daraufhin erhält er die Checkliste „Mundpflege". Ohne ein weiteres Mal das Patientenzimmer zu betreten, soll Ali die Fragen beantworten.
Sollte Ali einige Fragen nur unzureichend oder gar nicht beantworten können, so verdeutlicht sein Anleiter, welche Auswirkungen das „Übersehen" für den Patienten konkret haben kann.

Je nach Ausbildungsstand kann diese Checkliste recht ausführlich und anspruchsvoll oder allgemein gehalten werden. Im Folgenden wird eine Kurzform vorgestellt, die sich zusätzlich auch für ein mündliches Abfragen eignet.

Checkliste Mundpflege
- ☐ Welche Rückschlüsse lassen die Schleimhäute auf den Flüssigkeitshaushalt des Patienten zu?
- ☐ Liegt eine Schluckstörung vor? Wie zeigt sich diese?
- ☐ Welche Rückschlüsse lassen Lippenfarbe, Zungenfarbe oder die Färbung der Mundschleimhaut auf das Krankheitsbild zu?
- ☐ Sind die Speicheldrüsen geschwollen?
- ☐ An welchen Stellen beobachten Sie Soor, Aphthen, Rhagaden, Erosionen, Papeln, Karies, Herpes labialis, Parotitiden etc.?
- ☐ Beschreiben Sie den Zustand der Zunge!
- ☐ Wenn er eine Prothese hat – aber diese nicht trägt: Wie viele Stunden, Tage oder Wochen wurde diese nicht mehr getragen?
- ☐ Wie pflegte der Patient seine Zahnprothese bisher?
- ☐ Wie wird die Mundpflege zu Hause durchgeführt?
- ☐ Welche Mundpflegeprodukte bevorzugt der Patient? Welche lehnt er ab?
- ☐ Bedürfen der Patient oder seine Angehörigen der Gesundheitsberatung?

4.5 Impulslernen

Zeitaufwand in diesen Beispielen für Pfleger Ulli: „Anleitung bei wenig Zeit – 30 Sekunden!"

Checkliste Essen verteilen

Diese Beobachtungsaufgabe bietet sich gerade an den Tagen an, wo Sie schon bei Dienstbeginn wissen, dass es für Sie im Verlauf der Schicht arbeitsreich und hektisch werden könnte und Sie selbst *garantiert* wenig Zeit für Gezielte Anleitungen haben.

An diesem Tag beauftragt Ulli Schülerin Petra morgens zu Dienstbeginn, dass sie heute für das Essenverteilen und Einsammeln auf der (ggf. halben) Station zuständig ist. Diese Ankündigung stellt für Petra keine neue oder besondere Herausforderung dar, denn sie hilft fast täglich dabei mit. Interessant wird es für die Schülerin erst, als Pfleger Ulli sie bittet, bei der Dienstübergabe mittags zu berichten, welche Patienten schlecht oder unzureichend gegessen haben.

Was glauben Sie, mit welcher Konzentration die Schülerin die Frühstücktabletts verteilt – und wie aufmerksam sie diese wieder einsammelt? Ebenso übernimmt sie den Auftrag bei der Verteilung der Zwischenmahlzeiten und des Mittagessens und vergleicht ihre Beobachtungen mit dem Ergebnis des Frühstücks. Bei der Dienstübergabe berichtet sie recht detailliert, welche Beobachtungen sie gemacht hat. Die eigentliche „Anleitungsleistung" von Ulli bestand lediglich in der Auftragserteilung und der Ergebnisprüfung.

TIPP
Zeitaufwand bei diesem Beispiel für Pfleger Ulli: „Anleitung bei wenig Zeit – 30 Sekunden!"

Die Unterkursschülerin trainierte ihre Beobachtungsfähigkeit. So lernte sie an diesem Tag weitaus mehr „als an Tagen passiven Mitlaufens". Für Unterkursschüler, die obigen Auftrag mehrfach und korrekt ausgeführt haben, sowie für Mittelkurs- und Oberkursschüler kann das Thema ausgeweitet werden, wie die Auftragscheckliste „Essen verteilen" zeigt.

Hier soll das Beispiel einer Oberkursschülerin erwähnt werden, der aufgefallen war, dass bei etwa 30 % der Patienten der station bei den Mahlzeiten Nahrung (nicht angerührte Brötchen zurückgegeben wurde, ohne dass dies den *ausgebildeten und nicht ausgebildeten* Pflegenden aufgefallen war. Seitdem misst die Schülerin wie auch das übrige Pflegeteam dem Einsammeln der Essenstabletts viel größere Beachtung bei.

TIPP
Zeitaufwand bei diesem Beispiel für Pfleger Ulli: „Anleitung bei wenig Zeit – 30 Sekunden!"

Checkliste Essen verteilen

- ☐ Verteilen Sie während des Dienstes alle Haupt- und Zwischenmahlzeiten
- ☐ Überprüfen Sie anschließend, bei welchen Patienten in diesem Bereich Probleme auftreten
- ☐ Interviewen Sie die Patienten, warum Sie so wenig oder so viel essen
- ☐ Welche typischen Beobachtungen oder Verhaltensweisen passen zum jeweiligen Krankheitsbild?
- ☐ Welche Konsequenzen haben die Wünsche des Patienten bezüglich weiterer Essensanforderungen? (Bestellkarten abändern?)
- ☐ Durch welche pflegerischen Maßnahmen kann die Essenseinnahme für den Patienten erleichtert werden? (Nachttisch herrichten, Tischplatte ausklappen usw.).

Checkliste Körperpflege

- ☐ Wie häufig wäscht sich der Patient (bzw. waschen ihn seine Angehörigen) zu Hause?
- ☐ Welche Wünsche hat der Patient bezüglich der Wochenplanung seiner Körperpflege (Ganzkörperwaschung, wie häufig Teilwaschungen, Dusche, Bäder)?
- ☐ Welche Körperpflegeprodukte bevorzugt er – welche lehnt er ab?
- ☐ Möchte er/sie lieber von einer weiblichen oder männlichen Pflegeperson gewaschen werden?
- ☐ Welche Ressourcen können integriert werden?
- ☐ Zu welcher Tageszeit wünscht er die Körperpflege?
- ☐ Welche pflegerisch-therapeutische Zielsetzung lässt sich mit der Ganzkörperwaschung sinnvoll verbinden?
- ☐ Wie reagiert der Patient auf die pflegerischen Maßnahmen?
- ☐ Können spezielle Pflegemaßnahmen integriert werden: Rasur, Nagelpflege, Zahn- bzw. Mundpflege, Hautpflege, Prothesenpflege?
- ☐ Bedarf er der Gesundheitsberatung?

Checkliste Körperpflege

Dieses Beobachtungstraining können Sie mit Schülern praktizieren, die unmittelbar vorher eine GKW durchgeführt haben. Nachdem die Lernenden den Pflegebericht ausgefüllt haben, in dem meist lapidar „nichts Besonderes" oder „Maßnahme nach Plan" verzeichnet wird, überreichen Sie die „Checkliste Körperpflege".

Auch hier werden immer wieder auffallende Entdeckungen gemacht, die oft durch die Alltagsroutine in der Pflegeeinrichtung eine zu geringe Bedeutung erhalten. Viele ältere Pflegeempfänger sind eine tägliche Ganzkörperwaschung nicht gewohnt und sehen auch keine Notwendigkeit darin. Viele finden es auch unpassend, morgens um 6:00 Uhr gewaschen zu werden bzw. sich dann zu waschen. Schüler ziehen aus diesen Beobachtungen interessante Rückschlüsse. Zum Beispiel entwickelten sie in einem Falle eine abgestimmte Wochenplanung für die Patienten der Station, die der GKW bedürfen. Anstatt jeden der älteren Menschen, *(übrigens meist mit trockener Haut)*, siebenmal die Woche von Kopf bis Fuß in großer Hektik und Zeitdruck zu waschen, erarbeiteten sie eine Planung bei der auf die pflegerischen Notwendigkeiten und Bedürfnisse der Patienten eingegangen wird.

TIPP
Zeitaufwand bei diesem Beispiel für Pfleger Ulli: „Anleitung bei wenig Zeit – 30 Sekunden!"

Weitere umfangreiche Checklisten finden Sie im Buch: „Checklisten Pflegeplanung" von Anna-Luise Jordan.

▶
Nachdem Ihre Schülerin eine Patientin mit Sondenernährung gepflegt hat, händigen Sie ihr die „Checkliste Sondenernährung" (S. 238–239) aus. Die Schülerin wird aufgefordert alle Spiegelpunkte als Fragen zu formulieren und für die von ihr betreute Patientin zu beantworten.

4.5.2 Wochenthemen

Wochenthemen sind eine Art des Impulslernens mit einer Kombination aus Beobachtungslernen und erteiltem Lernauftrag. Der Anleiter übernimmt dabei nur die „Starter- oder Zünderfunktion". Lernmotor ist auch hier wieder der Schüler, *der mehrere Tage am Stück Dienst haben sollte*. Er beschäftigt sich mit dem jeweiligen Thema autodidaktisch, d.h., er bildet sich

durch Selbstunterricht. Sie übergeben ihm am ersten Tag (zum Beispiel Montag) eine Kopie des Arbeitsblattes „Wochenthema X". An den folgenden drei, vier oder fünf Tagen erarbeitet sich der Schüler die Thematik alleine. Am letzten Tag, beispielsweise Freitag, ist die Thematik abgeschlossen, und der Schüler bestätigt den Lernerfolg. Großer (Zeit)Vorteil ist, dass der Schüler vorher von Ihnen keine Informationen benötigt.
Wie in Kapitel 3.4.2 wird Ihnen nun zunächst ein fertiges Wochenthema vorgestellt, so dass Sie wissen, um was es eigentlich geht. Danach erfahren Sie, was bei der Erstellung zu beachten ist.

TIPP
Zeitaufwand bei diesem Beispiel für den Pflegenden
• 1. Tag: Übergabe des Arbeitsblattes: 20 Sekunden
• Letzter Tag Auswertung: je nach Thema zwischen 5 und 15 Minuten.

Erstellen eines Wochenthemas

1. Überlegen Sie bitte ein Thema, das sich für die bei Ihnen eingesetzten Schüler relativ häufig wiederholt. Das Wochenthema „Schmerz" sollte beispielsweise dann umgesetzt werden, wenn auf Ihrer Station relativ häufig viele Patienten mit Schmerzzuständen sind
2. Erarbeiten Sie sich nun selbst theoretisches Hintergrundwissen und nutzen Sie verschiedene Quellen aus mehreren Fachdisziplinen (➤ 3.1.4). In diesem Beispiel besorgen Sie die Beipackzettel der gebräuchlichsten auf Ihrer Station verwendeten Analgetika, einen aktuellen Lehrbuchtext zur Wirkungsweise,

Wochenthema „Beobachtung Urin"

1. Tag: Beobachte bitte Deine Urinausscheidung
- ☐ Menge, Farbe, Geruch, spezifisches Gewicht
- ☐ Lese bitte im Lehrbuch Seite X und überprüfe Abweichungen und Übereinstimmungen mit den angegebenen physiologischen Normwerten.

2. Tag: Beobachte bitte das Urinausscheidungsverhalten unserer Patienten
- ☐ Wie viele Pflegeempfänger können alleine urinieren?
- ☐ Welche Patienten benötigen Hilfeleistung?
- ☐ Welche Urinableitungssysteme kannst du auf unserer Station beobachten? (Dauerkatheter, suprapubische Fistel, Urinflasche, Steckbecken, Urinar)
- ☐ Notiere Deine Beobachtungen auf der Rückseite dieses Arbeitsblattes.

3. Tag: Wähle bitte einen Patienten aus, der Probleme mit der Urinausscheidung hat!
- ☐ Welche Ursache(n) haben die Ausscheidungsprobleme?
- ☐ Welches Ableitungssystem liegt vor?
- ☐ Wie kommt der Patient damit zurecht?
- ☐ Lese im Lehrbuch den Abschnitt über das Urinableitungssystem deines Patienten und vergleiche, ob es Unterschiede zwischen der Theorie und Praxis gibt. (Notiere die Übereinstimmungen und Abweichungen).

4. Tag: Geht die vorhandene Pflegeproblemformulierung und Zielsetzung auf die Patientenbedürfnisse ein?
- ☐ Notiere bitte Deine Vorschläge für eine Änderung des Pflegeplans
- ☐ Begründe Deine Entscheidungen
- ☐ Wie wird nach Deiner Einschätzung der Patient auf deine Pflegeplanung reagieren?

5. Tag: Auswertung
- ☐ Stelle den Pflegenden das Ergebnis des Wochenthemas vor
- ☐ Fasse Deine Beobachtungen zusammen
- ☐ Stelle Deine Ergebnisse vor
- ☐ Übertrage (nach Rücksprache, eventueller Verbesserung und Aufsicht der Krankenpfleger/innen) deine Pflegeplanung auf den Patienten.

die Liste von disziplinüblichen Standardanordnungen/Bedarfsmedikationen sowie aktuelle Artikel aus Fachzeitschriften, Ergebnisse von Internetsuchmaschinen usw.

Vergleichen Sie abschließend Ihre Informationen mit dem Lehrbuch, welches dem Schüler zur Verfügung steht.

Achten Sie auf die gleiche Auflage des Buches, ansonsten besteht die Gefahr, dass der Schüler die Literaturquelle nicht recherchieren kann.

Erst als ihm Schülerin Petra die aktuelle Auflage des Lehrbuches „Pflege Heute" zeigt, bemerkt Karl-Heinz, dass er noch die alte Auflage verwendet und Schülerin Petra aus diesem Grunde den entsprechenden Abschnitt nicht auffinden konnte.

3. Stellen Sie das Thema je nach Ausbildungsstand und Wissensgebiet zusammen. Folgender Ablauf hat sich bewährt:
   - Start: Auftragserteilung ohne vorherige Aufklärung; dabei möglichst viele Eigenerfahrungen mit abwechslungsreichen Wahrnehmungskanälen integrieren
   - Reflexion: Schüler soll seine Beobachtungen dokumentieren
   - Auftrag mit gezieltem autodidaktischem Quellenhinweis wiederholen
   - Erneute Reflexion, diesmal mit Eingrenzung auf einen Aspekt
   - Pflegeplanung erstellen lassen
   - Überprüfung auf Effizienz
   - Transfer auf Patient/Bewohner
4. Probieren Sie *premierenartig* das neue Wochenthema an sich selbst aus. Erle-

---

Wochenthema „Umgang mit Schmerzen"

(Die folgenden Aufgaben wurden für Oberkursschüler entwickelt.)

1. Tag: Überdenke dein eigenes Schmerzverhalten
☐ Welche Schmerzen kannst du ertragen, welche sind dir unerträglich?
☐ Welche Analgetika hast du schon einmal verwendet?
☐ Welche Wirkungsweisen konntest du an dir beobachten?

2. Tag: Welche unserer Patienten klagen über Schmerzen?
☐ Wie beschreiben die Patienten ihren Schmerz? (stechend, ziehend, pochend, plötzlich auftretend, kontinuierlich etc.)

3. Tag: Lese im Lehrbuch das Kapitel „Schmerztherapie und pflegerische Hilfestellungen"
☐ Wähle anschließend einen Patienten unserer Station, der eine Schmerzbehandlung erhält!
☐ Führe mit ihm ein Gespräch über sein Schmerzempfinden, den Wirkungseintritt der Analgetika, Nebenwirkungen, Besonderheiten usw.

4. Tag: Erstelle eine Schmerzkurve
☐ Fasse deine Beobachtungen und die Auswertung der Pflegedokumentation in einer Skizze (siehe Beispiel) zusammen
☐ Welche Beziehungen bestehen zwischen dem Auftreten von Schmerzen und den Pflegemaßnahmen?

5. Tag: Analysiere die Schmerzkurve
☐ Zu welchem Zeitpunkt ist die Applikation eines Analgetikums sinnvoll, damit Schmerzen prophylaktisch verhindert werden?
☐ Erstelle einen individuellen Pflegeplan
☐ Stelle deine Ergebnisse den Pflegenden vor.

digen auch Sie alle formulierten Aufgaben. Überprüfen Sie:
- An welcher Stelle ist die Aufgabe zu aufwändig?
- Wo könnte der Schüler alleine Probleme bekommen?
- Was wird der Schüler für sich abschließend an neuen Informationen herausarbeiten?
5. Legen Sie erst danach den endgültigen Umfang (Anzahl der Tage, Menge der Einzelaufgaben) fest.

TIPP
Zeitaufwand bei diesem Beispiel für den Pflegenden
- 1. Tag: Übergabe des Arbeitsblattes: 20 Sekunden
- Letzter Tag Auswertung: je nach Thema zwischen 5 und 15 Minuten.

4.5.3 Lernauftrag „Recherche Internet"

Heute gehört es zur Dienstleistungsqualität einer Einrichtung (egal ob Klinik oder Heim), dass Internetzugänge zur Verfügung stehen. Nutzen Sie und Ihre Schüler *diese unendlichen Weiten des www.* als Informationsquelle.

Überlegen Sie (gemeinsam mit Ihrem Team), welche relevanten Wissensgebiete für die Pflege Ihrer Bewohner oder Patienten von Bedeutung sind. Dann formulieren Sie interessante Fragestellungen und arbeiten diese in Form eines Arbeitsblattes aus. Entscheidend ist wieder die Handlungsorientierung: Was kann der Schüler mit dem von ihm zu erarbeitenden Wissen anfangen? Welche praktische Wertigkeit hat es für ihn? Weckt die Fragestellung die Neugier?

Zudem profitieren Sie und Ihr Team auch von der Erstellung „Lernauftrag Internetrecherche" denn so kommen Sie an aktuelle Informationen.

„Auf unserer Abteilung liegen viele Bewohner. Um biografische Gespräche zu führen, sind Informationen über zurückliegende Ereignisse von hoher Priorität. Bitte versuche herauszufinden, was in den 1950er Jahren aktuelle Ereignisse und Themen in der Bevölkerung waren.
Recherchiere online in den Tageszeitungen und Nachrichten der damaligen Zeit. Erstelle bitte eine Übersicht von mehreren Schlagzeilen und untersuche die Erinnerungsfähigkeit der älteren Bewohner!"

Vorteil: Sie erhalten hilfreiche Wissensinhalte, die erneut in die tägliche Pflege integriert werden können.

Lernauftrag „Recherche hauseigenes Intranet"

Größere Einrichtungen oder Unternehmensketten verfügen über ein eigenes **Intranet**. Dieses Kommunikationsforum nutzen die Mitarbeiter zum hauseigenen Austausch. Dort sind in der Regel auch Pflegestandards, Dienstanweisungen und aktuelle Informationen von jedem Anwender einsehbar. Wie im Kapitel 4.5.3 „Erstellung Leitfaden" beschrieben, werden einmal ausformulierte schriftliche Arbeitsaufträge *für ganze Schülergenerationen* genutzt.

Ulli zu Schülerin Petra: „Im Intranet sind unsere gesamten Pflegestandards. Zum Abschluss deines Einsatzes bei uns bitte ich dich um Folgendes:
Anhand deines Praxisordners vergleichst du die Pflegestandards im Intranet und notierst die standardisierten Maßnahmen, die du noch nicht kennst. Heute habe ich nur wenig Zeit für Anleitung, aber morgen gehen wir dann gemeinsam deine Aufstellung durch!"

4.5.4 Leittextmethode

Auch die **Leittextmethode** stimuliert das autodidaktische Lernen auf Basis von Lernaufträgen aus dem Bereich der Gezielten Anleitung und der Projektmethode. Im Vordergrund steht das vollständige Handeln beim Bewältigen einer Praxisaufgabe. Hierbei empfiehlt der Praxisanleiter beispielsweise Lehrbuchauszüge oder Fachartikel. Anhand des Textes und strukturierender Fragen erschließt sich der Schüler das Thema (fast) eigenständig. Die direkte Anleitungsleistung des Anleiters ist stark reduziert. Ein guter Leittext enthält eine Anleitung zur Beschaffung der notwendigen Informationen, zur Planung, Entscheidung, Ausführung, Kontrolle sowie Bewertung und Kaizen (➤ 1.8.3).

Bei dieser Methode folgt der Schüler den Schritten anhand so genannter Leitfragen. Diese manövrieren den Auszubildenden durch die Informationsgrundlagen, lassen ihn die neuen Kenntnisse ableiten und führen zur Lösung der Aufgabe. Je nach Thema formuliert der Praxisanleiter so präzise, damit der Schüler auf kurzem Wege zum Ergebnis kommt.

1. **Was soll getan werden?**
Zunächst erhält der Schüler den schriftlichen Auftrag mit allen Informationen
2. **Wie geht man vor?**
Der Schüler erstellt eine schriftliche Planung der einzelnen Handlungsschritte
3. **Wie ist der Lösungsweg?**
Der Praxisanleiter ergänzt bei Bedarf und entscheidet mit dem Auszubildenden die mögliche Umsetzung. Es wird eine Verhaltensabsprache getroffen, in dem der Schüler formuliert, wann er Hilfe benötigt, bzw. ob und an welcher Stelle der Anleiter assistierend eingreifen soll
4. **Ausführung**
Gemeinsam mit dem Praxisanleiter führt der Schüler die vorbereitete Maßnahme durch. Hierbei ist der Schüler der Lernmotor – der Anleiter mehr der Beobachter, der nur nach Absprache eingreift
5. **Selbstreflektion**
Anschließende Eigenkontrolle durch den Schüler
6. **Bewerten und Kaizen**
Hier schlägt zunächst der Schüler vor, was er beim nächsten Mal verbessern kann. Danach erst gibt der Anleiter seine strategischen Empfehlungen

Besonders geeignet ist die Leittextmethode zum Lernen von Themen zu bestimmten Handlungsabfolgen oder Funktionszusammenhängen die selbstorganisiert gelernt und geübt werden können. Auf der Station kann diese Methode sowohl für einzelne Schüler als auch für Schülergruppen verwendet werden. Einmal vom Praxisanleiter erstellt, können die Leittexte später für viele Schüler verwendet werden, die den Hauptteil der Anleitungsenergie erbringen.

> **Beispiele**
> - Erarbeitung von speziellen Hygieneplänen bei MRSA-Patienten
> - Umgang mit Pleuradrainagen
> - Bedienung von medizinisch-technischen Geräten
> - Erstellung eines Gesprächsleitfaden.

4.5.5 Pflegequiz: Lernen mit Spaß

Sie kennen die Bedeutung und Aufgaben der rechten Hirnhälfte (Stichwort: positive Emotionen)? Häufig hört für Schüler der „Spaß auf" wenn sie feststellen, dass sie „nicht richtig" zum Team gehören. Viele machen es beispielsweise daran fest, dass sie von Teamsitzungen ausgeschlossen werden. Das frustriert. Also berücksichtigen Sie bitte:

- Ein angenehmes und kollegiales Arbeitsklima ist für Schüler von enormer Bedeutung
- Akzeptieren Sie die Lernenden als Partner (bedenken Sie Ihre eigene Ausbildungszeit)
- Integrieren Sie Schüler darum auch in Teambesprechungen
- Einige Themen betreffen zwar ausschließlich die Pflegenden; ziehen Sie deshalb bewusst die Themen vor, die auch Bedeutung für Schüler haben. Beispiele: neue Organisationsabläufe, neue Therapie- oder Diagnostikmethoden, Austausch über Möglichkeiten zur Verbesserung des Arbeitsklimas
- Nutzen Sie die Ressourcen der Schüler. Gerade die Lernenden, die sich schon in einem fortgeschritteneren Ausbildungsabschnitt befinden, haben häufig konkrete Verbesserungsvorschläge für Ihren Praxiseinsatzort. Durch die Umsetzung der Anregungen und deren Würdigung steigert sich die Schülermotivation und dadurch der Spaß an der Arbeit. Idealerweise sollten Sie deshalb schon im Zwischengespräch nach Schülerideen fragen, damit der Lernende selbst an der Umsetzung seiner Vorschläge mitarbeiten kann

- Motivationsfördernd halte ich auch solch augenscheinlich nebensächliche Faktoren wie die Schülerteilnahme an Betriebsfeiern, Mitarbeiterversammlungen, Betriebsausflügen und Besichtigungsmöglichkeiten, die auch dem übrigen Personal angeboten werden
- Schüler wissen sehr schnell, wie wichtig sie im täglichen Arbeitsprozess der Einrichtung sind: „Wenn wir nicht wären, würde doch der ganze Laden zusammenbrechen!" ist ein typische Aussage. Erfolgen hier – wenn auch unausgesprochen, aber doch emotional spürbar – Anerkennung und Zuwendung, z.B. durch die Integration bei oben genannten Betriebsveranstaltungen, so wird die Motivation der Schüler den Ausbildungsansprüchen gerecht, und die Freude am gewählten zu erlernenden Beruf erfährt eine wesentliche Steigerung.

> **MERKE**
> Corporate Identity gilt auch für Schüler in Pflegeberufen!

Unterhaltungssendungen machen es uns im Fernsehen vor: Wissensgebiete lassen sich im Gegensatz zu sturem Auswendiglernen viel leichter und mit mehr Freude erschließen, wenn spielerische „Frage-Antwort-Situationen" geschaffen werden. *Vielleicht gibt es ja auch bei Ihnen den „Pu-*

blikumsjoker", den "Telefonjoker" (Kurskollegen anrufen) oder den "50-50-Joker". Probieren Sie dies an Ihrem Arbeitsplatz aus. Zunächst wieder im Eigenversuch und bei Ihren Kollegen:

▶

Nehmen Sie eine Patientenkurve/Bewohnermappe, ohne selbst den jeweiligen Namen zu registrieren. Öffnen Sie das Blatt mit den Stammdaten. Decken Sie unmittelbar danach, *ohne zu luchsen*, den Namen des Pflegeempfängers ab. Ermitteln Sie anhand der vorliegenden Daten das Krankheitsbild des Patienten. Die *Hardcore-Version* lautet: Ermitteln Sie anhand der Laborwerte den jeweiligen Patienten/Bewohner Ihrer Station.

◉

Ulli stellt Schüler Franz folgende Aufgabe: Ich zeige dir nun einige Laborwerte eines Patienten unserer Station. Versuche zu klären, welche pflegerischen Besonderheiten vorliegen. Welche Rückschlüsse erlauben diese Laborwerte bezüglich der Krankenbeobachtung. Vielleicht findest du sogar heraus, zu welchem Patienten diese Werte gehören?

pCO$_2$ (Kohlendioxidpartialdruck)	= 75 mmHg
Bili (Bilirubin)	= 3,4 mg/dl
Spezifisches Gewicht Urin	= 1043 g/L
HSt (Harnstoff)	= 180 mg/dl

▶

Obwohl Sie den konkreten, von Ulli ausgewählten Patienten nicht kennen, versuchen Sie bitte, das Krankheitsbild oder Zeichen der Krankenbeobachtung zu ermitteln (Lösung siehe Abschnittsende).

Wenn Sie den Patientennamen abdecken, bieten sich ähnliche Abfragemöglichkeiten auch bei folgenden Formularen an:
- Bewohnerbiografie/Pflegeanamnesen
- Operationsberichte
- DRG/Clinical Pathways
- Untersuchungsberichte anderer diagnostischer Maßnahmen, z.B. Röntgen, Endoskopien
- Verlaufsberichte der Krankengymnastik oder Ergotherapie
- Berichte des Sozialarbeiters, Gutachten von Psychologen usw.

Konsilbefunde, welche durch detektivisches Gespür eindeutig auf den konkreten Pflegeempfänger schließen lassen, machen Sie und Ihren Schüler zu Miss Marple bzw. Sherlock Holmes.

▶

Lösung des Kurvenquiz: Stark exsikkierter Patient mit Pneumonie (respiratorische Azidose), Ikterus sowie Oligurie.

4.6 Weitere Anleitungsformen

In den letzten Jahren entwickelten sich neue kreative Anleitungsformen, die in der Praxis eingesetzt werden. In Weiterbildungsseminaren zum Praxisanleiter werden solche Ideen und Impulse vorgestellt und gemeinsam mit den Teilnehmern Umsetzungsmöglichkeiten kreiert. Die nachfolgenden Möglichkeiten stellen dabei nur eine Auswahl dar. Vergleichen Sie dazu auch aktuelle Hinweise im Netzwerk Praxisanleitung (➤ 2.6.7).

4.6.1 Handlungslisten

Das Aufgliedern von umfassenden Pflegehandlungen in kleine Teilschritte gehört zu den Grundlagen der Praxisanleitung. Schüler haben in der Anleitung oft Schwierigkeiten sich Teilschritte einzuprägen. Erfahrene Praxisanleiter erklären gebetsmühlenartig immer die gleichen Details beim Vorgehen. Der Einsatz von **Handlungslisten** – zum Teil erweitert zur Handlungsbewertungsliste – bieten hier gute Einsatzmöglichkeiten.

Auch eine Gezielte Anleitung besteht aus vielen einzelnen Handlungsschritten, die der Anleiter (egal ob Schüler als Anleiter oder der Weiterbildungsteilnehmer zum Praxisanleiter) verstehen sollte. Um abschließend zu überprüfen, ob ein professionelles Vorgehen gewählt wurde und um dem lernenden Anleiter ein Feedback zugeben, bieten sich Handlungslisten bzw. Handlungsbewertungslisten an. Letztere bieten dem Beobachter die Möglichkeit, den jeweiligen Handlungsschritt zu bewerten.

Diese wird beispielsweise eingesetzt, wenn Schüler selbst die Grundlagen der Anleitung lernen. Dabei werden die einzelnen Teilhandlungen vom Praxisanleiter beobachtet und zusätzlich für den Schüler bewertet. Dieser erhält das Protokoll am Ende der Anleitung und lernt dadurch auch die Einschätzung seiner Leistungen durch den Anleiter.

(Handlungsbewertungsliste zu einer Gezielten Anleitung .)

4.6.2 Projektmethode

Der Ursprung der **Projektmethode** liegt in den theoretischen Unterrichten der 1970er Reformjahre. Als Gegensatz zum Frontalunterricht fordern Projekte andere Schüler- und Lehrerpersönlichkeiten. Dazu wurde erwartet, dass Lerneffekte deutlich mehrdimensionaler und umfassender sind und nicht so schnell vergessen werden. Dieses soll wiederum ein Vorteil der Handlungsorientierung sein.

> Manche Kliniken bieten Patienten und Besuchern einen so genannten „Klinikspaziergang". Es ist ein Unterschied, ob solch ein Projekt von einem externen Dienstleister übernommen wird, oder ob dies die Schüler der angeschlossenen Pflegeschule (mit-)gestalten. Hier ist die Nachhaltigkeit vor allem für Schüler deutlich größer.

Die Belange der konkreten Station betreffen kleinere Projekte, wie
- Patientenbefragungen
- Zimmerumgestaltungen
- Einführen von neuen Serviceleistungen
- Gestaltung eines Raumes auf der Station
- Gestaltung von Feiertagen, Tag der offenen Tür, Berufsinformationsveranstaltungen.

Hierbei integrieren Sie sinnvoll Ihre Schüler.

Praxisfallstudie

Eine weitere Anleitungsmöglichkeit, die einerseits sicher stellt, dass sich Ihr Schüler optimal mit Informationen über Patienten versorgt – die aber andererseits keinen zu großen Aufwand für die Anleiter darstellen, sind **Praxisfallstudien**.

Gerade die soziale Kompetenz des Schüler wird dabei gefördert, indem das affektive Lernziel: „Beachtung der Individualität des Patienten", ohne das dieser dabei anwesend sein muss, in dem Mittelpunkt gestellt wird. Ideal ist ein multidisziplinärer Austausch, der nicht nur die Berufsgruppe der Pflegenden betrifft. Zunächst werden vom Schüler nach Stand der Dokumentation, eine ausführliche Infosammlung zusammen gestellt. Ziel ist eine individuelle Situationsbeschreibung des Patienten oder Bewohners. Je nach Durchführung, können bei der Vorstellung des Schülers, neben dem Praxisanleiter auch andere Mitglieder des therapeutischen Teams anwesend sein.

Je nach Ausbildungsstand werden nun gemeinsam
- Prioritäten gesetzt
- Probleme analysiert
- Neue Ziele formuliert
- Deren Evaluation festgelegt.

Idealerweise nimmt ein Schüler mit fortgeschrittener Ausbildung, dieses selbständig vor. Vielleicht kann sich später daraus als neue Anleitung, eine Patientenedukation anbieten.

Rollentausch

Der Rollentausch ist bei Schülern sehr beliebt und lässt sich auch mit oben eben beschriebenen Praxisprojekten kombinieren. Gehen Sie bitte dabei anhand nachfolgender Schritte vor:

Übergabeauftrag

Vor Beginn der Übergabe (zum Beispiel: Früh- an Spätdienst) informieren Sie den mit Ihnen gemeinsam arbeitenden Schüler, dass er in der folgenden Dienstschicht für die Patienten in bestimmten Zimmern verantwortlich ist. Sie fordern ihn auf, die Übergabe bei Dienstende selbstständig zu übernehmen. Bei ängstlichen Schülern betonen Sie Ihre permanente Anwesenheit, um bei Problemen eingreifen zu können. Hierdurch realisieren Sie eine Art von Bereichspflege, in der Ihr Schüler gewisse Verantwortungsbereiche übernimmt. Diese Lernform kann in allen Ausbildungsstufen genutzt werden. Das heißt, auch ein Unterkursschüler kann für einen gewissen Teil von Patienten, die seinem Ausbildungsstand entsprechen, Aufgaben übernehmen. Das heißt nicht, dass der Schüler alle Tätigkeiten alleine und ohne Aufsicht vornimmt. Im Bedarfsfalle kann der Anleiter eingreifen und korrigieren.

MERKE
Durch den Rollentausch bewirken Sie eine Aufmerksamkeitssteigerung des Schülers.

Erfahrungsgemäß konzentrieren sich die Lernenden bereits während der Übergabe weitaus stärker, da sie auf die Informationenangewiesen sind. Zudem vermitteln Sie durch diese Lernform eine wirklich individuelle Pflege einer kleinen Patientengruppe.

Vorbereitung

- Sprechen Sie Ihr Vorhaben frühzeitig mit Ihren Kollegen ab:
  „Nächste Woche Donnerstag plane ich den „Rollentausch" mit Schüler X. Spricht irgendetwas dagegen?"
- Wählen Sie bitte anfangs Dienstschichten, in denen erfahrungsgemäß eine weniger große Arbeitsbelastung zu er-

warten ist: Keine OP-Tage, keine größeren organisatorischen Besonderheiten (Chefarztvisiten)
- Je kleiner Ihre Abteilung ist, desto besser lässt sich diese Lernform realisieren. Bei größeren Einheiten (mehr als 20 Bewohner oder Patienten) ist die Aufteilung in überschaubarere Bereichsgruppen sinnvoll
- Sie übernehmen dabei den „Schülerpart", d.h. Sie werden nur auf Anforderung tätig
- Der Schüler übernimmt den „Examinierten-Part", d.h. er übernimmt die Verantwortung für die Pflegebedürftigen, organisiert den Einsatzort und übergibt gegen Ende die Bewohner oder Patienten an den nachfolgenden Dienst
- Sie als Anleiter werden nur nach Aufforderung aktiv bzw. greifen ein, wenn die Gefahr schwerwiegender Fehler besteht oder Bewohner/Patienten, Angehörige und Ärzte diesen Rollentausch „nicht mitspielen" möchten

TIPP
Machen Sie sich während dieser Dienstschicht bei Bedarf Notizen und entlasten Sie dadurch Ihr Kurzzeitgedächtnis. Zudem haben Sie die Möglichkeit, dem Schüler am Ende eine vollständige Bewertung geben zu können.

- Die Evaluation (Bewertung) erfolgt unmittelbar vor der Dienstübergabe. Der Anleiter bespricht mit dem Schüler (vormals Rolle der ausgebildeten Pflegenden) die durchgeführten und vergessenen Maßnahmen und den Inhalt seiner geplanten Berichterstattung. Ebenso kann die Bewertung auch nach der Übergabe erfolgen. Damit dabei aber nicht „gehetzt wird" (weil die Arbeitszeit zu Ende ist), sollte vorher über den entsprechenden Zeitausgleich Einigung gefunden werden.

Auswirkungen

In der Regel lieben Schüler die Lernform „Rollentausch". Er wird von ihnen häufig als Highlight des Praxiseinsatzes bezeichnet. Sie geben an, dabei sehr vieles gelernt zu haben, weil sie sich erstmals verantwortlich fühlten. Interessanterweise gestehen sie auch ein, nun eine andere Sichtweise gegenüber den ausgebildeten Kollegen zu haben, weil sie erfahren haben, an wie viele verschiedene Dinge, Zeiten, Verordnungen etc. sie denken müssen. Originalzitat einer Schülerin dazu: „Ich weiß jetzt, was es heißt, wenn der Krankenpfleger am Schreibtisch sitzt und die notwendigen Tätigkeiten erledigt (Essensanforderung, Ausarbeitung der Visite, Medikamenten- und Einmalbedarfsbestellung usw.)."

(Vom Pflegestandard zur Gezielten Anleitung 🖥)

KAPITEL 5

Prozess der Beratung

Beratung überall

Menschen, die mit einer Problemsituation oder einem Wissensdefizit alleine nicht zurechtkommen, gehen damit unterschiedlich um: Die Variationen reichen vom Verdrängen über das „darüber sprechen" mit Vertrauten bis zum Einholen eines Rates durch den Spezialisten. So genannte **Spezialisten** sind Personen, die sich in der Regel auf ein Fachgebiet beschränken, dieses intensiv studier(t)en und aufgrund ihrer Spezialisierung besonders viel davon verstehen. Bei der Auswahl einer neuen Frisur lassen sich Menschen beispielsweise von ihrem Friseur beraten. Bevor Kunden sich unter diversen Modellen für einen PKW entscheiden, nutzen sie die Beratungsleistung eines Autohauses. Oft holen sie dazu weitere Meinungen (Konkurrenz, Verbraucherberatung usw.) ein. Ähnliche Beratungen sind beim Hausbau oder -kauf (Immobilienberatung), bei der Anschaffung von Einbauküchen (durch Einrichtungsberater), bei Rechtsfragen (durch Anwälte) oder bei Operationsmöglichkeiten (durch Fachärzte) usw. hinlänglich bekannt und gesellschaftlich akzeptiert. Der Steuerberater oder die Lebensberaterin im Fernsehen bieten ihre Dienstleistungen an. In Buchhandlungen zählt Ratgeberliteratur als umsatzträchtiges Ressort.

MERKE
Je bedeutsamer die Entscheidung ist (hohe Geldinvestitionen, Verstoß gegen Gesetze, Gefahr für die Fortsetzung einer Partnerschaft, Rettung der Gesundheit durch Operation etc.), desto eher suchen Menschen **professionelle Berater** auf.

Im Gegensatz dazu kennen wir Beratungsleistungen von „Nicht-Profis". **Alltagsberatungen** durch Freunde und Nachbarn geschehen in der Regel spontan und ungeplant. Das Erteilen von Ratschlägen, gerade im Freundes- oder Familienkreis, ist nicht an eine berufsmäßige Tätigkeit gebunden. Der „Ratgeber" versucht dabei häufig, seine eigene Sichtweise auf den „Ratsuchenden" zu übertragen und ihm „seine" Entscheidungswahl zu „empfehlen", Zitat: „Mach das mal so und so ..." Eine direkte Berechnung dieser Beratungsleistung findet nicht statt, sondern die Kosten werden meistens über immaterielle Werte abgegolten: „Du zeigst mir das Pflanzen im Garten und ich erkläre dir den Umgang mit ..." Im Gegensatz dazu möchte ein Verkäufer verkaufen und auch der Unternehmensberater hat das Ziel, den Lebensunterhalt durch seine Beratungsleistung zu verdienen.

5.1 Beratung in der Pflege

Versuch einer Definition von Beratung in der Pflege

MERKE
Beratung in der Pflege ist eine Dienstleistung zur Unterstützung von Klienten, um mit Neuem oder Unbekanntem zurechtzukommen. Als Voraussetzung dazu erkennt der Klient selbst einen Mangel.

Seine Problemstellung, beispielsweise eine bestehende Inkontinenz, muss der Betroffene als defizitär anerkennen. Hat der Bewohner eines Pflegeheims durch die Symptomen der Inkontinenz keinen „Leidensdruck", wird er keine Anstrengungen zur Behebung treffen.

5.1.1 Alltagsberatungen in der Pflege

Die meisten Pflegenden nehmen für sich in Anspruch, ihre Patienten, Bewohner, deren Bezugspersonen oder Schüler zu beraten. Zitat: „Beratung? Ja, das mache ich doch schon immer!"

Nach ihrer Vorstellung besteht Beratung im aufmerksamen Zuhören und Informieren, im Trösten und Empfehlen. Besonders in der Klinik galt früher: Die allwissende und aktive Krankenschwester berät den passiven und inkompetenten Patienten nach dem Motto: „Das müssen Sie so und so machen!" Oder: „Ich alleine weiß, was Ihnen/dir gut tut!". In der Pflege zählte Beratung historisch nicht als berufliches Arbeitsvermögen, sondern ergab sich aus der natürlichen Persönlichkeitsstruktur der Frau: *„Unsere hilfsbereiten Schwestern regeln das schon für Sie!"*

Beratungen wurden bisher kaum geplant und dokumentiert. Sie hatten eher inoffiziellen Charakter. Beraten wird auch heute nach wie vor unter schwierigen Arbeitsbedingungen, oftmals nebenbei, während der täglichen Arbeitszeit. Dagegen favorisieren Berufsordnungen in der Pflege die Beratungskompetenz als eine Haupttätigkeit.

Für den Deutschen Pflegerat gehören Beratung, Anleitung und Unterstützung zu den eigenverantwortlichen Aufgaben professioneller Pflegender. In § 3 der Berufspflichten wird explizit erwähnt, dass sie zur Beratung verpflichtet sind. (📖 22)

Der Kostendruck im Gesundheitswesen und vielfältige Einsparmaßnahmen in der Personaldecke lassen den Ruf nach Beratung meist untergehen. „Wann sollen wir das denn auch noch machen?", fragen Pflegekollegen mit einiger Berechtigung. Somit deklarieren Pflegende Beratung als Nebenleistung, die – wenn überhaupt – ungeplant und „aus dem Bauch heraus" vorgenommen wird. Auf der anderen Seite empfinden sie vorhandenes Patientenwissen oft als Konkurrenz und Bedrohung. Dazu das Zitat einer Pflegerin: „Ich lass mir doch nicht vorschreiben, wie DER in den Sessel mobilisiert wird!".

5.1.2 Professionelle Beratungsansätze in der Pflege

In den letzten Jahren stieg die Erwartung an eine professionelle Beratung in der Pflege kontinuierlich an. Beispielsweise versprechen sich die Angehörigen eines pflegebedürftigen Patienten viel von der Beratung einer Pflegeüberleiterin. Oder Patienten wünschen es, ausführlich über die

Möglichkeiten der Stomaversorgung informiert zu werden.

Zwischen Klient und professionellem Berater existiert eine gewisse Distanz, die zu einer Versachlichung der Beziehung führt. Der Klient möchte beraten werden und der spezialisierte Experte bringt dazu sein Know-how und sein Fachwissen ein. Im derzeitigen Pflegealltag wird Beratung als Serviceleistung angesehen und wird nicht für sich, sondern mit dem Pflegesatz/ der Fallpauschale (DRG) vergütet (Ausnahmen in der ambulanten Pflege ➤ 5.8.3).

Die zunehmende Lebenserwartung führt gemeinsam mit den fortschreitenden Möglichkeiten der *Hochleistungspflege und -medizin* zu einer veränderten Lebenswirklichkeit der Klienten. Mit Sicht auf diese Bevölkerungsgruppe ergibt sich in den kommenden Jahren ein ansteigender Beratungsbedarf. Zudem etablieren sich professionelle Beratungsansätze in der Pflege. Nachfolgende Beispiele verdeutlichen in Stichworten die Teilbereiche von geplanten Beratungsleistungen, die in der direkten Pflege oder in deren Umfeld stattfinden. Teilweise vergüten Pflege- und Krankenkassen schon heute diese Art von Dienstleistungen.

Beispiele
- Stomaberatung
- Kontinenzberatung
- Diabetesberatung
- Pflegeberatung beim Beziehen von Leistungen der Pflegeversicherung
- Pflegeüberleitung
- Beratung in der Auswahl von Pflegehilfsmitteln
- Ernährungsberatung.

Einige pflegefremde Berufe, wie beispielsweise Ernährungsberater (Ökothrophologen), versuchen originäre Pflegeaufgaben, die in vergangenen Jahrzehnten schon lange im Bereich der Pflege angesiedelt waren, zu übernehmen. Pflegende im stationären und ambulanten Bereich sowie in der Heimversorgung, haben gegenüber anderen Berufsgruppen eine Schlüsselrolle in der Beratung: Aufgrund ihrer beruflichen Tätigkeit verbringen sie am meisten Zeit mit den Pflegeempfängern.

Zukünftige finanzielle Bedeutung von Beratung

Welche Bedeutung eine gute Beratung zukünftig für die Ergebnisqualität einer Einrichtung haben wird, machen z.B. klinikinterne Behandlungspfade (Clinical Pathways) klar. Diese haben eine gewisse Ähnlichkeit mit Pflegestandards. Nur gelten diese Standards nicht mehr nur für eine Berufsgruppe, sondern daran orientieren sich multidisziplinär mehrere Arbeitsfelder im Klinikbereich (Pflegende, Ärzte, Sozialarbeiter, Psychologen, Physiotherapie usw.). Teilweise übernehmen Pflegende dabei die koordinierende Schlüsselrolle. Ohne professionelle Beratung und Information der Patienten sind diese Leitpfade nicht umzusetzen. Durch vor- und nachstationäre Versorgung soll eine kosteneffiziente Behandlung ermöglicht werden. Zukünftig wird sich die Beratungsqualität des betreuenden (Pflege-)Personals auch an ökonomischen Faktoren messen lassen müssen.

5.1.3 Pädagogische Beratung

Zu verschiedenen Anlässen suchen oder nutzen Schüler das Beratungsangebot von

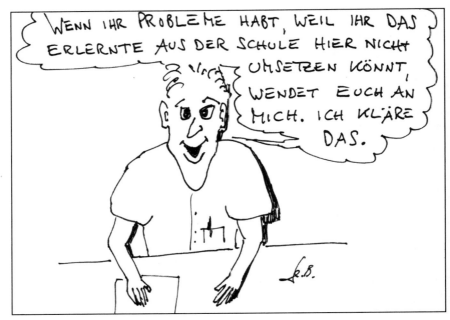

Abb. 5.1

Anleitern. Sei es zur Standortbestimmung, zur Vorbereitung auf Prüfungen oder zur Lernberatung. Häufige Anfragen betreffen Fragestellungen zur Theorie-Praxis-Diskrepanz. Dabei sollte die schülerorientierte Haltung des Anleiters deutlich werden. Orientieren Sie sich an Anleiter Ulli, der Schülerin Petra notwendiges Vertrauen gibt (➤ Abb. 5.1).

5.2 Beratungsverständnis und -qualität

Beratung hat das Ziel, dass der Klient selbst seine Kompetenzen entfaltet. Dieses gelingt ihm, wenn er seine Ressourcen erkennt.

Karl-Heinz missversteht den Sinn von Beratung. Er lässt dem Patienten nicht die freie Wahl, sondern *ordnet von sich aus* eine Atelektasenprophylaxe an. Diese „Anleitung" führt er zudem fehlerhaft durch (➤ Abb. 5.2).

Ulli dagegen berät seine Patienten **angemessen** über die verschiedenen Möglichkeiten der Atelektasenprophylaxe und lässt ihnen die freie Wahl.

Ulli zum Patient: „Sie haben die Wahl zwischen 3 Möglichkeiten. Ich beschreibe ihnen zunächst kurz in Stichworten welche Unterschiede vorliegen und welche Auswirkung die Pflegemaßnahmen auf ihre Atmung haben könnten. Erst danach entscheiden Sie sich für die für Sie beste Möglichkeit".

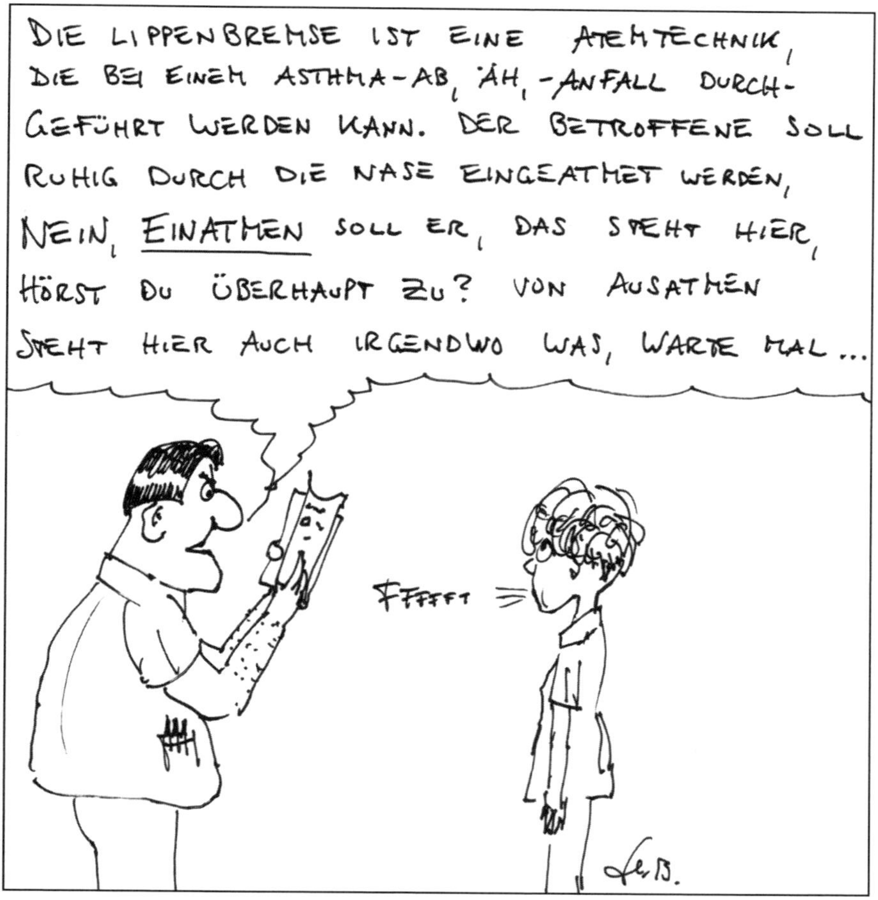

5.2 Beratungsverständnis und -qualität

> DIE LIPPENBREMSE IST EINE ATEMTECHNIK, DIE BEI EINEM ASTHMA-AB, ÄH, -ANFALL DURCHGEFÜHRT WERDEN KANN. DER BETROFFENE SOLL RUHIG DURCH DIE NASE EINGEATMET WERDEN, NEIN, EINATMEN SOLL ER, DAS STEHT HIER, HÖRST DU ÜBERHAUPT ZU? VON AUSATMEN STEHT HIER AUCH IRGENDWO WAS, WARTE MAL...

Abb. 5.2

Diese **Angemessenheit** bezieht sich immer auf die Einzelsituation und berücksichtigt die individuellen Möglichkeiten des Betroffenen. Auch die **Beratungszufriedenheit** der betreuten Bewohner und Patienten wird in Zukunft eine stärkere Rolle spielen. Im Sinne der Kundenorientierung misst und vergleicht ein Qualitätsmanagement die empfundene Zufriedenheit der beratenen Klienten.

Das Seniorenheim A erlangt auf einer Zufriedenheitsskala von 1 bis 10 das Ergebnis 9; das Seniorenheim B den Wert von 2.

Ein falsches Bild von Beratung
Beraten ist nicht (vgl. Tschudin):
- **Banale Ratschläge geben**
  „Sie müssen ganz einfach X machen...
- **Reduktion auf Informationen**
  ohne sich dabei auf den individuellen Klienten zu beziehen

- **Disziplinieren**
  „Nehmen Sie sich doch jetzt mal zusammen!"
- **Überzeugen**
  „Die Injektion in den Oberschenkel ist viel besser (schlechter) als ..."
- **Überreden oder Manipulieren**
  „Lassen Sie sich unbedingt vom Chefarzt X behandeln ..."
- **Beschwichtigen und Beruhigen**
  „Ach, das wird schon wieder ..."

Trotzdem haben „Beruhigen" und „Informieren" gerade in der Pflege innerhalb des Beratungsprozesses eine gewisse Bedeutung. Manche Pflegende reduzieren Beratung jedoch auf ein Trösten, gutes Zureden oder Ablenkung vom Problem, um die Situation zu entschärfen. Auch da kann ein falsches Verständnis von Beratung liegen.

5.3 Abgrenzung Beratung – Therapie

Unter **Therapie** wird eine Heilbehandlung verstanden. Beratung ist keine (Psycho-) Therapie und trotzdem gibt es Parallelen.
➤ Tabelle 5.1 verdeutlicht die jeweiligen Charakteristika beider Dienstleistungen und die Gemeinsamkeiten.

Rogers, ein Begründer der Gesprächs-Psychotherapie, hat nachgewiesen, dass die Wirkung von Therapie und Beratung weniger von der Gesprächsmethode und Weltanschauung des Therapeuten abhängig ist, sondern dass sie vielmehr auf der Art der Beziehung zwischen Klient und Berater/Therapeut beruht. Ähnliches gilt für die Wirkung von Kommunikation. Hier sei schon jetzt darauf hingewiesen, dass es nicht

Tab. 5.1 Abgrenzung und Gemeinsamkeiten von Beratung – Therapie.

Beratung	Gemeinsamkeiten von Beratung und Therapie	Therapie
	Institutionell verankerte Hilfeleistung	
	Zielorientiert	
	Methodengeleitet	
Begrenzte Probleme einer ansonsten „gesunden" Persönlichkeit		Erlebens- und Verhaltensstörungen, die in der Persönlichkeitsstruktur des Klienten verankert sind
Thema und Ziele werden vom Klienten vorgegeben	Einwilligung des Klienten und aktive Teilnahme	Besonders in der Verhaltenstherapie visiert der Therapeut bestimmte Ziele an
Kurze und überschaubare Zeiträume		Häufig längere Therapiezeiträume
Arbeitet weniger mit Defiziten als mit Stärken des Klienten		Tendenziell stehen die defizitären Anteile im Mittelpunkt
Motiviert unter Umständen stärker		
Oft kostenlos oder durch Träger finanziert, bzw. Bestandteil eines Servicepaketes	Finanzielle Vergütung der Dienstleistung	Teilweise Kostenübernahme durch Krankenkassen
Kann zu einer Therapie überleiten		

nur auf den Gesprächsinhalt ankommt, sondern vielmehr auch auf *den Draht*, die Beziehung – kurzum, auf den Bezugskontakt zwischen Berater und Klient (➤ 5.7).

5.4 Patientenedukation

Immer wieder werden Pflegeempfänger schlecht informiert aus Kliniken entlassen und erleben manchmal nach Monaten und Jahren voller Komplikationen ihre erste effiziente Beratung. Zum Speiseangebot einer Klinik, zur Bedienung der Telefone und Fernseher, zur Seelsorge finden Patienten meist umfangreiche Informationen, während sie in Unkenntnis bleiben, was genau während ihres stationären Aufenthaltes geschieht.

In den letzten Jahren entwickelte sich auch in Deutschland die **Patientenedukation**. Diese befähigt Patienten zur Selbstpflege. Der chronisch Kranke erlangt durch Patientenedukation Autonomie und Selbständigkeit zurück (vergl. Abt-Zegelin). Das englische Wort „education" versteht unter dem Begriff eine „Gesamtheit von Bildung". Andere im deutschen häufigere Übersetzungen mit „Erziehung" – und damit bei extremer Auslegung auch: *Belehrung, Drill, Formung, Haltung, Schliff oder Zucht* widersprechen einer humanistischen Auffassung von Pädagogik.

5.4.1 Ablauf einer Patientenedukation

Gemäß dem Prozess der Anleitung orientieren Sie sich an den 5 Schritten:

1. Einschätzung Lernbedarf/Wissensdefizit (➤ 3.3)
2. Einschätzung Lernbereitschaft (➤ 3.3)
3. Festlegung der Ziele (➤ 3.4)
4. Durchführung (➤ 3.5)
5. Auswertung (➤ 3.6)

Lernbereitschaft einschätzen
Die **Lernbereitschaft** des Klienten lässt sich erst einschätzen, wenn Sie wissen, welche Anliegen und Fragen vorliegen. Dazu beachten Sie auch bitte seine Körpersprache und Aussagen sowie seine Aufmerksamkeit und etwaige Gefühlsregungen. Manchmal lassen auch Informationen der Bezugspersonen Rückschlüsse auf die Lernbereitschaft des Klienten zu.

Ziele festlegen
Wie schon in Kapitel 1 erläutert, passen Sie bitte die Feinziele an die individuellen Bedürfnisse der Klienten an. Wenn Sie gemeinsam mit Ihren Klienten Ziele setzen, sollten diese immer positiv formuliert sein. Das Gehirn kann nicht negieren. *Sie glauben das nicht? Denken Sie jetzt in den folgenden 30 Sekunden bitte nicht an ihre PDL! Aha!*

Ein Klient der immer wieder zu sich selbst sagt: „Ich will nicht mehr rauchen, nicht mehr rauchen, nicht mehr rauchen...." signalisiert seinem Hirn: „Rauchen". Den Weg zur Lösung beantwortet die Frage: „Was stattdessen". Eine mögliche Antwort wäre in diesem Fall zum Beispiel: „Ich möchte angenehme Pausen erleben".

Ebenso hilfreich ist auch die nachfolgende **SMART**-Technik bei der Festlegung der Ziele:

> **MERKE**
> **SMART Technik: Wie sollten Ziele formuliert werden?**
>
> **S** = Schriftlich: sichtbar über das Pflegebett hängen
> **M** = Messbar: wie kann es überprüft werden, woran, mit wem, in welcher Situation?
> **A** = Aktionsorientiert: attraktiv, Spaß, Begeisterung bei Zielerreichung
> **R** = Realisierbar: nicht zu viel auf einmal; auf eine konkrete Situation bezogen
> **T** = Terminiert: Termin für Zielerreichung setzen, oder kleine Feinzieltermine.

Die gesamten Grundlagen des ersten Kapitels finden hier in den Bereichen der Patientenedukation Anwendung. Achten Sie also unbedingt auf die Wahrung der Klientenbedürfnisse, an das Anknüpfen an vorhandenem Wissen des Klienten, an die Berücksichtigung des sozialen Umfeldes und gehen Sie äußerst behutsam bei anstehenden Korrekturen vor. Verzichten Sie darum auf schulmeisterliche „Belehrungen" und Auftritte nach dem Motto: „Der Patient weiß nichts – ich bin der Experte".

> **MERKE**
> Die humanistische Pädagogik achtet auf Würde und Freiheit des Klienten und bringt diesem eine wertschätzende Grundhaltung entgegen. Sie verbietet manipulative Beratungen in cenen es lediglich um ein direktives „Überreden" geht.

Viel eher geht es um Prozessberatung in begleitender Form. Der Berater hält sich zunächst mit Ratschlägen zurück und unterstützt den Findungsprozess eigener Lösungen beim Klienten. Weil dieser „selbstgefundene" Lösungen besser akzeptiert, erreicht er den Weg und das Ziel oftmals günstiger.

5.4.2 Lösungsorientierung und Ressourcenaktivierung

Jede chronische Krankheit kann für den Betroffenen auch als Lernaufgabe gesehen werden. Versuchen Sie darum heraus zu finden, wann für den Patienten/Angehörigen das derzeitige Problem gelöst ist. Was müsste passieren, dass er mit der Situation zurechtkommt?

Checkliste Patientenedukation

- ☐ Was führt Sie hier her?
- ☐ Was kann ich für Sie tun?
- ☐ Gibt es jemanden der erwartet, dass wir irgendwie zusammenarbeiten?
- ☐ Was befürchten Sie, wenn das Problem weiter andauert?
- ☐ Gibt es vielleicht andere Personen, die ihr Problem ganz anders sehen?
- ☐ Was von den genannten Punkten, die sie selbst schon als Problemlösungen versucht haben, hat noch am ehesten in der von ihnen gewünschten Richtung gewirkt?
- ☐ Sollte der Klient von einer Veränderung berichten: „Was glauben Sie, haben Sie dazu beigetragen, dass all das passieren konnte?"

5.4 Patientenedukation

Indem der Patient aufgefordert wird, den Pflegenden sein Problem zu erklären, erklärt er es sich selber und gelangt meist leichter zu einer Lösung. Die Konzepte der Gesundheitserhaltung **(Salutogenese)** oder der Selbstbemächtigung **(Empowerment)** lassen sich nicht nur ideal integrieren, sondern sollten gerade in diesem pädagogischen Feld zur Grundhaltung der Pflegenden gehören.

Die nachfolgenden Beispiele zeigen Möglichkeiten und Themen für Patientenedukation:
- Pflegebedürftigkeiten und Krankheiten
- Auswirkungen von Krankheiten auf die Aktivitäten des Alltags
- Risiken und Umgang mit Symptomen
- Medikamentengabe und mögliche Nebenwirkungen
- Fragen zur Organisation und Finanzierung
- Regionale Hilfsangebote und weiterführende Literatur.

Im Mittelpunkt stehen dabei die Ressourcen des Betroffenen (was kann er noch – was kann er wieder reaktivieren?) und eine **lösungsorientierte** Vorgehensweise. Klienten lernen Prioritäten zu setzen und Selbstverantwortung zu übernehmen damit sie ihre Situation *selbst wieder in die Hand nehmen können*. Durch die kürzere Verweildauer in der Klinik wird es immer wichtiger, dass beispielsweise bei Hausbesuchen sowohl prä- als auch poststationär Patienten und ihre Angehörigen effiziente Strategien für ein Selbstmanagement erlernen. Studien belegen, dass sich Investitionen im Bereich der Patientenedukation langfristig rentieren.

5.4.3 Felder der Patientenedukation

Patientenedukation betrifft drei, sich manchmal überschneidende Bereiche (vgl. Abt-Zegelin):
1. Informieren
2. Anleiten/Schulen
3. Beraten.

Neben Patienten und Bewohnern gehören zu den Adressaten natürlich auch deren Angehörige und Freunde. Mussten diese früher bei Pflegemaßnahmen das Zimmer verlassen, so bietet es sich geradezu an, die Anwesenheit der Bezugspersonen zu nutzen. Das Fachpersonal leitet die Pflegeinterventionen frühzeitiger an damit bei späterer Übernahme im häuslichen Umfeld, ausreichende Übungsphasen gewährleistet sind. *Also bitte nicht die subkutane Heparininjektion am Vormittag des Entlassungstages anleiten!*

Der schon bestehende Kontakt zwischen Pflegeperson und Klient kann dabei eine wichtige Ressource darstellen. Sie kennen den Adressaten oft besser als die anderen Mitglieder des therapeutischen Teams. Möglicherweise erlaubt dieser Kontakt Rückschlüsse auf bevorzugte Wahrnehmungskanäle und Eigenheiten des Klienten. Dies erfordert, dass Pflegende kontinuierlich den Lernprozess begleitet.

Empfehlenswert ist die Dokumentation der Patientenedukation in Form eines Vertrages. Dabei werden Lernvereinbarungen verbindlich gestaltet. Die **Rahmenbedingungen** (wie oft, wann, mit was...), **die Ziele** und die **gegenseitige Verpflichtung** zwischen Anbieter und Empfänger werden fixiert. Bei der Patientenedukation handelt es sich um ein strukturierendes Angebot, dass nicht nur auf Anfrage oder zufällig angeboten wird, sondern fest im Pflegeprozess verankert ist und aus professioneller Sicht dazu gehört. Schon 2003 forderte der Sachverständigenrat zur Begutachtung der Entwicklungen im Gesundheitswesen dazu ganz eindringlich die Beteiligung der Patienten.

Information

Dem Klienten werden im Rahmen der **Information** Mitteilungen gegeben und verschiedene geeignete Medien bereit gestellt. Ihm wird dabei ein Sachverhalt mündlich oder schriftlich erklärt. Es können relevante Adressen und/oder eine Unterstützung zur Recherche bereit gestellt werden. Hierbei sollten die Klienten allerdings entscheidungs- und handlungsfähig sein.

Gesprächsleitfaden
Ein **Gesprächsleitfaden** ist die schriftliche Anleitung für Pflegende, wie ein Informationsgespräch optimal geführt werden kann. Dadurch werden Gesprächsablauf und -inhalt systematisiert. Als Vorteile gelten:
- Der rote Faden des Gesprächs gibt Orientierung
- Bei seiner Erstellung fließt Expertenwissen ein und es entsteht der Standard der bewährten Möglichkeiten (engl. „best practice")
- Wichtige Inhalte werden nicht vergessen.

Berücksichtigen Sie aber bitte, dass manche Pflegende bei der Verwendung des Leitfadens „unnatürlich" wirken; diese sollten sich zunächst an den vorgegebenen Ablauf gewöhnen.

Broschüren und Internet
Kostenlose **Broschüren** in verständlicher Sprache finden Sie an vielen Stellen im **Internet,** z.B. beim Bundesministerium für Gesundheit (www.bmg.de). Pflegespezifisches Wissen erhalten Sie unter www.Patientenedukation.de Dort finden Sie Informationsblätter zur Vorbeugung von Druckgeschwüren usw. Des Weiteren sind die schriftlichen Ratgeber der Verbraucherzentralen, Organisationen pflegender Angehöriger und vielen weiteren Gesellschaften zu nennen (www.deutsche-alzheimer.de).

Informationen zu den Leistungen der Verhinderungspflege, wenn z.B. pflegende Angehörige eine Auszeit nehmen möchten oder die stationäre Kurzzeitpflege bieten Pflegekassen an. Dort werden die Voraussetzungen zur Leistungsgenehmigung beschrieben. Nicht immer gelingt es dem oft überforderten Laien diese Informationen zu verstehen und mehrfach erreichen diese die Betroffenen gar nicht.

Sicherlich hat das Internet hohe Priorität bei der Information. 2008 analysierte die Stiftung Warentest die Erfahrungen von 1000 Lesern einer Online-Umfrage. Pflegende Angehörige benötigen Spezialkenntnisse, die ihnen mangels Pflegeausbildung fehlten. Etliche der Befragten gaben an, aus Kostengründen auf notwendige Pflegeleistungen zu verzichten und wünschten sich finanzielle Hilfen. Pflegende Angehörige vermissen aber auch ideelle Unterstützung und Verständnis. Beispielsweise bietet das Kuratorium Deutsche Altershilfe unter (www.hilfe-und-pflege-im-alter.de) vielfältige Informationen.

Manche Selbsthilfegruppen nutzen eigene Webseiten zur Information über ihr Angebot.

Patienteninformationszentren (PIZ)
Immer mehr Kliniken eröffnen Anlaufstellen zur Patienteninformation. Diese **Pati-**

enteninformationszentren (PIZ), beispielsweise in Trier, Bad Krozingen, Lüdenscheid, München und Lübeck beruhen zum Teil auf dem US-amerikanischen Vorbild, dem „Patient-Learning-Center" (PIC).

Patienten und ihre Angehörigen finden im PIZ Biblio-Mediotheken um sich selbst umfassend zu informieren. Sie erleben Beratung zur Informationsfindung. Die Betreuung in den PIZ wird durch ausgebildete Pflegende übernommen, die auf Anfrage Unterstützung geben. Die Besucher können sich kurze Filme, beispielsweise zur Darmspiegelung oder Herzkatheteruntersuchung anschauen oder es werden Kontakte zu Selbsthilfegruppen, zur Deutschen Krebshilfe usw. vermittelt. Zum Teil werden Vortragsreihen und Patientenveranstaltungen/Foren angeboten.

Da Patienteninformationszentren von der Politik gewollt und gefördert werden, ist davon auszugehen, dass bundesweit weitere Zentren entstehen werden. Zudem haben die Zentren auch gesellschaftspolitische Auswirkungen: Diverse Untersuchungen belegen, dass Patienten nach gelungener Patientenedukation selbständiger sind, weniger Arztbesuche benötigen, weniger Komplikationen und Krankheitszeiten aufweisen (vergl. Bartlett).

Pflegehotline

Derzeit werden sowohl bundesweite (z.B. durch die Verbraucherberatung) als auch regionale **Pflegehotlines** angeboten. Hier sollte vor der Empfehlung eine systematische Analyse über die Informationsqualität und dem Ausbildungsstand der Ansprechpartner erfolgen. Nicht immer werden mit diesen Tätigkeiten ausgebildete Pflegende betraut.

Anleitung/Schulung

Kapitel 1 und 3 beschreiben das klientenspezifische Vorgehen bei einer Gezielten Anleitung. Adressaten sind innerhalb der Pflegeausbildung Schüler, im Bereich der Patientenedukation sind es die Pflegeempfänger mit ihren Angehörigen. Immer geht es um eine zielorientierte und geplante Vermittlung von Wissen und Fertigkeiten. Gezielte Anleitungen/Schulungen enthalten alle drei Elemente: Information, Schulung, und Beratung.

Mikroschulungen

Mikroschulungen sind kurze, an einen Klienten und Angehörigen gerichtete maßgeschneiderte Schulungsmaßnahmen, in denen bestimmte Verhaltensweisen oder Techniken unterrichtet werden. Dabei werden dem Klienten Schulungsblätter zur Verfügung gestellt. Detailliert ausgearbeitete Schulungskonzepte finden Sie im Downloadbereich der Webseite: www.Patientenedukation.de

Strukturierte Schulungsprogramme

Es gibt vielfältige Entlastungsangebote, die pflegende Angehörige wahrnehmen können. Laut einer Befragung der Stiftung Warentest haben 2008 allerdings drei Viertel der Befragten noch nie ein solches Angebot genutzt.

Bei Gruppenschulungen spielt neben Sachinformationen, der Austausch der Teilnehmer untereinander eine große Rolle. Zudem geht es nicht um die Vermittlung beruflicher Fachpflege, sondern um eine klare Orientierung an den Bedürfnissen der Patienten/Angehörigen.

Beispiele für strukturierte Schulungsmaßnahmen sind:
- Grundlagen der Pflege
- Schulungen zum Rücken schonenden Arbeiten
- Umgang mit Demenz.

Kurse von Medizinern und Pharmafirmen sind weit verbreitet und beziehen sich beispielsweise auf Stomaversorgung, Diabetes- oder Rheumatikerschulungen. Aufgrund der Vielzahl von Teilnehmern in solchen Kursen besteht die Gefahr, dass psychosoziale Umgebungsfaktoren und die spezifische Persönlichkeit des einzelnen Klienten unberücksichtigt bleiben.

Beratung

Im Gegensatz zur Anleitung/Schulung sind **Beratungen** ergebnisoffen und bereiten den Adressaten für eine bedürfnisgerechte Problemlösung vor (vergl. Bamberger). Die Entscheidung für oder gegen eine Intervention fällt der Klient.

4 Phasen der Beratung
1. Der Pflegende ermittelt in der **Orientierungsphase** zunächst ein umfangreiches Bild der Situation. Ausschlaggebend ist das Erfassen der Situation des Klienten durch den Berater. Dieser lässt sich Zeit mit seiner Einschätzung und stellt keine (vor-) schnelle Diagnose
2. Auch in der **Klärungsphase** hält sich der Berater mit „Tipps" zurück und versucht alle Aspekte in den verschiedenen Perspektiven darzustellen. Dieses geschieht in einer Atmosphäre der Wertschätzung
3. In der **Veränderungsphase** liegt der Fokus auf der Generierung effizienter Lösungsmöglichkeiten. Die abschließende Bewertung obliegt wiederum dem Klienten
4. Die **Schlussphase** stellt das Ergebnis der Beratung dar und bietet dem Klienten übertragbare und durchführbare Handlungsmöglichkeiten.

Im Gegensatz zur Beratung zwischen „Tür und Angel", die spontan und ungeplant geschieht, beschäftigt sich dieses Buchkapitel im Folgenden mit geplanten Beratungen. Diese lassen sich auch im Rahmen einer Pflegevisite integrieren.

Pflegende aus Kliniken und Heimen beachten dabei die Alltagsorientierung der Betroffenen und berücksichtigen das soziale Umfeld. Hier haben Pflegende aus den ambulanten Diensten klare Vorteile, denn sie kennen durch ihre tägliche Pflegepraxis, die Möglichkeiten vor Ort.

Beratung für pflegende Angehörige

Psychologische Beratungsgespräche können helfen, belastende Pflegesituationen zu bewältigen. Angebote der Kassen für Entspannungstechniken gehören dazu. Auch Kommunen richteten Pflegeberatungsstellen ein. Leider sind diese Büros nicht immer mit Pflegeexperten besetzt. Oft übernehmen pflegefremde Berufe Beratungsangebote zur Pflege. Hier bleibt abzuwarten wie sich die mehreren hundert neuen „Pflegestützpunkte" am Markt etablieren und entwickeln.

Pflegehotline zur Beratung

Inwieweit sich die Effizienz einer Telefonberatung mit einer persönlichen Beratung von Angesicht zu Angesicht unterscheidet, wird diskutiert. Bevor Sie Ihren Patienten und Angehörigen solche Hotlines empfehlen, sollte sich im Team vorher über die Beratungsqualität des Anbieters informiert werden.

Beratungen durch Pharmafirmen
Bei so genannten Monotherapien, also bei einer pflegerischen Versorgung mit konkreten Produkten, wie Verbandmittel, Insulin, Stomazubehör, bieten Pharmahersteller zum Teil umfangreiche Schulungsmaßnahmen an.

Die Zielgruppe sind *Kunden! Und Kunden sollen kaufen.* Wirtschaftliches Ziel ist der Verkauf der Firmenprodukte.

Im Gegensatz dazu aber sollte sich eine (pflege-)fachliche Beratung am häuslichen Umfeld des Betroffenen und seinen Bedürfnissen und Möglichkeiten orientieren (vergl. Abt-Zegelin).

Trotzdem überwiegen bei dieser Beratungsform meist die Vorteile für den Patienten – zudem sind sie meist kostenlos.

Bei Sondenträgern vermindert sich nach einer erfolgreichen Beratung zum Umgang mit Ernährungssonden langfristig die Komplikationsrate, d.h., es treten weniger Sondenverstopfungen, Infektionen, Ernährungsstörungen usw. auf.

Onlineberatung
Auch im Internet werden entsprechende Beratungen angeboten. Das Netz elektronischer Medien erweist sich als ein „Renner" im Beratungsbereich. Viele Angebote sind allerdings lückenhaft und unseriös. Hier können Betroffenen ggf. Prioritäten vermittelt werden, damit sie selbst eine sinnvolle Auswahl vornehmen können.

Das „World Wide Web" ermöglicht Klienten aber auch interessierten Bürgern, einen schnellen Zugang zu Datenbanken, Kontaktadressen und Literatur.

5.4.4 Abgrenzungen und Überschneidungen

Nachfolgendes Mindmap (> Abb. 5.3) soll Überschneidungen und Abgrenzungen der Patientenedukation verdeutlichen.

Zuweilen kommt es zur Vermischung von Beratung und der Vermittlung von Wissen. Zwischen den Bereichen Beratung und Anleitung kann jedoch eine Abgrenzung vorgenommen werden (> Tab. 5.2).

5.5 Beratung unter Gleichen

Selbsthilfegruppen
Die Psychologie kennt das Phänomen der Gruppen: Menschen mit ähnlichen oder gleichen Problemen tauschen sich intensiver aus und helfen sich dadurch gegenseitig. Es entwickeln sich **Selbsthilfegruppen** in den unterschiedlichsten Spezialisierungen: Zum Beispiel für die Pflege von Angehörigen, in Hospizbegleitungen, für Menschen mit Suchtproblemen usw.

Aussagen von Gruppenteilnehmern belegen, warum sie die Gruppentreffen aufsuchen:
- Es erleichtert zu wissen: „Andere haben die selben Schwierigkeiten!" Das Gefühl „Ich bin mit meinem Problem nicht alleine!" empfindet der einzelne Klienten als positiv und hilfreich

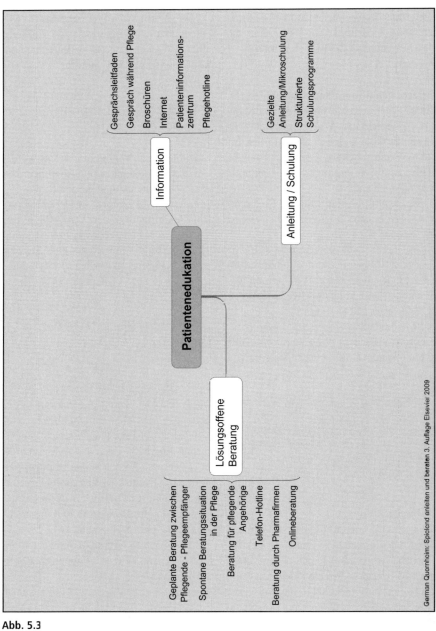

Abb. 5.3

Tab. 5.2 Abgrenzung Anleitung – Beratung.

Anleitung	Beratung
Im Vorfeld kann eine Beratung zur Zielsetzung sinnvoll sein	Nachdem sich der Patient für eine in der Beratung angebotenen Möglichkeiten entscheidet, kann anschließend eine Anleitung dazu durchgeführt werden.
Ziel ist klar definiert	Der Klient gibt die Zielsetzung vor.
Vermittlung von spezifischem Wissen	Klient wählt unter Alternativen
Lernen und Verstehen	Informieren und Vergleichen

- Die spürbare Entlastung durch einen intensiven Problemaustausch mit „Gleichgesinnten". Diese haben Verständnis und kennen die eigenen Emotionen: Gefühle von Scham, Betroffenheit, Ausgeliefertsein, Hilflosigkeit usw.
- Der einzelne Teilnehmer erfährt erfolgreiche Lösungsversuche bzw. Bewältigungsstrategien von anderen Betroffenen und nutzt diese für sich.

Möglicherweise ergeben sich hier Anknüpfungspunkte für Beratungsleistungen in der Pflege. Anstatt einen Klienten alleine zu beraten eröffnen sich neue Wege durch Gruppenberatungen von Klienten mit ähnlichen Problemen. Hier unterstützen Gruppenprozesse eventuell den Beratungserfolg.

Beratung im Anleiterarbeitskreis

Beratung durch einen externen Trainer im Praxisanleiter-Arbeitskreis (➤ 4.1.1). Dieser stellt verschiedene Möglichkeiten vor, damit stationäre Praxisanleiter in ihren Teams nicht zum Einzelkämpfer werden. Gemeinsam werden anschließend geeignete Umsetzungsmöglichkeiten erarbeitet.

Im Gegensatz zu kollektiven Schulungsprogrammen ist Beratung weitaus individueller – auch dann, wenn es sich um Gruppen handelt. Im Mittelpunkt stehen weniger Information und Anleitung, sondern die Aufarbeitung von psychosozialen Problemen, die zum Beispiel durch Krankheit oder deren Folgen bzw. im Bereich der Personalentwicklung durch Personalabbau entstanden sind.

5.6 Das Selbstverständnis des Beraters – *Ein Coach für alle Fälle!?*

Früher wurde die Rolle von Beratern und Anleitern häufig als die eines Belehrenden charakterisiert. Derzeit wandelt sich das Selbstverständnis dieser Berufsgruppen zum **Coach** (engl.: Trainer) oder Lernberater (➤ 2.5). Der Begriff Coaching stammt ursprünglich aus der Personalentwicklung für Leitungspersonal. Ein Coach fördert die Eigenverantwortung des Klienten zur Problem- und Zielbesprechung sowie Strategiefestlegung. Heute breitet sich diese Form der Dienstleistung in vielen Bereichen aus.

5.6.1 Wirkung von Coaching/Beratung

Ein Coach wirkt als Katalysator, der Prozesse beschleunigt. Der „Gecoachte", genannt „Coachee", lernt auf neue Weise aktiv zu werden und die verschiedenen Wahlmöglichkeiten unter Anleitung und im geschützten Rahmen auszuprobieren. Glaubte der Betroffene vorher nur eine einzige Möglichkeit seines Handelns zu kennen...

Er sieht für sich selbst nur eine einzige Tür, durch die er bisher gegangen ist, die aber noch nicht zum gewünschten Erfolg führte.

... so zeigt ihm „sein Coach" nun weitere mögliche Alternativen auf:

Durch professionelle Unterstützung erfährt der Klient, dass es noch weitere Türen (Möglichkeiten) gibt, an die er zuvor nie gedacht hat. Seine Perspektiven verändern sich.

Der Klient entscheidet, durch welche der Türen er gehen wird. Möglicherweise begleitet ihn der Berater dabei – aber es ist der Klient selbst, der den neuen Weg beschreitet. *Andernfalls wäre es ähnlich wie im Falle von Pfleger Karl-Heinz, der ins Sportstudio geht und seinen Trainer beauftragt, für ihn Liegestütze zu machen.*

In der heutigen Zeit entwickelt sich die „Dienstleistung" Beratung und Coaching immer mehr zur gesellschaftlich akzeptierten Möglichkeit der Problembewältigung. Hauseigene oder externe Berater (> 5.6.2 Supervision) coachen Führungskräfte.

Viele erfolgreiche Menschen nutzen Coaching für ihr eigenes Fortkommen und ihre persönliche Entwicklung. Die Inanspruchnahme solcher Hilfen wird bei einigen Kollegen als Zeichen von Schwäche gesehen. Karl-Heinz sagt zu seiner Kollegin Erna: „Aber das ist doch kein Problem, das kannst Du doch alleine lösen!" Eigentlich stellt seine Sichtweise eine Anmaßung dar: Woher soll Karl-Heinz wissen, welche persönliche Priorität die geschilderte Problematik für Pflegerin Erna hat?

Bei kritischen Lebenskonstellationen (Verlust von nahen Menschen, Suchtproblemen, Minderwertigkeitsgefühlen, Mobbing etc.) erfordert dieses „Selbst-Lösen" durchaus Monate oder Jahre, nicht selten reicht sogar ein ganzes Leben dazu nicht aus. Warum sollten sich Betroffene hier nicht die Leistungen von Beratungsprofis (bei schwerwiegenden Problemen von Therapieprofis) einholen?

5.6.2 Abgrenzung zur Supervision

Im ähnlichen Umfeld agieren Supervisoren. **Supervision** ist eine Beratungsmethode bzw. eine Begleitung von Berufsangehörigen, die in ihrem Beruf psychischen Belastungen ausgesetzt sind. Ziel ist die Eigenreflexion und die Verbesserung des Arbeitsklimas. Supervision deckt die Ressourcen von Teams auf, reflektiert die bisherigen Handlungen und steigert die Motivation und Kreativität der Mitarbeiter. Die Methode kann bei Einzelpersonen bzw. in ganzen Teams oder Abteilungen zur Anwendung kommen. Der Supervisor kommt in der Regel von außen, gehört also nicht zum Team. Dieser „Blick von außen" ist

Tab. 5.3 Unterschiede Supervision – Coaching.

Supervision	Coaching
Externe Berater	Betriebsinterner oder externer Berater
Arbeitet primär mit Helferberufen	Arbeitet mit allen Berufsgruppen
Reflexion	Dient dem Aufbau beruflicher Kompetenzen und der Reflexion

ein wichtiges Unterscheidungsmerkmal zur Abgrenzung zu Coaching/Beratung. Zudem nutzt ein guter Coach selbst Supervision, quasi als Beratung für Berater. Weitere Unterschiede ➤ Tab. 5.3.

5.6.3 Einstellungen des Beraters und des Klienten

Professionelle Beratung begleitet den Klienten bei unlösbar erscheinenden Lebensfragen. Sie beinhaltet Unterstützungsleistungen. Das Ergebnis dieser Interaktion ist von gegenseitiger Offenheit geprägt. Beratung unterstützt den Klienten, um kritische und schwierige Situationen in seinem Leben zu integrieren oder zu bewältigen. Klienten, die in die Beratung kommen, haben in der Regel schon Versuche unternommen ihre Problemsituation bzw. ihr Wissensdefizit selbst zu bewältigen. Beim Klienten ist der Wille, Rat zu suchen und die oft bestehende Hürde, diesen anzunehmen nicht nur Voraussetzung, sondern zugleich oftmals die größte Leistung des Ratsuchenden. Einige grundlegende Gedanken und Haltungen verdeutlichen die Denkweise der Beratungspraxis:

- Die Zukunft ist durch mein Handeln planbar und beeinflussbar. Menschen, die den Verlauf ihres Lebens als vom Schicksal höherer Mächte bestimmt verstehen, benötigen laut Koch-Straube keine Beratung, sondern eher Beistand, um das Unabänderliche zu ertragen
- Krankheit ist nicht Defizit, sondern menschliche Erfahrung. Somit können Krankheiten auch nützliches Geschehen sein. Sie gehören als Teil des individuellen Lebensprozesses dazu und bleiben in der Verantwortung des Klienten. Dabei ist das Beratungsziel nicht das Zurücknehmen und Ungeschehenmachen einer Erkrankung, sondern die Integration in das Leben. Diese Miteinbeziehung wird durch weitere flankierende Maßnahmen der Ressourcenstärkung erreicht:
  – Orientierung am Wohlbefinden des Klienten, weniger an der Bedürfnisbefriedigung (z.B. sauber, satt usw.)
  – Gute Berater aus Pflegeberufen verstehen sich als Bewusstseinsförderer und Moderatoren des Gesundheitsprozesses ihrer Klienten
  – Pflegende sind im pflegefachlichen Bereich Spezialisten. Die Klienten dagegen sind die Experten im eigenen sozial-geisteswissenschaftlichen Fokus. Sie kennen sich selbst am besten
  – Gerade bei den zunehmenden chronischen Erkrankungen geht es nicht um technische Beseitigung störender Symptome, sondern um die Bewältigung dieser Einschränkungen
  – Der Klient wird in seinem Entscheidungsprozess unterstützt.

Beraten lässt die Wahl

Entscheidend für eine Beratung ist die **Freiwilligkeit.** Der Klient kann das Angebot annehmen oder ausschlagen. Es ist seine freie Entscheidung. Der professionelle Berater manipuliert und beeinflusst diese Entscheidung nicht. Die Voraussetzung zum Treffen einer Wahl ist das Bewusstsein, eine Wahl zu haben.

Prozess der Beratung
1. Der Klient erlebt eine Situation subjektiv als Problem. Er weiß nicht, dass er alternative Entscheidungsmöglichkeiten hat.
2. Der Leidensdruck wird stärker. Der Klient verbalisiert seine Schwierigkeiten mit vertrauten Personen oder sucht Berater auf. Dieser Leidensdruck ist stark von der individuellen Situation des Klienten abhängig.

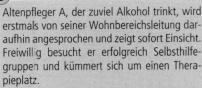

Altenpfleger A, der zuviel Alkohol trinkt, wird erstmals von seiner Wohnbereichsleitung daraufhin angesprochen und zeigt sofort Einsicht. Freiwillig besucht er erfolgreich Selbsthilfegruppen und kümmert sich um einen Therapieplatz.
Altenpfleger B zeigt auch nach etlichen Abmahnungen und mehrfachen Kündigungen keine Einsicht. Aufgrund finanzieller Probleme muss er gezwungenermaßen „Haus und Hof" verkaufen und sieht auch dann immer noch keine Notwendigkeit zur Beratung oder Therapie.

3. Inanspruchnahme einer Beratung mit Aufzeigen diverser Entscheidungsmöglichkeiten durch den Berater.
4. Der Klient trifft die für ihn beste Wahl.

5.6.4 Kompetenzen eines Beraters

Erinnern Sie sich bitte an zurückliegende, für Sie optimale Beratungen der Vergangenheit. Es spielt zunächst keine Rolle, ob es sich um eine Alltagsberatung (im Freundes- und Bekanntenkreis) oder um eine kollegiale professionelle Beratung im Beruf (z.B. Personalentwickler, Abteilungsleiter, Coach) handelte. Hauptsache, Sie empfanden die Beratung damals als gut!

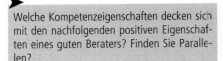

Welche Kompetenzeigenschaften decken sich mit den nachfolgenden positiven Eigenschaften eines guten Beraters? Finden Sie Parallelen?

Bezugskontakt anbahnen und halten (➤ 5.7)
Berater haben die Fähigkeit, sich in den anderen und dessen aktuelle Situation hineinzuversetzen und ein gutes Einvernehmen mit dem Gegenüber zu haben. Sie fragen sich „Wo ist das Türchen offen?" und „Was benötigt ‚mein Klient' jetzt und später?" Sie vollziehen die Sichtweisen des Klienten und die Bedeutung der Krankheit für den Klienten nach. Dazu gehört ein hohes Maß an zwischenmenschlichem Anspruch. Die Fachkompetenz kann relativ bequem über Fort- und Weiterbildungen „eingekauft" werden. Beim Aufbau von Sozialkompetenzen ist es schon etwas schwieriger – aber es geht!

Der aggressive Heimbewohner mit der infausten Prognose befindet sich nach (Kübler-Ross) in der Sterbephase des Zorns. Die fachkompetente Altenpflegerin zeigt Verständnis weil sie weiß, dass sie selbst nicht Zielobjekt dieser Aggressivität ist.

- **Ein professionelles Berufsverständnis entwickeln**

5.6 Das Selbstverständnis des Beraters – *Ein Coach für alle Fälle!?*

und sich dabei durch Selbstdisziplin ganz auf den Klienten gegenüber zentrieren.

Hier erwähne ich das bekannte Beispiel (vgl. Koch-Straube) vom Piloten eines Flugzeuges, der seinen Liebeskummer bei der Arbeit im Cockpit während seiner Arbeitszeit beherrscht und sich auf seine Tätigkeit (kon-)zentriert.

- **Vollständig zuhören und wahrnehmen können**
  Alle Wahrnehmungskanäle (➤ 1.5) des Beraters sind geöffnet
- **Optimale methodisch-didaktische Fähigkeiten**
  Berater übersetzen Sachverhalte aus der Fachsprache in eine dem Klienten verständliche Sprache. Somit vermitteln Berater zwischen wissenschaftlichen Erkenntnissen und deren Anwendungserfordernissen
- **Fachlicher Anspruch**
  Der Berater ist Experte in seinem Gebiet. Ein guter Berater ist mehr als ein Spezialist. Dieser besitzt „nur" hohe Fachkompetenz. Ein guter Berater erschließt sein Wissen dem Klienten mit Hilfe von ausgeprägter Sozial-, Methoden-, und Personalkompetenz
- **Echtheit/Unverfälschtheit**
  Das bedeutet in diesem Zusammenhang eine offene und ehrliche Haltung leben. Es stellt einen Balanceakt zwischen Selbstdisziplin und Echtheit dar.

Der Berater versteckt seine Gedanken und Gefühle nicht hinter einer Beratermaske, sondern zeigt mit seinem kongruenten (= echtem) Verhalten ein professionelles Berufsverständnis.

- **Persönlichen Einsatz für den Klienten zeigen**
  Der Klient fühlt, dass sich der Berater für ihn engagiert
- **Die Fähigkeit inkongruentes (= nicht echtes) Verhalten zu beobachten**
  Der Berater spiegelt die eigene Wahrnehmung dem Klienten zurück.

Der Berater zur Klientin: „Sie erzählen mir gerade, dass Sie entspannt sind, und ich sehe wie Ihre Hände zittern. Oder?"

- **Das „Ich" des Klienten wieder herstellen oder aufrichten**
  Während der Beratung steht die Persönlichkeit des Klienten im Mittelpunkt
- **Gleichberechtigung**
  Der Berater unterlässt es, seine Macht oder seine Wissenskompetenz einseitig in den Vordergrund zu stellen
- **Entscheidungsfreiheit und Verantwortung des Klienten respektieren**
  Der Klient hat die Verantwortung für die Gestaltung seines Lebens
- **Berater vermeiden Gleichgültigkeit**
  Also nicht: „Wenn Frau Schulze meine Beratung nicht möchte, kann sie mich mal gerne haben!"
- **Die Fähigkeit abzuschätzen, wann Beratung nicht sinnvoll ist**
  Z.B. in Notfallsituationen und bei fehlender Bereitschaft des Klienten usw.
- **Ein heilendes Klima schaffen**
  Krebspatienten wünschten sich (vgl. Fierdag) eine pflegekundige Versorgung anstatt einer pflegerischen Versorgung.

> **MERKE**
> **Pflegekundige Versorgung** beinhaltet:
> - Emotionale Erleichterung: Gespräche, Zuhören, Aufmuntern
> - Zugewandtheit: Respektieren, Selbstbestimmung, Beachtung, Mitgefühl
> - Zuverlässigkeit des Kontaktes und der Handlung.

- **Berater sind selbstreflektiv**
  Sie lernen, mit sich selbst *zu Rate zu gehen* und erforschen ihr eigenes Strickmuster:
  - Ihre biografischen Erfahrungen
  - Ihre persönliche Neigungen und Entwicklungstendenzen
  - Ihre individuellen Wahrnehmungsmuster und ihre Abwehrmechanismen
  - Ihre Kommunikations- und Konfliktbewältigungsstile
  - Ihre persönlichen Ängste
  - Ihre Werte und Ziele.

5.7 Bezugskontakt

Pflegenden haben aufgrund der räumlichen Nähe und häufigen Anwesenheit zumeist einen intensiven Kontakt zum Klienten. Dieser „Draht zueinander" lässt sich für einen möglichen Beratungserfolg sinnvoll nutzen.

Unter dem Begriff **Bezugskontakt** verstehe ich eine Art von „Harmonie auf allen Ebenen" zwischen den Gesprächspartnern. Bezugskontakt bedeutet, dass eine Verbindung zwischen den Beteiligten besteht. Ein besonderer Kontakt, der sich nicht nur auf den verbalen Austausch bezieht, sondern der auch die unbewussten und körpersprachlichen Wahrnehmungsbereiche betrifft. Eine solch gute Gesprächsatmosphäre entsteht häufig spontan. Je mehr Übereinstimmung zwischen den beteiligten Personen vorliegt, desto intensiver besteht Bezugskontakt. Denken Sie an Ihre gemeinsamen Vorlieben mit Ihrem Partner, im Freundeskreis oder mit Kollegen, die Sie besonders mögen. Hier entsteht dieser Bezugskontakt spontan, ungeplant und basiert auf Sympathie durch (lang) bestehende freundschaftliche oder partnerschaftliche Verbindungen.

Professionelle Berater stellen Bezugskontakt auch gegenüber fremden Personen sehr schnell her. Dazu setzen Sie das so genannte **Folgen** oder **Spiegeln** ein (➤ 5.7.1).

Interaktive Kompetenz

Pflege geschieht in der **Interaktion,** also durch wechselseitige Beeinflussung (📖 19) zwischen Patient und Pflegeperson. Dazu wird interaktive Kompetenz benötigt (vergl. Koch-Straube). Sobald sich Menschen begegnen startet diese Interaktion:
- Wie treten Sie in diesem Moment dem anderen gegenüber?
- Wie blicken Sie ihn an?
- Wie ist die Körperhaltung des Gegenüber?
- Mit welchen Worten eröffnen Sie das Gespräch?
- Hören Sie Dialekt oder akzentfreies Hochdeutsch Ihres Klienten?
- Sprechen Sie selbst Dialekt oder akzentfreies Hochdeutsch?
- Sprechen Sie langsam oder schnell?
- Äußern Sie sich einfühlsam oder sachlich-nüchtern oder ...?

Alle diese Informationen werden sowohl vom Unbewussten Ihres Klienten also auch von Ihrem Unbewussten aufgenommen. Innerhalb der ersten Sekunden wird über eine gewisse Zu- oder Abneigung gegenüber der Person entschieden: Mag ich mein Gegenüber oder mag ich es nicht?

In diesem Zusammenhang soll die Dominanz der Sprache kritisch analysiert werden. Die Verhältnisse zwischen Menschen sind gar nicht so sehr von den verbalen Fähigkeiten getragen:

Bedeutung von Körpersprache, Mimik und Gestik

Untersuchungen von Mehrabian belegen, dass die Wirkung von Kommunikation auf 3 Faktoren beruht. Wenn Personen mit anderen kommunizieren, wirken diese einzelnen Faktoren prozentual unterschiedlich (➤ Tab. 5.4).

Wenn Körpersprache und Stimmmodulation übereinstimmen, kommt es gar nicht mehr so sehr auf die Worte an. Eine schöne Anekdote, die die ➤ Tab. 5.4 zugleich illustriert, stammt vom amerikanischen Autor Mark Twain:

Zu seinen Ehren wurde für 19:00 Uhr ein festlicher Empfang mit anschließender Party gegeben. Die ältere Gastgeberin wartete mit Ihren Gästen bis nach 20:00 Uhr vergebens auf Mister Twain. Ihre Verärgerung über seine Unpünktlichkeit steigerte sich von Minute zu Minute. Dann erschien der Schriftsteller mit einer entschuldigenden Körperhaltung sowie passender Mimik und Gestik, schüttelte der Gastgeberin die Hand und sagte: „Entschuldigen Sie bitte vielmals, aber ich habe eben noch meiner alten Tante den Hals umgedreht und sie dann im Garten verscharrt." Die Antwort der Veranstalterin lautete: „Wie schön, dass Sie dennoch gekommen sind."

Körpersprache hat in den meisten Fällen der beruflichen Begegnung nichts mit dirketen Berührungen zu tun! Aber gerade unsere Berufsgruppe, hat viel häufigeren Körperkontakt mit Patienten als andere.

Folgerungen

Beachten Sie die körperlichen Dimensionen der Interaktion. Allein schon das Berühren eines Patienten, beispielsweise beim Mobilisieren, kann Gefühle des Erschreckens über die Berührung durch einen fremden Menschen oder auch zärtliche und sehnsüchtige Emotionen hervorrufen. Alle Erinnerungen der Person werden im Körper abgespeichert. Durch pflegerische Berührungen im Berufsalltag werden diese unbewusst reaktiviert. Ergänzende Hinweise und „Berührungskonzepte" vermittelt beispielsweise die Basale Stimulation©.

Bedeutung der Emotionen

Verbalisieren von Gefühlen

Hohe Priorität hat das Verbalisieren (Versprachlichen) der Gefühle zwischen Klient und Berater. Spiegeln Sie Ihrem Gegenüber das zurück, was Sie wahrnehmen. Auch wenn wir die Emotion des anderen gar nicht so genau treffen, die Tatsache, dass wir unsere eigene Gefühlswahrnehmung verbalisieren, führt zu einem interessanten Widerspruch

Tab. 5.4 Wirkung Kommunikation.

Anteil	Faktoren
7 %	Inhalt
38 %	Stimmlage
55 %	Körperhaltung, Gestik, Augenkontakt

- Gefühle sind spontane Empfindungen, die unserem Willen nicht unterliegen
- Wir können nicht mit Hilfe unseres Willens Gefühle produzieren.

Unsinnige Gefühlssteuerungen
- Ich will jetzt sofort glücklich, zornig, liebevoll oder enttäuscht sein
- Ich will jetzt einschlafen und zur Ruhe kommen.

Sobald ein Mensch ein (negatives) Gefühl bewusst erlebt, weil er vom Gegenüber daraufhin angesprochen wird, reduziert sich die Intensität des Gefühls: „Du bist jetzt sicherlich sehr enttäuscht." Wenn Sie sich Ihr momentanes Gefühl bewusst machen, verliert das Gefühl der Enttäuschung die Macht über Ihr Denken und neue Wege eröffnen sich.

TIPP
Diesen Widerspruch bei Aufregung vor dem Examen nutzen:
Wenn ich mir bewusst vornehme, aufgeregt zu sein, und anfangen möchte zu zittern, werden stattdessen eher Ruhe und Entspannung auftreten.

Viele Menschen haben ein großes Bedürfnis nach emotionaler Verankerung in einer gewohnten Umgebung. Eine pflegerische Aufklärung vor der OP mit reinen Sachinformationen helfen manchem Patienten nicht, die Angst vor der OP zu überwinden. Aber dafür extra eine Therapiestunde bei einem Psychologen zu buchen, könnte wahrscheinlich unnötig sein. In diesen Situationen sprechen Klienten ihre Gefühle nur selten an. Gute Beobachter entdecken beim Gegenüber dann:

- Auffälligkeiten im Bereich der Körpersprache
- Eine veränderte Sprechweise
- Vermeintliche Nachdenklichkeit des Klienten
- Ein Wegschauen oder auch nur Schweigen.

Bedenken Sie bitte, dass der Klient im Gespräch Ihren weiteren Ausführungen nicht folgen wird. Ihn beschäftigt gerade mental ein Gedanke, der ihm wichtiger ist als das, was Sie ihm im Moment mitteilen möchten.

TIPP
Sprechen Sie Ihre Wahrnehmung an. Fragen Sie nach, etwa: „Ich sehe, dass Sie mit den Augen abschweifen. Welche Überlegung beschäftigt Sie?" Stellen Sie logische Verständnisfragen um zu kontrollieren, dass Ihr Klient Ihnen in Ihren Ausführungen folgt und Sie versteht.

Aus diesem Grunde verfehlen standardisierte Formen von Patienten- und Angehörigenschulungen bei unsensiblen Schulungsleitern oder zu großen Teilnehmerzahlen manchmal ihre Wirkung. Die Klienten sind oft so unterschiedlich und ihre Erkrankungen wirken äußerst differenziert auf ihr Leben ein, dass die angebotenen und wichtigen Informationen in solchen Fällen eher oberflächlich aufgenommen werden. Ein Lernen durch Einsicht ist nicht sehr wahrscheinlich. Hier ist individuelle Beratung indiziert.

Kein Druck – viel Sympathie
Beratungen, aber auch Anleitungen oder Unterricht mit erhobenem Zeigefinger, welche gezielt Ängste vor einer möglichen Wiedererkrankung oder Verschlechterung

wecken, haben keine dauerhafte Wirkung. Klienten tun sich in solchen Fällen oft schwer, sich von lieb gewordenen Gewohnheiten zu verabschieden. Wenn es anders wäre, hätten alle Raucher aufgrund der Warnhinweise ihre Sucht aufgegeben!

Zwischen Klient und Personal spielt die Gefühlsebene eine wichtige Rolle. Der Pflegeempfänger wird Ihnen kaum aufmerksam zuhören, wenn er Sie nicht sympathisch findet. All Ihre Argumente, Hinweise oder Ihr pflegerisches Fachwissen werden ihn nicht beeindrucken, wenn er Sie als Person ablehnt.

> Versuchen Sie sich bitte einmal in die Lage einer Bewohnerin zu versetzen, die den Altenpfleger bislang als einen unfreundlichen und unsensiblen Menschen erlebte. Dieser Pfleger soll nun eine einfühlsame Beratung zur Bewältigung von Inkontinenzproblemen vornehmen.

Seymour/O'Conner berichten von Gregory Bateson und seinen Erfahrungen im Umgang mit Delphinen: *„Er arbeitete mit den Trainern zusammen, die Delphinen beibrachten, als Publikumsattraktionen Kunststücke auszuführen. Der Prozess begann mit einem untrainierten Delphin. Sobald der Delphin am ersten Tag etwas Ungewöhnliches machte, zum Beispiel sprang er aus dem Wasser hoch, pfiff der Trainer auf einer Pfeife und warf dem Delphin einen Fisch zu. Jedes Mal, wenn der Delphin sich nun so verhielt, pfiff der Trainer und belohnte ihn mit einem Fisch. (…) Innerhalb der Trainingswochen sah Bateson, dass der Trainer dem Delphin außerhalb der Trainingssituation „unverdiente" Fische zuwarf. Bateson war neugierig und fragte, warum. Der Trainer antwortete: „Ach das. Das dient natürlich dazu, mit dem Delphin ein freundschaftliches Verhältnis zu bewahren. Denn wenn ich mit ihm keine gute Beziehung habe, wird er sich nicht im Geringsten darum scheren, etwas zu lernen."* (📖 23)

5.7.1 Angleichen/Spiegeln

Stellen Sie sich zu Beginn mit Ihrem Namen vor und verweisen Sie Klienten mit einer Sehschwäche bei Bedarf auf Ihr Namensschild. Sprechen Sie auch Ihr Gegenüber häufig mit dem Namen an. Menschen hören gerne ihren Namen. Die Wirkung beim Gesprächspartner: „Der andere hat meinen Namen wahrgenommen – also hat er auch mich wahrgenommen!"

Das Ritual der Begrüßung und Verabschiedung mit Handschlag sollte *trotz aller hygienischen Gegenargumente* eingehalten werden. *Dafür gibt es genügend Desinfektionsmittelspender.* Während dieser ersten Sekunden des Kontakts beginnen Sie bereits mit dem Instrument des Spiegelns. Die Vorstellung jemandem zu „folgen" oder „mitzugehen" ist bekannt. Bildhaft stellen wir uns hier die Personen A und B vor. Wenn einer der beiden permanent hundert Meter weit vorausgeht – oder mit anderen Augen gesehen – hundert Meter weit zurückbleibt, ist ein Gespräch unmöglich. Das **Angleichen** oder auch **Spiegeln** genannt holt den Klienten dort ab, wo er im Augenblick steht. Angleichen versucht sich auf die mentale Landkarte (➤ 5.7.4) einzustellen (Funktion der Spiegelneuronen). Es geht darum, den anderen zu erreichen, quasi „seine Nummer zu wählen". Solch ein Verständnis von Angleichung begegnet auch Fremden gegenüber

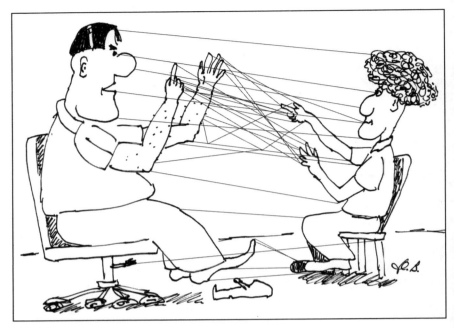

Abb. 5.4

mit Wertschätzung und respektiert deren Entscheidung. Aus diesem Grunde „nähern" sich erfolgreiche Kommunikatoren zunächst erst einmal ihrem Gesprächspartner an.

Karl-Heinz beginnt falsch, indem er im Beratungsgespräch mit Franz sofort mit der Vermittlung des Fachwissens startet. Franz versteht ihn nicht und „schaltet ab" (➤ Abb. 5.4).

Das Kennzeichen jeder guten Kommunikation ist die gute Verbindung zwischen den Teilnehmern unabhängig davon, ob es zwei oder mehrere Personen sind. Visualisiert stellen Sie sich dazu bitte bildhafte Fäden zwischen den Gesprächspartnern vor.

➤ Betrachten Sie auf einem Videoband oder einer DVD die Aufzeichnung eines guten Gesprächs. Gerne können Sie bei diesem Experiment auch aufgezeichnete Anleitungs- oder Beratungssituationen analysieren. Achten Sie zunächst ausschließlich auf Körpersprache, Mimik und Gestik. Stellen Sie dazu den Ton ab. Danach schalten Sie bitte die Funktion „schneller Bildvorlauf oder Rücklauf" wiederholt ein. Beobachten Sie den Bezugskontakt und das Angleichen zwischen den Teilnehmern.

Häufig *diagnostizieren* Sie schon *makroskopisch* bestehende Verbindungen untereinander. Ulli befolgt dieses bei seinem Beratungsgespräch mit Petra und steckt sie mit seiner Begeisterung für das Thema an (➤ Abb. 5.5).

5.7 Bezugskontakt

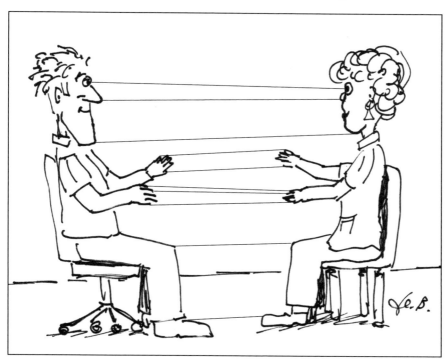

Abb. 5.5

Die Gesprächspartner sind wie durch unsichtbare Marionettenfäden miteinander verbunden:
- Alle sitzen oder stehen
- Ähnliche Mimik der gesamten Teilnehmer: ernste oder fröhliche Runde
- Ein Teilnehmer lacht – anschließend lachen die anderen
- Einer setzt sich im Stuhl weiter nach vorn – der andere beugt sich ähnlich nach vorn usw.

Bei einer zweiten Analyse des Gesprächs schalten Sie bitte den Ton ein und schulen Ihre auditive Wahrnehmung.

- Beachten Sie gleiche Redensarten oder Floskeln
- Welcher der Teilnehmer spricht Dialekt?
- Gibt es Übereinstimmungen im Sprechtempo?
- Beachten Sie bitte Parallelen in der Atemfrequenz.

Bedenken Sie bitte trotzdem, dass Synergie-Effekte auch gerade dann entstehen, wenn man die Andersartigkeit des Partners schätzen und respektieren kann, gemäß dem Sprichwort „Gegensätze ziehen sich an". Beim Thema Bezugskontakt wissen erfolgreiche Kommunikatoren aber auch: Gleicher Geschmack verbindet. Versuchen Sie herauszubekommen: „Wo ist der kleins-

te gemeinsame Nenner zwischen uns?" Angleichen und Spiegeln funktioniert:
- Bei Einzelpersonen: die mit „sich selbst stimmig" oder „im Reinen" sind
- Im Dialog: wenn eine Verbindung zwischen zwei Menschen besteht
- In der Gruppe: bei Gruppenanleitungen, -beratungen, -unterricht
- In der Masse: überschwappende Stimmungen: Laola-Wellen im Stadion von mehreren zehntausend Fans, beim Musikkonzert, beim Kirchentag usw.

MERKE
Je stärker die Angleichung, desto unkritischer übernimmt das Individuum die Vorgaben der Masse. Negativbeispiele: Aufmärsche der NSDAP, Veranstaltungen von Sekten, Massenhysterie usw.

Nun aber wieder zurück zu den kleineren Personenansammlungen, wie Beratungsgespräche und Anleitungen.

Umsetzung Angleichung und Spiegeln
Wer einen guten Draht zum anderen aufbauen möchte, *schwingt* sich zunächst auf die Wellenlänge des anderen. Er begibt sich in die aktuelle Welt seines Schülers, Patienten, Bewohners oder deren Bezugspersonen. Dadurch gelangen die Beteiligten *„in Gleichschritt"*. Gleichen Sie darum bitte die Körpersprache ab.

- Schülerin Petra sitzt gerade, mit aufrechtem Rücken ...
Pfleger Ulli übernimmt „Angleichung" und sitzt in ähnlicher Weise
- Schüler Franz „hängt" sehr locker auf seinem Stuhl ...
Pfleger Ulli übernimmt „Angleichung" und „hängt" zunächst in ähnlicher Weise.

Dabei kommt es immer auf die einzelne Situation an. Ein Berater, dessen Verhalten eher etwas formell wirkt, sollte sich selbst nicht verleugnen, indem er sich nun in „Schülermanier" *in den Sessel räkelt* – trotzdem passt sich ein guter „formeller" Berater oder Anleiter flexibel den Verhaltensweisen des Schülers an. Er gleicht sich sogar ganz bewusst an, um sich in die Welt des Schülers zu begeben und den „Draht" herzustellen. Holen Sie Ihren Gesprächspartner da ab, wo er steht. Was ist für ihn im Moment wichtig? Was am wichtigsten?

Je nach Situation starten Sie mit ganz allgemeinen Dingen. Wenn das Thema und die Gegebenheiten es zulassen, ist z.B. gegen einen humoristischen Start nichts einzuwenden. Ein Scherz oder eine witzige Bemerkung lockern auf.

Ein Mandant geht mit seinem Anwalt dessen Rechnung für seine Leistungen durch: „Nichts gegen die Spesenkosten für das Mittagessen. Aber hier steht: Beratung beim Arbeitsessen: 45,00 €. Was soll ich da bezahlen?" Der Anwalt erwidert: „Erinnern Sie sich nicht mehr? Ich habe Ihnen doch zur Forelle einen trockenen Weißwein empfohlen!"

Bei einem ernsten Ausdruck des Klienten verhalten Sie sich ähnlich und vermeiden zunächst einen fröhlichen Gesichtsausdruck.

Finden Sie Gemeinsamkeiten heraus. Professionelle Berater und gute Kommunikatoren stellen einen solchen „Draht" während der Gesprächsanbahnung **strategisch** her. Gemeinsamer Nenner aller guten Gespräche ist interessanterweise Folgendes: Der Klient bemerkt dieses *strategische* Anbahnen nicht. Gute Kommunikatoren übernehmen die „Angleichung" regelrecht intuitiv, d.h., sie planen es im Gesprächsalltag gar nicht mehr bewusst. Gute Berater erzählen von Gemeinsamkeiten mit dem Klienten bzw. fragen danach.

- „Sie wohnen auch in ... (Wohnort, Stadtteil)?"
- Sprechen von gemeinsamen Bekannten
- Betonen das gleiche Alter
- Ähnliche:
  - Hobbys
  - Erfahrungen
  - Weltanschauungen
  - *Automarken* usw.

Wenn dieser „Small Talk" spontan und kongruent (übereinstimmend, stimmig) auf den Klienten wirkt, erzeugt er Vertrauen und Sympathie. Dies hat nichts mit Selbstverleugnung zu tun; darum geht es nicht. Der Berater oder Anleiter hat ein echtes Interesse an der Lebenswelt seines Gegenübers und möchte einen guten Bezugskontakt bewirken. Wenn Klient A bemerkt, dass Berater B genauso ist, wie er selbst, besteht Bezugskontakt und beim Klienten steigt die Bereitschaft zuzuhören.

Erst bereitet der Gesprächsführer eine gute Basis durch „Harmonie auf allen Ebenen" (Bezugskontakt) – danach beginnt er mit dem eigentlichen Zweck des Beratungs-, Anleitungs-, Beurteilungs- oder Kritikgespräches. Denn andernfalls fallen Sie sofort mit der Tür ins Haus!

- Karl-Heinz im geplanten Beratungsgespräch
  „Also ich fang jetzt mal an: Es gibt verschiedene Möglichkeiten, wie sie nach der Entlassung gepflegt werden können: Erstens ..."

- Ulli im geplanten Beratungsgespräch
  „Schön, dass unser Termin heute stattfindet. Wie war die Anfahrt für Sie und Ihre Angehörigen? ... Ich komme wie Sie morgens mit dem Auto aus der gleichen Richtung ... Haben Sie um diese Uhrzeit noch einen Parkplatz gefunden? ... Erzählen Sie mir doch bitte wie..."

Am Beispiel des Telefonierens möchte ich den Zusammenhang noch einmal verdeutlichen: Sie möchten mit einer fernen Person telefonieren. Anstatt sofort nach dem Abnehmen des Hörers zu sprechen, wählen Sie vorher zunächst die Nummer des anderen. Dann erst, wenn die Verbindung steht, beginnt der eigentliche Austausch.

Dafür spielt die vom Individuum wahrgenommene Übereinstimmung eine wichtigere Rolle als die tatsächliche Übereinstimmung. Untersuchungen belegten beispielsweise in den 1990er Jahren, dass Piercingschmuck eher vom Pflegepersonal abgelehnt wird als von den älteren Patienten.

Kalibrieren

Manche Menschen favorisieren einseitig einen bestimmten Wahrnehmungskanal. In Kapitel 1 nutzten wir dieses Phänomen zur Kategorisierung der Lerntypen. Daran knüpfen wir nun an und versuchen die bevorzugten Kanäle des Klienten zu kalibrieren. Vielleicht kennen Sie den Fachbegriff **Kalibrieren** aus dem Bereich des Monitoring auf einer Intensivstation. Dort werden Alarmober- und Untergrenzen kalibriert (= geeicht, justiert oder eingestellt). Stellen Sie sich daher bitte auf die Wortwahl Ihres Gegenübers ein. Achten Sie auf sein(e):
- Ausdrucksweise
- Sprechtempo

- Atempausen
- Dialekte/Mundart
- Wortwahl, Lautstärke, Sprechgeschwindigkeit.

Wenn Menschen sich neu kennen lernen, z.b. wenn A, B kennen lernt, gelingt eine gute Kontaktaufnahme vor allem dann, wenn A bemerkt: „B ist ja genauso wie ich." Parallelen, gemeinsame Einstellungen, Verhaltensweisen und Anschauungen intensivieren diesen „Draht zueinander".

Gerade bei schwerkranken Patienten oder Bewohnern beginnen Sie das Gespräch mit einigen Fragen, die eindeutig mit „Ja" oder „Nein" beantwortet werden können. Dieses vereinfacht den Aufbau von Bezugskontakt. Menschen benutzen häufig generalisierende Aussagen. ➤ Tabelle 5.5 zeigt Möglichkeiten, die Aussagen von Klienten zu konkretisieren. Durch eindeutige Fragestellungen werden generalisierte Aussagen enger fokussiert (auf einen Punkt ausgerichtet).

Bringen Sie Ihren Klienten in eine freundliche Stimmung, indem Sie sich selbst körperlich aufrichten, lächeln, langsamer und deutlicher sprechen. Wählen

Tab. 5.5 Generalisierungen des Klienten beim Erfragen des Wissensstandes.

Generalisierung	Konkretisierung
Ich weiß alles zum Thema!	Was wissen Sie genau?
Ich kann das!	Wie verhalten Sie sich bei …?
Ich habe noch nie etwas davon gehört!	Wann haben Sie das schon gemacht?
Ich weiß nicht, was ich machen soll!	Welche Parallelen gibt es zu Themen, die Sie bereits können?
Niemand erklärt mir das!	Woran liegt es, dass Sie es (nicht) wissen?

Sie verständliche Worte … „*Halt, Stopp, wir befinden uns damit bereits beim Instrument des „Führens"*!

Bedeutung von Menschlichkeit und Wohlwollen

Das gastfreundliche Verhalten, eine positive Ausstrahlung – kurzum, wirklich praktizierte Nächstenliebe – gelten als wichtige menschliche Qualitäten. Sie werden mit „Menschlichkeit" umschrieben. Das gute Grundgefühl überträgt sich leicht auf den Partner und ist im positiven Maße *infektiös*. „Wie man in den Wald hineinruft, so schallt es heraus", ist die dafür sprichwörtliche Aussage.

MERKE
Wer kein freundliches Gesicht machen kann oder will, ist für den Klientenkontakt in Pflege-, Arzt- und ähnlichen Berufen nicht geeignet.

Wertschätzen Sie die einzigartige Lebensrealität Ihres Klienten. Ähnlich wie demente Pflegeempfänger von Pflegeprofis validiert werden, validieren Berater ihre Klienten.

Nehmen Sie den Klienten so an, wie er ist. Sie haben nicht die Macht und auch nicht die Fähigkeiten ihn zu verändern. Maximal „stoßen" Sie bei ihm etwas an – der Klient allein entscheidet, ob er Ihre Interventionen annimmt. Er soll damit in seinem Leben zurechtkommen. Er muss es aber nicht!

5.7.2 Führen

Wenn die Voraussetzungen durch eine gute Angleichung geschaffen sind, kommen Sie jetzt als Anleiter oder Berater zum Zu-

5.7 Bezugskontakt

ge. Ab jetzt führen Sie das Gespräch. Erst wenn Gleichschritt und Übereinstimmung bestehen, beginnen Sie mit der eigentlichen Beratung oder Anleitung. Dadurch führen Sie den Klienten zu einem Ziel (z.B. zu einem Anleitungsziel) oder bringen ihn in Kontakt mit seinen Ressourcen bzw. zu einem Ergebnis (der Klient trifft nach der Beratung seine Wahl). Durch „geführtes Mitgehen" begleiten Sie den Klienten vom Problem- in den Zielzustand. Sie haben sich vorher gut vorbereitet und kennen die Inhalte. Nun wird sich Ihr Klient in seinem Gesprächsverhalten unbewusst anpassen und sich inhaltlich „auf Ihre Wellenlänge" begeben. Ab diesem Moment bestehen beste Voraussetzungen für den Beratungs- oder Anleitungserfolg. Die Pflegepraxis beweist, dass sich aus einer eventuell (von Seiten des Klienten) ernsten und angespannten Ausgangslage nun aufgrund Ihrer freundlichen und lockeren Art auch im körpersprachlichen Ausdruck des Klienten einiges verändert. Unbewusst passen sich die Gesprächspartner an.

Bereits seit 1996 vermittle ich dieses Prinzip in der Grundausbildung. Schüler sollen zum Start der Patientenberatung die Körperhaltung, die Atemfrequenz und die allgemeine Stimmung (ernst, heiter etc.) spiegeln. Sie lernen damit die Zusammenhänge von „Angleichung und Führung" und trainieren ihre Fähigkeiten während der Ausbildungszeit unter Anleitung der Praxisanleiter und Pflegelehrer.

Patient C sitzt zusammengesunken, tachypnöisch im Bett, spricht leise und wirkt ernst. Schüler Franz steigt in das „Angleichen" ein, indem er ähnlich zusammengesunken sitzt und etwas schneller atmet.

Die Schüler kalibrieren dabei permanent die Verhaltensweisen ihres Klienten. Zugleich versuchen sie baldmöglichst diese in einen besseren Zustand zu begleiten. Sobald eine gute Verbindung besteht, haben die Schüler den Auftrag, vorsichtig in das „Führen" zu wechseln.

Schüler Franz setzt sich im vorigen Fallbeispiel behutsam etwas gerader auf den Stuhl, lächelt vermehrt, spricht jetzt auch langsamer, atmet tiefer ein.

In solchen Momenten stellen Beobachter wiederholt fest, dass sich die Patienten unbewusst anpassen, also ab diesem Moment ähnlich tief durchatmen, ruhiger werden, ihre Mimik verändern usw. Ein Schwerpunkt dieses Unterrichts ist das Erlernen und Einschätzen des Einsatzes dieses hochwirksamen und wertvollen Interaktionsinstrumentes.

MERKE
Keinesfalls darf der Schüler den Patienten in seinen symptomatischen Verhaltensweisen „platt imitieren". Stattdessen nähert er sich behutsam und einfühlsam an.

Beobachten Sie im Familienkreis, Berufsalltag oder in Fernsehsendungen förderliche Gespräche. Fast immer **sehen und hören** Sie ähnliche Vorgehensweisen. Nach der allgemeinen Einleitung stimmt sich der Gesprächsführer zuerst auf seinen Partner ein. Erfolgreiche Gesprächsführer machen dabei vieles rein intuitiv und unbewusst.

> Betrachten Sie sich Gesprächsaufzeichnungen auf dem Bildschirm, in denen klar ein Gesprächsführer zu erkennen ist. Nutzen Sie erneut die Funktionen des „schnellen Bildvorlaufes" und des abgeschalteten Tons. Achten Sie auf Körpersprache, Mimik und Gestik, kurzum: auf die „unsichtbaren Fäden".
> In einem zweiten Durchgang analysieren Sie die Worte, die dem Gesprächsführer das „Führen" ermöglicht haben.

Ein wichtiger Grundsatz dazu: Der Fragende führt. Denn der Gefragte wird immer nur auf das reagieren, was der Fragende gerade aktiviert hat. Für viele Menschen ist jede Frage eine attraktive Einladung, um ihre Gedanken und Vorstellungen nach außen zu projizieren. Einige Bewohner und Patienten sprechen *gerne* von ihrer Krankheit oder Pflegebedürftigkeit. Durch Ihre Fragen verstärken Sie dadurch beim Klienten sein Interesse an der Beratung oder Anleitung, sein Selbstwertgefühl und seine Aufmerksamkeit. Das Gehirn erhält durch jede Frage einen hypnotischen Suchbefehl, der unmittelbar anschließend beantwortet werden wird. Dadurch erhalten Sie mehr Informationen zum Kalibrieren um schließlich leichter die späteren Reaktionen Ihres Klienten vorherzusagen.

Integration von Ressourcen und positiven Zielen

Fragt der Berater nach Symptomen und Beschwerden (negativ), sucht der Klient in den Erinnerungen danach und wird beim Auftauchen der Gedanken entsprechend in einen negativen Zustand gelangen. Fragt der Berater nach vorhandenen Ressourcen ...

> „Wie haben Sie beim letzten mal die Krise überwunden? Welche Ihrer Fähigkeiten haben Sie dabei benutzt?"

... führt der Berater den Klienten in einen positiven Zustand.

MERKE
Je mehr Informationen ich erfrage, desto besser kann ich mich auf den anderen einlassen.

Reagiert der Klient körpersprachlich mit Abwendung oder Abwehr, verlangt meine Führung eine flexible Reaktion um den Bezugskontakt zu halten. Orientieren und lernen Sie am geeigneten Modell. Beobachten Sie erfolgreiche Berater, Anleiter, Lehrer etc. Wie schaffen diese den Aufbau eines guten Bezugskontaktes nach nur wenigen Sekunden, wo andere dazu ein Mehrfaches an Zeit benötigen? Worin liegt der Unterschied? „Kaizen" Sie Ihr Verhalten auf dem Weg zum Gesprächsexperten: „Wie eigne ich mir das erfolgreiche Verhalten der guten Profis an? *Denn wenn die es schaffen, kann ich das vielleicht irgendwann auch!*"

5.7.3 Bewusst und unbewusst

Bereits die ersten Sekunden im Kontakt mit einem neuen Menschen entscheiden, inwieweit mir mein Gegenüber sympathisch oder weniger sympathisch sein wird. Die Gründe liegen weniger auf der rationalen Ebene. Diesen Bereich dominiert die linke Gehirnhälfte, die in Fakten und Details denkt. Häufig fällt es schwer, intuitive und subjektive Entscheidungen rational zu begründen. Warum? Unser Unbewusstes mit Sitz in der rechten Gehirnhälfte wird zum *Zünglein an der Waage*. Es ist Menschen nicht unmittelbar zugänglich, aber es registriert alles: den Tonfall, mit denen Ihr Gegenüber zu Ihnen spricht, die Körperhaltung, die Gestik, vermutete positive oder negative Absichten, das vermeintliche „Funkeln" in den Augen – alles. Unser Unbewusstes steuert Gefühle und Handlungen und zeigt sich manchmal spontan in Worten (Freud'scher Versprecher) und in Träumen. Wenn Sie sich konkret im Selbstdialog fragen, warum Sie etwas intuitiv mögen oder ablehnen, kann das Bewusstsein die Antwort oftmals nicht nachvollziehen oder begründen: „Es war so ein Gefühl ...", sagen Sie dann nachdenklich zu sich selbst.

Ausnahmen: Langjährige erfolgreiche Berater berichten, dass ihnen zu Beginn des Beratungsprozesses ein Klient möglicherweise spontan unsympathisch gewesen ist. Sobald sie sich dann aber auf ihr Gegenüber einstellten und den anderen angenommen haben, so wie er ist, entwickelte sich in vielen Fällen ein Verstehen für die Denkweise (die „mentale Landkarte" (➤ 5.7.4) des anderen. Aus der anfänglichen Antipathie wurde Sympathie.

Von Beratungsexperten lernen

Pflegeexperten und erfahrene Pflegende, die mehrere Jahre in der gleichen Fachdisziplin gearbeitet haben, sind nicht mehr allein auf Richtlinien und Standards angewiesen. Ihre Fähigkeiten basieren weniger auf faktischem „linkshirnigem Denken", sondern auf intuitiver Vorgehensweise unter Einbeziehung ihrer Gefühle und inneren Bilder.

Das Wesen jeglichen Expertentums ist es, dass diese Spezialität nur einen Teilbereich des gesamten Gebietes abdeckt. Kein Pflegeexperte kennt sich in allen Facetten des Handlungsfeldes „Pflege" aus. *Unter Umständen muss der Experte hier wieder einen weiteren Spezialisten zu Rate ziehen.*

Pflegeexperten berichten, dass ihrem Handeln nicht immer eine gründliche Analyse vorausgeht. Stattdessen berichten sie von der Fähigkeit die Situationen subjektiv und spontan „atmosphärisch" zu erfassen. Wenn Sie selbst die Chance haben mit solchen Pflegekollegen zu arbeiten, so versuchen Sie doch im Anschluss an eine solche Situation, die intuitiv richtige Vorgehensweise des Pflegexperten zu ermitteln. Geeignete Fragen könnten sein:
- „Erzählen Sie mir doch bitte, wie Sie das eben gemacht haben"
- „Wie haben Sie so schnell den richtigen Riecher entwickelt?"
- „Worauf beruhen Ihre Überlegungen und Erfahrungen?" usw.

Ziel hierbei ist wieder das „Kaizen" (➤ 1.8.3), also das ständige Verbessern Ihrer Verhaltensweisen, um neue bessere Handlungsmöglichkeiten zu lernen. Machen Sie sich auch kleinste Erfolge bewusst! Es spricht vieles dafür, dass Intuition gelernt werden kann.

Selbst Mediziner sind häufig verwundert, wenn sie das Know-how der Pflegeexperten kennen lernen. Sorgen Sie dafür, dass es nicht nur in Ihrer Einrichtung publik gemacht wird. In der Cafeteria einer Klinik wird von den bedeutsamen Operationserfolgen des Chefarztes gesprochen – von dem wiederholt „richtigen Riecher" der Pflegeexpertin sprechen wenige.

Ursächlich für den Mangel an Anerkennung, unter dem Pflegeberufe leiden, ist

u. a. auch die unzureichende Öffentlichkeitsarbeit und fehlendes Marketing der Pflegenden. Dieser eindrucksvolle Bereich der Fähigkeiten von Pflegeexperten wird zu wenig „ins Rampenlicht gestellt" und wurde bis zur Veröffentlichung von Patricia Benner (➤ 1.11) kaum wissenschaftlich erforscht. Leider steigen viele gute Pflegende schon kurze Zeit nach dem Examen wieder aus, ohne jemals die Stufe des Erfahrenen oder mehr erreicht zu haben.

5.7.4 Mentale Landkarten

Jeder Mensch erschafft sich im Verlauf seines Lebens eine *eigene Landkarte von der Welt*. Dort ist sein gesamter Schatz an Lebenserfahrungen neurologisch verankert. Weil wir uns an diesen vorhandenen Maßstäben und Mustern orientieren, können wir unsere Entscheidungen viel schneller treffen. Auf dieser **mentalen Landkarte** sind viele Dinge klar in den Mittelpunkt gerückt und andere überhaupt nicht verzeichnet. Das Fatale ist, dass die meisten Menschen glauben, ihr persönliches Modell der Welt sei die Realität.

Jeder Mensch nimmt die Welt mit seinen Sinnen individuell wahr und macht sich dadurch SEIN Bild von der Welt. Dabei filtern eigene Einstellungen und Erfahrungen diese „objektive" Sichtweise, z.B. „Die Gesundheitspolitik von Partei xy ist besser/schlechter als ..." oder „Gute Pflege heißt für mich immer ..." Diese Meinung speichert der Mensch in seinem Kopf ab. Obwohl Person A und Person B im Konfliktfall unter Umständen das gleiche sehen, interpretieren sie es für sich unterschiedlich. Gegenseitig beteuern sie: „Aber Du musst doch einsehen, dass ...".

Unsere Wahrnehmung ist immer selektiv, d.h., wir wählen aus, was wir wahrnehmen wollen. So genannte Wahrnehmungsfilter führen wie speicherresistente Programme zu Tendenzen. Dabei gibt es reichlich verschiedene Filter, z.B.:

- **Physikalisch-biologische Filter**
  Menschen können keinen Ultraschall hören, dafür Farben sehen – *bei Hunden ist es umgekehrt*
- **Sozio-kulturelle Filter**
  Werden durch die Umwelt/Gesellschaft vermittelt. Normen, Tabus, kollektive Visionen und Feindbilder. Zum Beispiel: fremde Religionen, politische Einstellungen usw.
- **Subjektiv-individuelle Filter**
  Erstehen durch Erziehung und Lebenserfahrung und werden durch das Werte- und Glaubenssystem des Individuums bestimmt. Beispiele: Partnerschaftsstrukturen, Ess-Gewohnheiten usw.

Unser Unbewusstes will seine „mentale Landkarte" von der Welt bestätigt bekommen.

> **MERKE**
> Indem ich die Landkarte meines Partners wertschätze, verdiene ich das Vertrauen seines Unbewussten.

Dies schafft „Bezugskontakt", denn die derzeitige Realität des Patienten wird für gültig erklärt. Dieses gilt nicht nur im Bereich der Validation im Umgang mit dementen Menschen, sondern lässt sich in vielen Fällen auch im Alltag außerhalb der Klinik übertragen. Es geht keinesfalls darum, meine persönlichen Ideale und Werte zu verleugnen, sondern nach der Prüfung der Wertvorstellungen des anderen eine gemeinsame Basis zu finden und mit ihm respektvoll in Kontakt zu treten, anstatt „mit der Tür ins Haus zu fallen".

Unser Gegenüber nimmt nur den kleinsten Teil unseres Verhaltens, etwa 15 % bewusst wahr. Der viel größere Anteil von ca. 85 % wird unbewusst aufgenommen und verarbeitet.
Wenn ein Mensch den Eindruck hat, dass das Verhalten seines Gegenübers nicht kongruent (nicht stimmig) ist, dann orientiert sich dieser Mensch immer an den unbewusst aufgenommenen Informationen.

Die Krankenpflegerin fragt, in der Tür stehend und unter Zeitdruck, den Patienten, wie es ihm geht. Dieser entgegnet nur etwas Oberflächliches und lässt sich nicht auf ein wirkliches Gespräch ein. Obwohl er die Frage „Bitte erzählen Sie mir doch, wie es ihnen geht" reell gehört und verstanden hat, überwiegt seine Wahrnehmung: „Die Pflegerin ist genervt, das Interesse an mir ist nur aufgesetzt, da sage ich lieber nichts."

Pfleger Karl-Heinz sagt etwas zu Kollege Ulli. Anschließend glaubt er, dass Ulli genau das verstanden hat, was er meinte. Welch ein Irrtum! Von Bedeutung in der Wirkung von Kommunikation ist nicht das, was ich ausspreche und vielleicht dazu denke, sondern ausschließlich das, was davon beim anderen ankommt und wie er es versteht. Wenn wir hier die Verantwortung für das Verständnis der Botschaft in erster Linie dem Sender übertragen, machen wir uns damit eine entscheidende Voraussetzung zur erfolgreichen Kommunikation bewusst. Wie sagt der Volksmund noch: „Der Ton macht die Musik". Im Beraterjargon müsste es dann heißen: „Der Bezugskontakt ist entscheidend"!

5.7.5 Missbrauch von Bezugskontakt

Der Klient spürt, ob ihm sein Gegenüber wirklich wohlgesonnen ist oder dies nur künstlich vorgibt, wie etwa Straßenwerber (so genannte Drückerkolonnen) auf der Jagd nach Unterschriften für Abonnements usw. Hier wird einzig und allein zum Zwecke der Unterschrift ein Bezugskontakt eingefädelt und in der Phase der Führung das Opfer zur Unterschrift genötigt.

Das Ausnutzen vordergründiger Freundlichkeit durch Aufbau von Bezugskontakt geht mit Manipulationsversuchen einher. Meist hat das „Opfer" ein schlechtes Gefühl. Da der andere jedoch nicht aggressiv, sondern freundlich und redselig auftritt, werden diese intuitiven Warnhinweise überhört. Das Opfer gibt nach und wird durch manipulative Kommunikationsmuster regelrecht *eingelullt*. Weitere Kennzeichen des Missbrauch sind:

- **Erzwungenes Wir-Gefühl**
  Das Opfer wird in übertrieben vertrauliche Kommunikation und damit in eine scheinbare Verpflichtung hineingedrängt
- **Überfluten mit Details**
  Durch Redefluss wird von schwachen Argumenten abgelenkt
- **Kategorisieren**
  „Sie sehen mir nicht so aus, als wenn Sie sich für Technik interessieren!" oder „Ich bin Ihnen wohl nicht gut genug, dass Sie mit mir sprechen?"
  Damit wird gezielt eine Reaktion hervorgerufen um von anderen Möglichkeiten abzulenken
- **Gegenleistungen abnötigen**
  Durch scheinbare Hilfestellung oder einen Gefallen wird das Opfer in eine Verpflichtungshaltung gebracht

- **Grenzen missachten**
  Sagt der Klient deutlich „Nein" und der „Berater" insistiert hartnäckig weiter, sollten unbedingt die Alarmglocken klingeln!

> **TIPP**
> **Möglichkeiten bei jedem manipulativen Übergriff**
> - Fliehen
> - Verhandeln und fliehen
> - Verteidigen und fliehen
> - Verteidigen und siegen
> - Verteidigen und unterliegen
> - Unterliegen.

Der Betroffenen erkennt mögliche Manipulationen vielleicht erst später nach dem Gespräch – jedoch mit dem Ergebnis, dass er zukünftig dieser Person misstraut oder sie sogar meidet. Langfristige Klientenbindung erfordert gerade im Gesundheitswesen Offenheit und Ehrlichkeit. „Der Patient hat zwar nur einen Blinddarm, aber viele Angehörige, Freunde und Kollegen." Negative Erfahrungen werden vom Klienten viel schneller und an viel mehr Personen weiter verbreitet als positive.

Kurzum: Wer diese Grundsätze missbraucht und glaubt, durch Manipulation persönliche und egoistische Macht ausüben zu können, wird seine Partner, Freunde, Kollegen und Klienten verlieren; gemäß der bekannten Redensart: „Das was du gibst, erhältst du hundertfach wieder!"

> **MERKE**
> Respektieren Sie die Menschenwürde und das Bedürfnis nach Selbstbestimmung.

Checkliste „Bezugskontakt"

- ☐ Vorstellung mit Nennung des eigenen Namen
- ☐ Wählen Sie die gleiche Augenhöhe mit dem Klienten und halten Sie Blickkontakt
- ☐ Sprechen Sie Ihren Klienten häufig mit seinem Namen an.
- ☐ Begrüßen und verabschieden Sie den Klienten mit Handschlag
- ☐ Lächeln Sie – dagegen ist nur schwer anzukommen
- ☐ Hören Sie aktiv zu
- ☐ Begeben Sie sich zunächst in die aktuelle Welt ihres Gesprächspartners
- ☐ Meisterhafte Angleichung erfordert Flexibilität
- ☐ Verwenden Sie häufig „Bitte, Danke, gerne"
- ☐ Grundlage ist die positive Einstellung dem Klienten gegenüber
- ☐ Respektieren Sie Entscheidungen von anderen
- ☐ Behandeln Sie jeden Menschen als Individuum
- ☐ Bewahren Sie Humor und Freude
- ☐ Entwickeln Sie Übereinstimmung
- ☐ Schaffen Sie Vertrauen
- ☐ Nutzen Sie die Bedeutung von unverfänglichem Körperkontakt und setzen Sie diesen vor allem bei ängstlichen Klienten bei Bedarf ein
- ☐ Erwähnen Sie positive Eigenschaften des Klienten

5.7.6 Umsetzung „Bezugskontakt"

Zur gehirngerechten Anschauung präsentiert ➤ Abbildung 1.13 eine Gedächtnislandkarte zum Themengebiet Bezugskontakt (➤ 1.7.2). Wir wiederholen: Erst wenn Angleichung gelungen ist und Bezugskontakt gehalten wird, erst dann eröffnet sich die Führung zur erfolgreichen Beratung und Anleitung. Solche guten Gespräche wirken regelrecht „energiespendend".

Bei einem Hausbesuch in der ambulanten Pflege gehen Sie positiv auf das Umfeld ein: Garten, Flur, Wohnungseingang usw. Knüpfen Sie bei einem Wiederholungsbesuch an das letzte Gesprächsthema an, indem Sie sich Notizen über Inhalte machen. Gerade beim Verabschieden und Hinausbegleiten kommt es seitens der Klienten häufig zur Schilderung von belastenden Situationen. Rechnen Sie schon im Vorfeld damit und nutzen Sie das Beratungspotential solcher „Haustürgespräche".

5.8 Ablauf Beratung

Für den **Ablauf der Beratung** muss das Rad nicht neu erfunden werden. In der Praxis erprobte Prozessfolgen wurden von anderen Berufsgruppen übernommen und für die Anforderungen in der Pflege modifiziert.

5.8.1 Vorbereitungen

Indem sie zunächst eine Beratungsanalyse der vorhandenen Unterlagen des Klienten vornehmen, bereiten sich Berater auf jede Beratung individuell vor. Die Leitfrage „Was weiß der Klient bereits zum Thema?" stellt die Basis der Vorbereitungsphase. In den schriftlichen Unterlagen lassen sich häufig Aufzeichnungen über den Wissensstand finden:

- Hinweise aus Pflegeverlegungsberichten über ein vorhandenes Wissensdefizit
- Angaben zur Kooperation des Klienten
- Dokumentierte, bereits besuchte Schulungs-, Beratungs- oder Anleitungstermine.

Aber auch Arztbriefe, Berichte anderer Professionen (Ergotherapeut, Psychologe, Heimaufsicht usw.) ermöglichen Rückschlüsse auf den Wissensstand oder den Grad der Kooperation.

Nachfolgende Faktoren finden besondere Berücksichtigung bei den vorbereitenden Überlegungen:

- Persönliche Wünsche und Erwartungen
- Lebensumstände des Klienten
- Soziale Verhältnisse
- Lebensalter
- Berufstätigkeit
- Vorhandene Betreuung durch Umfeld
- Lernfähigkeit des Klienten.

Ort und Zeit

Oft signalisiert der Klient selbst einen günstigen Zeitpunkt. Im Klinikbereich erweist sich der Termin nach Abklingen der akuten Beschwerden, vor der Entlassung oder zu Beginn der häuslichen Pflege als geeignet.

Die in Kapitel 3 dargestellten Inhalte zur Vorbereitung, Durchführung und Nachbereitung von Anleitungen gelten auch hier als Grundlage zur Beratungstätigkeit. Zu

berücksichtigen sind beispielsweise folgende Bedingungen:
- Raumgestaltung
- Sitzposition und Tisch
- Keine Störungen usw.

5.8.2 Durchführung

Bei der Beratungsanamnese werden die verschiedenen kleinen Informationsdetails ähnlich einem Puzzle zusammengetragen. Durch offene Fragestellungen kann der Wissensstand ohne Einflussnahme bestimmt werden. Vereinbaren Sie zunächst den Rahmen, die Dauer bei Unklarheiten und eventuell auch den Abrechnungsmodus der Beratung.

Fragen an den Klienten
- Was ist für Sie ein gutes Ziel, das am Ende unserer heutigen Beratung für Sie herauskommen soll?
- Schildern Sie mir doch bitte mit Ihren Worten, warum Sie heute zu uns bzw. zu mir kommen!
- Was wissen Sie (oder Ihre Angehörigen) über die Krankheit/Pflegediagnose?
- Welche Maßnahmen ergreifen Sie in der Situation X?
- Wie häufig haben Sie deswegen schon einmal Hilfe benötigt?
- Woher haben Sie ihr bisheriges Wissen?
- Wer hat Ihnen das so erklärt?
- Was möchten Sie gerne dazu lernen?
- Was möchten Sie bei uns erreichen?
- Wie kann ich Sie dabei unterstützen?

Um den Wissensstand bei jüngeren Betroffenen (vor allem bei Kindern und Jugendlichen) festzustellen, bieten sich quizartige, d.h. spielerische Fragestellungen an. Aus den von Ihnen ermittelten Antworten lässt sich in Folge der Wissensstand näher bestimmen. Zudem ergeben sich für Pflegende weitere Fragestellungen zum Vorgehen.

Überlegungen des Beraters
Während der Durchführung versuchen Sie nachfolgende Fragen zu erkunden:
- Welche Lernmotivation und Lernfähigkeit hat der Klient?
- Welches sachlich richtige Wissen hat der Klient?
- Welches sachlich falsche Wissen hat der Klient?
- Worin liegt das konkrete Wissensdefizit?
- Welcher Wissensbedarf einschließlich der zu erwartenden Bedürfnisse liegt vor?
- Welche Möglichkeiten der Methodik bieten sich an?
- Welche klientenspezifischen Einflussfaktoren (kultureller Hintergrund, Alter, Ausbildungsstand) müssen beachtet werden?
- Mit welchen Lernhindernissen muss gerechnet werden?

Daraus resultieren ggf. die anzustrebenden Pflegeziele und deren Dokumentation.

Beispiele für Pflegeziele in der Beratung

Der Patient/Bewohner:
- Nimmt aktiv und selbstständig am Lernprozess teil und übernimmt Eigenverantwortung
- Entscheidet sich unter den verschiedenen Möglichkeiten für die Lösung, die ihm am besten gefällt
- Äußert sein Verständnis über Zusammenhänge
- Demonstriert zunehmendes Interesse

- Erkennt Situationen der Über- oder Unterforderung und verbalisiert diese, bzw. kennt sinnvolle Gegenmaßnahmen
- Erkennt Symptome/Zeichen und den Verlauf der Krankheit und setzt diese in Beziehung zu den Ursachen
- Führt gelernte Handlungen sach- und fachkundig aus und kann diese logisch begründen
- Leitet notwendige Veränderungen der Lebensweise ein und nimmt aktiv am Behandlungs- und Pflegeplan teil.

Informationsphase

Nun erhält der Klient die notwendigen Informationen, damit er eine Entscheidung treffen kann. Dabei orientieren Sie sich bitte an den dargestellten Grundlagen der Kapitel 1 und 3.

Dieses methodisch-didaktische Fundament wird auch in der Beratung klientenspezifisch integriert.

- Die Beachtung der favorisierten Wahrnehmungskanäle des Klienten
- Integration verschiedener Methoden der Vermittlung
- Überlassung von schriftlichen Aufzeichnungen (Kopien)
- Bedeutung der Pausen usw.

Achten Sie bitte auf die Wahrung des Datenschutzes (keine Mithörer). Unerwünschte Zuhörer machen es dem Klienten unmöglich, dem Berater intime Informationen über sich mitzuteilen.

Abschluss der Beratung

Bei Beratungsende setzen Sie durch nachfolgende Fragestellung mit Hilfe Ihres Klienten das Kaizen systematisch um.

„Heute haben Sie mich nun erstmals in der Beratung kennen gelernt. Können wir dies (bei Folgeterminen) so fortsetzen? Möchten Sie gerne etwas am Ablauf verändern? Wie kommen Sie mit meinem Stil zurecht?"

5.8.3 Abrechnung von Beratungsleistungen

Beratungsleistung Pflege

Pflegeberatungen sind überwiegend im Budget integriert und zumindest im stationären Bereich kaum direkt abrechenbar. Trotzdem sollte die Leistung erfasst werden. Ein dokumentierter Schulungsaufwand von mehr als zwei Stunden, der während des stationären Aufenthalts erbracht wird, kann schon jetzt als Nebendiagnose (9.50.0) kodiert werden. Es ist zu erwarten, dass dieser Aufwand bei der nächsten Überarbeitung des Leistungskatalogs als erlösrelevant eingestuft wird.

Im ambulanten Sektor wird die Beratung zumindest teilweise vergütet. Ein ambulanter Pflegedienst erhält für die Pflegeberatung nach § 37.3 SGB XI ein gesondertes Entgelt.

„SGB 11 § 37 Pflegegeld für selbst beschaffte Pflegehilfen

(3) Pflegebedürftige, die Pflegegeld nach Absatz 1 beziehen, haben
1. bei Pflegestufe I und II einmal halbjährlich,
2. bei Pflegestufe III einmal vierteljährlich eine Beratung in der eigenen Häuslichkeit durch eine zugelassene Pflegeeinrichtung oder, sofern dies durch eine zugelassene Pflegeeinrichtung vor Ort nicht gewährleistet werden kann, durch eine von der

Pflegekasse beauftragte, jedoch von ihr nicht angestellte Pflegefachkraft abzurufen.

Die Beratung dient der Sicherung der Qualität der häuslichen Pflege und der regelmäßigen Hilfestellung und praktischen pflegefachlichen Unterstützung der häuslich Pflegenden. Die Vergütung für die Beratung ist von der zuständigen Pflegekasse, bei privat Pflegeversicherten von dem zuständigen privaten Versicherungsunternehmen zu tragen, im Fall der Beihilfeberechtigung anteilig von den Beihilfefestsetzungsstellen. Sie beträgt in den Pflegestufen I und II bis zu 16 Euro und in der Pflegestufe III bis zu 26 Euro ...

(4) ... Der beauftragte Pflegedienst hat dafür Sorge zu tragen, dass für einen Beratungsbesuch im häuslichen Bereich Pflegende eingesetzt werden, die spezifisches Wissen zu dem Krankheits- und Behinderungsbild sowie des sich daraus ergebenden Hilfebedarfs des Pflegebedürftigen mitbringen und über besondere Beratungskompetenz verfügen. Zudem soll bei der Planung für die Beratungsbesuche weitestgehend sichergestellt werden, dass der Beratungsbesuch bei einem Pflegebedürftigen möglichst auf Dauer von derselben Pflegenden durchgeführt wird ...

(6) Rufen Pflegebedürftige die Beratung nach Absatz 3 Satz 1 nicht ab, hat die Pflegekasse oder das private Versicherungsunternehmen das Pflegegeld angemessen zu kürzen und im Wiederholungsfall zu entziehen ..." (📖 24)

Erstattungsfähige Beratungsthemen
Beispielsweise ist die Ernährungsberatung im häuslichen Umfeld bislang abrechenbar. Ein genereller Anspruch auf Vergütung der Pflegeberatung besteht nach Paikert nicht. Allerdings gestattet der Gesetzgeber einen Anspruch auf:

- Beratung zu Pflegehilfsmitteln
- Beratung über zusätzliche Pflegeleistungen
- Beratung zu den Möglichkeiten einer Wohnungsanpassung
- Beratung zur sozialen Absicherung der pflegenden Bezugsperson
- Beratungen über das Angebot an Pflegeanleitungen und Schulungsprogrammen.
- „Ausbildung" an technischen Geräten etc.

Dokumentation der Beratung
Die Beratung wird dokumentiert und die Rechnung an die Pflegekasse weitergeleitet. Auch diese Informationen unterliegen dem Datenschutz. Lehnen Klienten solch eine Beratung ab, entzieht die Pflegekasse unter Umständen das Pflegegeld. Das Pflegeversicherungsgesetz schreibt allen Leistungsempfängern (Klienten) eine Pflichtberatung durch Pflegende vor.

5.9 Umgang mit Konflikten und „schwierigen" Klienten oder Schülern

Wir sprechen von einem **Konflikt** zwischen Personen, wenn unterschiedliche Wünsche, Ziele oder Motive in Bezug auf eine gemeinsam erlebte Situation bzw. einen Sachverhalt zu Differenzen in der Interaktion führen. **Interaktion** ist ein kreisförmiger Prozess. Jeder reagiert auf den anderen und beeinflusst damit wieder den

5.9 Umgang mit Konflikten und „schwierigen" Klienten oder Schülern

anderen. *Schon im Kindergarten sind die Beteiligten hundertprozentig überzeugt: „Der andere hat angefangen!"* Wenn keine Lösung gefunden wird, kann eine Eskalationskette einsetzen. Diese Kette von wechselseitigen Handlungen führt zur Konfliktvergrößerung, sofern sie nicht unterbrochen wird.

Konfliktpunkte im Pflegealltag
- Klienten klagen darüber, dass Sie sich in den moderenen Pflegeeinrichtung allein gelassen fühlen und die früher erlebte Geborgenheit eines Krankenhauses oder Pflegeheimes vermissen. Daraus resultiert eine gesteigerte Anspruchshaltung (häufiges Klingeln „ohne Grund", Sonderwünsche, kränkender Tonfall usw.)
- Pflegende kritisieren die Eigenmächtigkeit oder den Eigensinn ihrer Klienten
- Disziplinprobleme bei Schülern
- Mobbing im Kollegenteam u.v.a.m.

Mit jedem erfolgreich bewältigtem Konflikt lernen Sie neue Strategien zur Bearbeitung und werden flexibler. Dauerhaft konfliktfreie Beziehungen sind selten. Konfliktlösungen dagegen vielfältig. Einmal gibt Partner A nach – ein anderes Mal Partner B oder beide handeln einen Kompromiss aus. Wenn aber aus Diskussionen Eskalationen werden, „schießen" Emotionen los und es kommt schlimmstenfalls zu Empörung, Wut und Hass.

Ziel ist eine konstruktive (aufbauend-unterstützende) Streitkultur. Das Verleugnen von Konflikten kann ebenso zur Eskalation führen.

Werden Menschen mit Kritik konfrontiert, nutzen nur die wenigsten diese Kritik als dankbares Feedback noch dem Motto: „Oh prima, endlich mal eine Rückmeldung über mein Verhalten – und ich darf alleine entscheide, ob da etwas dran ist und ich das umsetze." Stattdessen stecken sie ihre Energie viel eher in die Verteidigung oder rüsten zum Gegenangriff auf. Dabei hören sie der Argumentation des anderen oft nicht richtig zu, sondern bereiten sich schon auf „ihren Gegen-Angriff" vor.

Durch ihren beobachtenden intensiven Kontakt merken Sie sehr schnell, wenn der Patient mit ihren Vorschlägen nicht einverstanden ist. Oftmals scheuen sich Menschen offen zu sagen, dass sie etwas nicht möchten. Lieber nicken sie zu Ihren Ausführungen, verneinen aber innerlich das Gesagte. Dieser Patientenwiderstand stellt im Pflegealltag ein großes Problem dar. Aufgrund Ihrer geänderten Wahrnehmung (➤ 5.7.1 Kalibrieren) erkennen Sie dies möglicherweise viel früher und können so dem Patienten aktiv helfen, wirklich frei seine Bedenken zu äußern. Nehmen Sie die Einwände ernst und überreden Sie den Patienten nicht.

MERKE
- Wahrhafte zwischenmenschliche Liebe verzeiht und versteht
- Zeigen Sie Respekt vor Ihrem Gegenüber
- Unsere Schüler, unsere Bewohner und Patienten sind OK, so wie sie sind, auch wenn sie nicht hundertprozentig meinen Erwartungen entsprechen
- Wir können keinen anderen Menschen ändern – nur wir selbst können uns ändern!

Eigene Subjektivität

Wenn Sie die Inhalte über die Bedeutung des Unbewussten berücksichtigen und die Subjektivität der eigenen Wahrnehmung beachten, dann verabschieden Sie sich bestimmt von der Illusion, selbst über Recht und Unrecht entscheiden zu können. Für Skeptiker, die jetzt noch glauben: „So, wie ich die Welt sehe, so ist sie doch bzw. so muss sie doch sein ...!" sei an dieser Stelle das Buch von Paul Watzlawick „Die erfundene Wirklichkeit: Wie wissen wir, was wir zu wissen glauben" empfohlen.

Hilft die geänderte Sichtweise „Jeder hat seine mentale Landkarte" nicht, wenn beispielsweise der Pflegeempfänger eine gegensätzliche Auffassung hat oder Karl-Heinz während eines Streites in der Anleitung denkt: „Schülerin Petra müsste doch nun wirklich einsehen, dass ..." – tja, dann befinden sie sich auf dem Weg in einen Konflikt. Aber auch hier gilt: Nutzen Sie ihn als Lernchance. Bedenken Sie auch bitte: Immer dann, wenn ich mit einem anderen Menschen, einen Konflikt habe, liegt dieses Streitfeld oftmals im Bereich der eigenen so genannten „blinden Flecken". Meine Wahrnehmung ist einseitig und subjektiv, sodass ich für die Sichtweise des anderen kein Verständnis zeige(-n kann oder will). In solchen Fällen hat es also auch immer etwas mit mir selbst zu tun.

Vorurteile

Vorurteile von Nachbarabteilungen, z.B. wie die Kollegen einen Schüler/Klienten erleben und beurteilen, sagt nur etwas über ihr aktuelles Befinden aus, nichts aber darüber, wie dieser Mensch wirklich ist oder wie ich ihn selbst erlebe. Geben Sie einen Vertrauensvorschuss: Warten Sie bewusst auf den dritten und vierten Eindruck und beobachten Sie. Eine hilfreiche Selbstsuggestion dazu ist: „Ich lasse mich nicht von den Aussagen anderer beeinflussen oder provozieren." Deren Aussagen stehen stark in Bezug zu deren Wertesystem.

Karl-Heinz ärgert sich über Schülerin Petra: „Jetzt hab ich ihr das doch schon hundertmal erklärt und die rafft das einfach nicht. Die Schüler von heute kannst du total vergessen!"
Ulli bemerkt zwar auch das Fehlverhalten der Schülerin, sagt: „Ich habe jetzt in dieser einen Situation einen negativen Eindruck von ihr, doch das sagt wenig über ihr Verhalten in anderen Situationen aus".

5.9.1 „Wenn ich an einem Konflikt beteiligt bin ..."

... orientiere ich mich an:

- **Meinen Beobachtungen:** Ich sage ehrlich, wie es mir geht, was ich wahrnehme, ohne dem anderen Vorwürfe zu machen.

„Wenn ich höre, (sehe) ..."

- **Meinen Gefühlen:** Ich drücke die Gefühle, die durch das Verhalten entstehen, sprachlich aus.

„Ich bin dadurch traurig, wütend ..."

- **Meinen Bedürfnissen, Werten, Erwartungen:** Ich erkläre den Zusammenhang mit meinen Gefühlen.

„Weil ich gerne ... möchte (mir wünsche, brauche, weil mir das wichtig ist) ..."

5.9 Umgang mit Konflikten und „schwierigen" Klienten oder Schülern

- **Meinen Bitten:** Klare Äußerung meiner Wünsche.

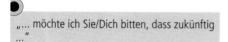
„... möchte ich Sie/Dich bitten, dass zukünftig ..."

Versuchen Sie vor einem Konfliktgespräch die wahrscheinlichen Reaktionen des Partners vorauszusehen, um dann in der Situation flexibler mit den Einwänden umgehen zu können. Spielen Sie die klassischen drei Versionen mental durch:
- Es verläuft so wie geplant, dann eröffnen sich mir folgende Möglichkeiten ...
- Es läuft viel, viel besser, dann reagiere ich so ...
- Der schlimmste anzunehmende Fall tritt ein, alles geht schief – dann verhalte ich mich so ...

Egal, welche Version eintreten wird – Sie sind mental vorbereitet und können adäquat reagieren.

5.9.2 Eskalation eines Konflikts

Zunächst argumentieren die Konfliktpartner noch sachlich. Im Laufe der **Konflikteskalation** verhärten sich die Standpunkte immer mehr. Den Beteiligten ist die Spannung bewusst. Es kommt zum „Schwarz-Weiß-Denken". Verbale Gewalt folgt. Fehlinterpretationen und bösartige Unterstellungen machen eine wirkliche Aussprache nun mehr fast unmöglich. Jede Partei versucht nur noch ihre eigenen Vorstellungen durchzusetzen – *koste es, was es wolle!*

Vorurteile kommen zum Tragen, Gerüchte werden bewusst verbreitet, man wirbt um Verbündete und versucht, die bis dahin Unbeteiligten einzubeziehen. In der Endphase wird die Konfliktpartei öffentlich angegriffen und jeder versucht, den anderen sozial zu isolieren. Beide Seiten setzen Ultimaten und die Beteiligten versuchen die Glaubwürdigkeit des anderen zu untergraben. Drohungen werden nun in reale Handlungen umgesetzt, wobei dabei auch eigene Schädigungen in Kauf genommen werden. Das Ziel ist die Vernichtung des Gegners. Die Beteiligten glauben, dass kein Weg mehr zurückführt ...

In Pflegeeinrichtungen kommt es selten so weit, weil die Vorgesetzten meist rechtzeitig eingreifen (autoritäre Entscheidung der Führung: Personenwechsel oder Personalversetzungen usw.).

TIPP
Wenn ein Klient hochgradig aggressiv brüllt und Ihnen oder anderen droht, nehmen Sie die Situation bitte sehr ernst. Die überkochenden Emotionen und Aggressionen können zur echten körperlichen Gefahr werden und das Strafrecht sieht für Handlungen im Affekt Strafreduzierung vor! Sagen Sie in solchen Ausnahmesituationen: „Ja, Sie haben Recht ..." und verlassen Sie den Ort.

Wenn ich selbst aggressiv kontere, zahle ich bei einem eventuellen Gerichtsprozess vielleicht noch meine Zahnarztrechnung selbst.

Werten Sie solch einen Rückzug nicht als Niederlage, sondern als Größe!
- Bei Eskalationen kommt es nicht darauf an, Bezugskontakt herzustellen, sondern ihn im Interesse des Selbstschutzes zu brechen oder zu verhindern (➤ 5.9.3)
- In Gewaltsituationen will der Täter dem Opfer seinen Willen aufzwingen

- Bei Übergriffen geht es nicht mehr um eine „Gewinner-Gewinner-Beziehung" (➤ 5.9.4), sondern Gewalt schafft Gewinner und Verlierer, erzeugt Macht und Ohnmacht.

Stresssymptome im Konflikt
- **Tunnelblick**
  Der Betroffene sieht keine Fluchtwege mehr. Entwicklungsgeschichtlich sinnvoll, damit sich unsere Vorfahren in der Frühzeit auf das Szenario konzentrieren und effektiv handeln konnten („Raubtier kommt – ich fliehe oder kämpfe")
- **Denkblockade**
  Menschen sind in diesen Situationen von ihren Ressourcen und rationalen Konfliktstrategien abgeschnitten um beispielsweise fliehen oder kämpfen zu können
- **Verdauungsblockade**
  Kaum jemand denkt in dieser Phase mit Appetit ans Essen. Der Körper schaltet alle zunächst nicht benötigten Organfunktionen auf Sparflamme, ähnlich bei der Kreislaufzentralisation im Schock, um genügend Energie zur Verteidigung oder Flucht zu haben
- **Grobmotorik**
  Der Bewegungsapparat wird zum Verteidigungszweck auf hohe Kraftübertragung ausgerichtet
- **Zeitdehnung**
  Die subjektive Zeitwahrnehmung des Individuums wird gestreckt, dadurch wird eine intensivere Wahrnehmung erreicht. Im günstigsten Fall kann diese „subjektive Zeit" dazu genutzt werden, sich effektiv zu verteidigen.

5.9.3 Verteidigung im Konflikt

Wer eine Situation als Manipulation oder Gewalt erlebt, hat das Recht diese Situation zu verändern. Fühle ich mich bedroht, dann ist es begründet und vernünftig, aktiv zu werden (etwa um eine Notlage abzuwenden). Mitarbeiter, die generell höflich zu ihren Mitmenschen sind, haben oft Probleme, ein deutliches NEIN zu kommunizieren. Dieses NEIN ist jedoch in kritischen Situationen Zeichen von Selbstbestimmung. Weitere Möglichkeiten zur Verteidigung sind:
- **Bauchatmung** einsetzen
- **Körperhaltung**
  Täter suchen Opfer meist nach dem äußeren Eindruck aus, etwa nach Anzeichen von Angst
- **Bewegung**
  Sicherheitszonen abchecken
- **Signale**
  Blickkontakte zu gefährlichen Personen beschränken. Höflichkeit und Umsicht bei klarer Kommunikation bewahren
- **Auf Drohungen reagieren**
  Aber bedenken Sie zugleich: Eine Drohung soll dem Opfer Sicherheit nehmen und es auf eine einzige Option hinlenken: Auf die vom Täter vorgegebene!
- **Nachfragen**
  „Was meinen sie damit? Glauben Sie, ich bin der richtige Ansprechpartner?" Jede Reaktion bringt Informationen über die Absichten und deren Ernsthaftigkeit
- **„Nein"**
  Deutlich und laut aussprechen
- **Zurückziehen**
  Körperkontakt vermeiden
- **Angreifer mit „Sie" ansprechen** und verbale Distanz herstellen

5.9 Umgang mit Konflikten und „schwierigen" Klienten oder Schülern

- **Hilfe holen**
  Außen stehende Menschen direkt ansprechen
- Wenn bei einem **verbalen Angriff** keine andere Möglichkeit mehr hilft: Setzen Sie sich seitlich, drehen sich leicht weg und lassen den „Gegner" (bildhaft) abprallen.

Nicht den Helden spielen
- Halten Sie beim Kontakt mit möglicherweise aggressiven oder gewaltbereiten Klienten keine waffenähnlichen Gegenstände in Reichweite.

Beispiel aus der Presse
Eine Erzieherin wird von gewaltbereiten Jugendlichen, die aus dem Heim fliehen wollten, überwältigt. Obwohl Sie allein keine Chance hatte, wehrte sie sich und wurde mit einem zufällig im Raum befindlichen Messer getötet.

Aus diesem Grund empfiehlt es sich allen Beratern, die mit gewaltbereiten Klienten arbeiten, keine waffenartigen Gegenstände am Ort der Beratung bereit zu halten. Auch mit Brieföffnern, Skalpellen oder einfachen Kanülen sind schon Menschen verletzt worden. Selbstverteidigung ist sicher nützlich, wenn es um die körperliche Fitness geht. Aber auch hier gilt: Nicht den Helden spielen. Sind der Medikamentenbestand oder der Inhalt Ihres Portmonees mehr wert als Ihre Gesundheit?
- Nennen Sie bei Patientengesprächen keine Details zu Namen und Adresse der eigenen Person und der Kollegen
- Beachten Sie kulturelle Unterschiede
  - Geschlechterrollen
  - „Ehre" und Respekt

- Stellen Sie bei aufkommenden Problemen Öffentlichkeit her. Bei lauten oder ungewöhnlichen Geräuschen suchen Sie den Ort des Geschehens auf und stehen den Betroffenen bei. Sinnvoll kann die Vereinbarung eines Hausalarmes sein
- Leisten Sie Hilfe für Kollegen in Bedrängnis
  Im Mittelpunkt steht der Opferschutz = Abschirmen und Beschützen. Dabei sollen andere um Hilfe gebeten werden. Für den Täter sind die Fluchtwege freizugeben. Die Täterfeststellung ist primäre Aufgabe der Polizei, das Bedrängen eines Gewalttäters kann eine weitere Eskalation hervorrufen
- Benachrichtigen Sie die Polizei. Jeder hat das Recht Anzeige zu erstatten. Dieses gilt unabhängig von der eventuell abweichenden Meinung des Vorgesetzten, der um den guten Ruf seine Einrichtung fürchtet. Bei Personen- oder Sachschäden ist zudem eine Anzeige versicherungspflichtig erforderlich.

Bei den meisten Gewalttaten ist eine Entpersonalisierung Voraussetzung. Hat das Opfer keinen Namen oder kein Gesicht, hat der Angreifer eine vergleichsweise geringe Hemmschwelle. Anders ausgedrückt, Fremden wird eher Gewalt zugefügt.

5.9.4 Konfliktmanagement

Je früher ein Konflikt erkannt wird, desto größer ist die Chance, eine Gewinner-Gewinner-Lösung zu finden. Im „fortgeschrittenen" Konflikt ist eine Selbsthilfe kaum noch möglich; nun wird häufig professionelle Hilfe von außen erforderlich. Diese beleuchtet die Konfliktursachen (die

ursprünglichen Streitpunkte) und trennt sie vom Konfliktverlauf und der Ist-Situation. In ähnlicher Weise werden
- **Heiße Konflikte:** Die Konfliktpartner greifen sich gegenseitig an
- Von **kalte Konflikten** unterschieden: Die Beteiligten sprechen nicht mehr miteinander.

Bitte überlegen Sie und besprechen es mit dem Gegenüber: „Wie reden wir hier eigentlich miteinander?"

Supervision/Coaching im Konflikt

Jeder gute Vorgesetzte achtet darauf, dass anbahnende Konflikte rechtzeitig gelöst und geklärt werden. *Ist das Kind erst in den Brunnen gefallen,* wird die Sache komplizierter. Die meisten Konflikte wären nicht eskaliert, wenn man sie rechtzeitig erkannt hätte und die notwendigen Schritte eingeleitet worden wären.

Mediation

Ein **Mediator** ist ein externer „Schlichter", der im Konfliktfall von außen Hilfestellungen gibt. Er ist „allparteilich". Der Mediator ist der so genannte „Versteher", mit dem alle Konfliktpartner „gut können". Durch sein intensives Zuhören verlangsamt er retrospektiv die einzelnen Konfliktphasen, sodass die Beteiligten noch einmal in Ruhe nachvollziehen können, wie ihr Verhalten auf den oder die anderen gewirkt hat.

Er spricht mit Konfliktpartner B, während der Kontrahent A nur zuhören muss. Unklare Aussagen umschreibt (paraphrasiert) der Mediator. Danach ist der Konfliktbeteiligte A an der Reihe und B muss zuhören.

Eigensteuerung im Konflikt

TIPPS

Wenn Sie selbst in den Konflikt involviert sind:
- Ich bleibe auch in schwierigen Situationen bei meiner eigenen Mitte und halte „Bezugskontakt" mit mir selbst
- Ich beziehe mich ausschließlich auf das Verhalten des Gegenübers, nicht auf seinen Charakter. Also nicht: „Du bist immer so schlecht!"
- Ich will nicht gewinnen und kann den anderen nicht ändern, aber ich möchte Lösungen erreichen
- Ich kann die subjektiven Sichtweisen von anderen gelten lassen
- Ich spreche in „Ich-Botschaften" „Wenn ich höre, wie Sie ... sagen, bewirkt das bei mir ..."
- Ich betone unsere vorhandenen Gemeinsamkeiten
- Ich erkenne Gefühle und Bedürfnisse von anderen an
- Anstatt anzuklagen, drücke ich meine Wünsche und Bedürfnisse in Worten aus! „Ich wünsche mir von ihnen, dass sie in solchen Situationen ..."
- Ich höre aktiv zu und frage nach, ob ich richtig verstanden habe, sodass ich die mentale Landkarte (> 5.7.4) des anderen innerlich betrachten kann
- Bei unklaren Aussagen frage ich nach: „Wann, mit wem genau, wo, wie, wie wäre es wenn...? Dadurch lassen sich besonders Generalisierungen *aufknacken* Pfleger Karl-Heinz: „Immer muss ich auf Station die Erstgespräche führen ..." Uli fragt nach: „Musst du wirklich immer, an jedem Tag, in jedem Dienst ..?"
- Wenn die andere Person nicht mehr zuhört, versprachliche ich dieses, anstatt selbst auch nicht mehr zuzuhören
- Bei unfairen Attacken unterbreche ich bewusst und stelle die Frage: „Wie hilft uns das jetzt weiter?"

- Ich beteilige die Gegenseite: „Durch Ihre Idee ...", „Ausgehend von Ihrer Anregung denke ich ..."
- Ich beteilige mich nicht an Angriffen von Störern. Wenn jemand zum Beispiel etwas ins Lächerliche zieht und lacht, lache ich nicht mit, sondern frage, was denn daran so lustig ist
- Bei festgefahrenen Situationen fragen Sie die Beteiligten: Wie würden sie sich in meiner Rolle entscheiden?

Regeln des Konfliktmanagements
- Vereinbaren Sie vorher ein Ziel, was beim heutigen Gespräch heraus kommen soll
- Trotz intensiver und oftmals harter Diskussion sollte für eine entspannte und von Bezugskontakt getragene Atmosphäre gesorgt sein: Stellen Sie eventuell sogar ein „zusammenführendes" Essen oder verbindende Gemeinsamkeiten in den Mittelpunkt
- Starten Sie mit leichteren Punkten, die eine raschere Einigung zulassen
- Kalibrieren Sie gemeinsame Ziele und dokumentieren Sie diese
- Diskussion und Lösung werden getrennt bearbeitet. Also nicht zu schnell Ergebnisse anstreben, wenn noch gar nicht alle Bedürfnisse und Details *auf den Tisch gekommen sind!*
- Jede Konfliktpartei hat das Recht ihr Gesicht zu wahren
- Regen Sie die Teilnehmer zur „inneren Abrüstung" an
- Emotionen sollen (unter Moderation des externen Profis) herausgelassen werden
- Sehr effizient ist der Wechsel der Perspektive durch Rollenspiele: Konfliktpartner A übernimmt spielerisch den Standpunkt von Konfliktpartner B, anschließend Wechsel

Flexibilität
Wenn der andere daraufhin immer noch nicht einlenkt, bedenken Sie: Flexibilität gewinnt. Der Klügere gibt nach.
- Wer in einer verfestigten Situation seine Meinung ändert um diesen Status quo zu verlassen, bezeugt ausgeprägte Flexibilität und Courage und beweist seine flexible Um-Denkfähigkeit und Gelehrigkeit!
- Akzeptiere kleinere Fehler bei anderen und bei Dir selbst
- Kontrollfrage zwischendurch: Wie würde ich mich fühlen, wenn man mich so behandelt?

MERKE
Derjenige „Konfliktpartner" mit der größtmöglichen Flexibilität erwirkt am meisten!

Pfleger Ulli lernt in seinem asiatischen Selbstverteidigungskurs, dass idealerweise die Energie des Angreifers geschickt zum Gegner zurück geleitet wird. In Gedanken setzt er dieses bei einem Angriff von Kollege Karl-Heinz um (➤ Abb. 5.6).

Vorteile eines erfolgreichen Konfliktmanagements

Die Literatur bezeichnet eine erfolgreiche Konfliktlösung auch als „Win-Win-Methode" (englisch „win" = gewinnen). Beide Parteien gewinnen indem die Vorteile der vorgeschlagenen Lösung verdeutlicht werden. Es geht nicht um „den richtigen Weg", sondern um den Weg, der für alle Beteiligten der beste ist. Gemeinsamkeiten werden dabei in den Vordergrund gestellt. Fragen

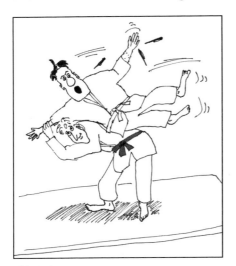

Abb. 5.6

Sie den Klienten, was er an ihrer Stelle tun würde oder wie er sich in Ihrer Situation verhalten würde.

> „Unter welchen Umständen wären Sie einverstanden, sich auf diesen Vorschlag einzulassen?"

Auswirkungen wenn nur einer gewinnt
Bedenken Sie bitte, dass beim Verlassen des Gewinner-Gewinner-Modells einer oder alle beteiligten Personen verlieren werden. Schlechte Verlierer entwickeln sich manchmal zu *guten* Saboteuren! Der Verlierer wird sich in Folge von seinem Frust befreien wollen. Hausintern – oder aber als negativer Multiplikator in der Öffentlichkeit – wird er versuchen, bis dahin unbeteiligte Personen auf seine Seite zu ziehen und diese von seiner Sichtweise zu überzeugen.

> Schülerin Petra, die sich über Pfleger Karl-Heinz geärgert hat, berichtet den Vorfall in der angeschlossenen Verbundschule vielen Mitschülern. Natürlich wird sie ausschließlich ihre subjektive Sichtweise schildern. Zitat: „Dieser unmögliche Pfleger!" – und damit bei den anderen, vormals unbeteiligten Schülern, Vorurteile wecken.

> Patientin Frau Lohmeier, berichtet ihren Angehörigen, ihren Freunden, ihrer Nachtbarschaft, ihren Sportkameraden usw. von ihren negativen Erfahrungen im Krankenhaus. Kein Klinikmitarbeiter kann hier eingreifen und die subjektive Betrachtungsweise von Frau Lohmeier korrigieren.

Dabei treten mindestens drei Phänomene auf:
1. Menschen, die etwas für sich Negatives erlebt haben, bringen sich durch die wiederholte Berichterstattung des negativen Vorfalles in einen Zustand mit negativen Gefühlen. Dabei verstärkt sich mit jeder Wiederholung der negative Sachverhalt.

> Zuerst meint Frau Lohmeier, sie hätte aufgrund der Vorkommnisse nachts etwa 30 Minuten wach gelegen. Bei der zehnten Berichterstattung an Freunde und Bekannte glaubt sie selbst, dass sie in der Klinik jede Nacht stundenlang wach gelegen hätte. Ihre Aggression steigert sich von Erzählung zu Erzählung.

2. Menschen, *auch Sie,* neigen dazu Erfahrungen zu generalisieren. Bei den Erzählungen des verärgerten Schülers

5.9 Umgang mit Konflikten und „schwierigen" Klienten oder Schülern

oder Patienten bzw. Bewohners, ist der „gewinnende Konfliktgegner" nicht dabei und kann die einseitige Darstellung seiner Meinung nach nicht ins rechte Licht rücken. Dieses verbreitet ein negatives Image

3. Ein positives Erlebnis wird von Kunden etwa dreimal weiter erzählt. Negative Vorfälle laut Ergebnissen von Marketingstudien durchschnittlich elfmal! Kann da noch von einem wirklichen Gewinner gesprochen werden – oder wird der vermeintliche Gewinner, der im Konflikt „Recht behalten hat", dadurch zum chronischen „Mit-Verlierer" ohne es zu ahnen? Der negative Ruf einer Einrichtung oder einer Person ist nur mit großem Energieaufwand wieder auszugleichen.

5.9.5 Psychohygiene

Das intensive Verhältnis, vor allem im stationären Klinik- oder Heimbereich, erfordern nicht nur für Berater den Einsatz von notwendigen Schutzmechanismen zur Abgrenzung und Wahrung eines professionellen Abstandes. Es erfordert ein bewusstes „Setzen von Grenzen". Darum achten Sie bitte auf die Fähigkeit zum reflektierten Umgang mit Nähe und Distanz. Weil Berater oft mit Menschen in Konfliktsituationen arbeiten, sollten sie sich ihrer eigenen Grenzen bewusst sein und über ein breites Spektrum an **psychohygienischen Handlungsmöglichkeiten** verfügen. Die Balance zwischen Nähe und Distanz ist nicht immer leicht einzuhalten. Nachfolgende Einstellungen können hilfreich sein:

> **TIPP**
> - Wenn meine Arbeitszeit beginnt, zentriere ich mich auf meine Klienten
> - Wenn meine Arbeitszeit endet, beginnt mein Privatleben. Dienstliche Angelegenheiten werden mental, wie in einem Schrank, verschlossen (z.B. im Spind des Umkleideraums).

Probieren Sie auch bitte nachfolgende Gedanken und Anregungen einfach einmal aus:

Mentale Übungen und Einstellungen

„So wie Handwerker ihre Werkzeuge und Maschinen pflegen, pflege ich meine Fähigkeit zu Eigenschutz und Distanz. Bei Bedarf nutze ich Angebote zu Coaching oder Supervision. Zunächst beobachte (oder protokolliere) ich meine Selbstgespräche".

Wenn Menschen, schon morgens nach dem Aufwachen negative Selbstgespräche führen (etwa „Mist, Hergottsakra, wie blöd ..."), übertragen sich die einseitig negativen Begriffe auf ihre Grundstimmung.

> **MERKE**
> *Wenn der Tag schon mit „Scheiße" oder „Mist" beginnt – wie soll sich daraus ein schöner Tag entwickeln können?*

Manche Zeitgenossen agieren in täglichen „Katastrophisierungen":
„Kinder, wenn ich Euch erzähle, was ausgerechnet mir heute wieder passiert ist ..."

- Versuchen Sie es stattdessen mit positiven Floskeln und Ausdrücken:
  - „Yeap – was kann ich hier verbessern?"
  - „Super"

- Nutzen Sie humoristische Stichworte
- Sagen Sie sich Selbstaufmunterungen, geeignete Selbstsuggestionen:
  - „Ich schaff' das"
  - „JETZT leben".

Notieren Sie sich diese „Powerwörter" und mentalen „Energiespender" großflächig auf Papier. Sollten Sie an bestimmten Orten immer wieder in negative Gedanken zurückfallen, so hinterlassen Sie Ihre vorbereiteten große „Plakate" oder winzige Klebezettel an entsprechend geeigneten Stellen:
- Nachttisch
- Badezimmerspiegel
- Wohnungstür
- Auto
- Türinnenseite des Spind im Umkleideraum usw.

Trennung Arbeit – Freizeit

Trennen Sie strikt zwischen Arbeitszeit und Freizeit und vermeiden Sie Mischzeiten. Geeignet dafür sind zeitlich klare Abgrenzungen, die Sie in Ihren Tagesplänen berücksichtigen.

STOP-Technik

Arbeiten Sie alte Vorfälle der Vergangenheit auf und lassen Sie sie dann für immer los. Wenn permanent belastende Gedanken aus zurückliegenden Dienstschichten auftauchen, kann die STOP-Technik Abhilfe schaffen. Durchbrechen Sie diese negativen, fortlaufenden Assoziationsketten durch positive Umformulierungen. Kommen nach wie vor immer die gleichen Problemgedanken, stellen Sie ein mentales „STOP-Schild" auf. Beobachten Sie bewusst Ihre Gedanken, benennen Sie diese und „*entlassen*" Sie sie dann.

Selbstpflege

- „Ich achte auf meine Grenzen und nehme Warnsignale meines Körpers wahr: Schmerzen jeglicher Art, Ohrgeräusche, Herzsymptome, Magen- Darmbeschwerden usw."
- Machen Sie sich Ihre Erfolge bewusst! Werten Sie persönliche Reifungsprozesse als hohe innere Werte
- Registrieren Sie Ihre guten Arbeitsleistungen und verbuchen Sie diese als Ihren persönlichen Erfolg
- Belohnen Sie sich mit Besuchen attraktiver Orte, wie Theater oder Kino oder gehen Sie „gut essen"
- Erholen sich bei Spaziergängen und anderen Wellnessangeboten (Sauna, Massage usw.)
- Probieren Sie neue Lösungswege aus
- Verharren Sie nicht im Selbstmitleid, sondern suchen Sie Unterstützung im Team oder durch externe Unterstützung (Beratung, Coaching)
- „Ich lerne bei Überforderung ‚Nein' zu sagen"
- Bei chronischer Überlastung lerne ich, die Verantwortung an die Führung zurückzugeben.

Mentale Übungen und Abgrenzungen

Trainieren Sie im Vorfeld ein bestimmtes mentales Entspannungsbild. Malen Sie es meditativ aus. Sie selbst kennen jeden Quadratzentimeter des Bildes und fühlen sich davor *(und darin)* richtig gut. Verknüpfen Sie Ihre Lieblingsmusik, Lieblingsgerüche und -speisen und Urlaubsregionen damit. Hiermit besitzen Sie nun ein wertvolles Ruhestück, das Sie bei Bedarf jederzeit aktivieren können.

- Probieren Sie „Autogenes Training"
- Beginnen Sie eine mentale Reise durch Ihren Körper. Besuchen Sie dabei alle Organe. Integrieren Sie positive Suggestionen, bis Ihre angespannten Muskeln locker werden
- Denkanstoß: „Ich bin nicht die ‚Mutter Theresa' meines Umfeldes"
- Vermeiden Sie Überidentifikationen mit Bewohnern, Patienten und Schülern
- Haben Sie Zutrauen in die Fähigkeiten Ihres Klienten, seine Situation mit seinen Lösungsmöglichkeiten selbst bewältigen zu können
- Delegieren Sie geeignete Tätigkeiten
- Nutzen Sie entlastende Gespräche, Wege zum Kopieren, Sortiertätigkeiten, den täglichen Arbeitsweg oder Toilettengänge bewusst zur „kleinen Pause" und Regeneration
- „Ich beschäftige mich nach der belastenden Situation bewusst intensiv mit anderen Inhalten." Am besten mit ablenkender körperlicher Anstrengung.
- Lieben Sie sich selbst (und das ordentlich), bevor Sie professionelle Nächstenliebe geben.

Rhythmisierung des Arbeitsalltags
Teilen Sie Ihren Tagesablauf so ein, dass nach Phasen stärkerer Belastung (zum Beispiel Patienten- oder Bewohnergespräche) immer wieder Phasen zum Regenerieren oder Entspannen folgen, z.B. Abwaschen, Aufräumen, Sortieren. Solch eine Planung des Arbeitsablaufes verhindert einseitige Überlastungen.

Ausgleichstätigkeiten in der Freizeit
Praktizieren Sie Ausgleichstätigkeit um angestaute Aggressionen abzubauen:

- Sport, körperliche Tätigkeiten oder ähnliche „Frust abbauende" Hobbys
- Entspannungshandlungen: Yoga, Tai-Chi, Abwaschen, etwas Sortieren. Meditative Übungen der Achtsamkeit, Joggen oder Radfahren
- Energiebalance durch Selbstmassage: Fußreflexzonenmassage, Aktivierung bestimmter Punkte (> 1.7.2), Noppen- oder Tennisballmassage
- Befreiendes Atmen: Anspannung laut wegatmen, Atem zählen, Bauchatmung.

5.9.6 Mitteilen von negativen Nachrichten

Zu den weniger angenehmen Momenten zählt auch für Praxisanleiter das überbringen schlechter Nachrichten. Wie teile ich meinem Gesprächspartner unangenehme Situationen (schlechte Beurteilung, Absagen usw.) mit? Bitte nicht: „Mach dir nichts daraus – es geht schon irgendwie weiter...". Langkafel/Lüdke schlagen für solche Situationen das nachfolgende Vorgehen vor:
1. Vorbereitung
2. Klientenwissen
3. Warnschuss
4. Schockreaktion zulassen
5. Eingehen auf die emotionale Reaktion
6. Zusammenfassung am Gesprächsende
7. Zukunftsausblick.

Zunächst sollten Sie sich selbst anhand von **Z**ahlen, **D**aten und **F**akten (ZDF) vorbereiten um genau zu wissen, welche „schlechten Nachrichten" sie mitteilen werden. Grundsätzlich erfolgt die Übermittlung niemals am Telefon oder zwischen *Tür und Angel*. Planen Sie darum ausreichend Zeit, Sitzmöglichkeiten und ein ruhiges Umfeld ein.

Fragen Sie im nächsten Schritt ihren Klienten, was er bereits zur Problematik weiß.

Ulli hat die Aufgabe, einer Schülerin in der Probezeit den negativen Beurteilungsbogen zu übergeben. Das gesamte Team hat den Eindruck, dass diese Schülerin nicht für die Pflege geeignet ist. Mehrfache Anleitungen von nahezu allen Kollegen brachten keinen Erfolg. Vor dem Gespräch informiert sich Ulli in der Schule wie viele Praxisbeurteilungen in der Probezeit erstellt werden und welche Relevanz diese schlechte Beurteilung haben wird.
Zu Beginn knüpft Ulli am Wissensstand der Schülerin an „Du weißt, dass meine Kollegin und ich Dir heute den Beurteilungsbogen unserer Station überreichen. Warum denkst Du, bekommen Schüler gerade in der Probezeit mehrfache Beurteilungen?"

Nach der Beantwortung durch die Schülerin kündigen Sie, quasi als Warnschuss die konkrete schlechte Nachricht an: „Wir haben eine sehr unangenehme Nachricht für Dich – Zusammengefasst aus den vier Zwischengesprächen mit Dir empfehlen wir der Schule, dich nicht weiter in der Pflege einzusetzen".

Lassen Sie etwaige Schockreaktionen zu und gehen Sie auf emotionale Reaktionen ein. Wenn beispielsweise die Schülerin weint, lassen Sie es zu und betonen, dass es Ihnen sehr leid tut. Einige Anleiter bieten zusätzlich an, für ein Gespräch mit Familienangehörigen zur Verfügung zu stehen.

Fassen Sie am Ende die Datenlage zusammen, ermöglichen Sie einen Zukunftsausblick und vereinbaren Sie, sofern noch weiterer Gesprächsbedarf bestehen sollte gegebenenfalls einen Folgetermin.

Ulli fragt die Schülerin, welche Tätigkeiten ihr alternativ zum Pflegeberuf noch Spaß machen, welche Ressourcen sie hat, die in diesem Einsatz nicht zum Tragen gekommen sind.

Schlechte Nachrichten gehören zum Leben und es ist besser ihnen in die Augen zu schauen als diese zu verdrängen. Die Tatsache, dass ich meinem Gegenüber zubillige, enttäuscht zu sein, zeigt dem anderen an, dass ich ihn ernst nehme und mir die Mühe mache, im Vorfeld überlegt zu haben, welche Gefühlsreaktionen auftreten werden.

(Mentale Übungen, hilfreiche Einstellungen und weitere Hinweise zum Überbringen von negativen Nachrichten 💻)

5.10 Präsentation und Moderation

Mitarbeiter, die sich im Bereich Beratung und Anleitung bewegen, kommen irgendwann in die Situation, dass sie vor einer Gruppe von Menschen sprechen oder referieren sollen. (Vertiefende Informationen 💻)

Bevor Sie dieses Buch weglegen...

So, das war's. Allein schon die Tatsache, dass Sie die Lektüre bis hierhin geschafft haben, spricht für Ihre persönliche Motivation zur Anleitungs- und Beratungstätigkeit. Ich freue mich, wenn ich mit diesem Buch möglicherweise dazu etwas beigetragen konnte. Aber wie geht es jetzt weiter? Jetzt sind Sie dran!

Sicherlich sind geeignete Umfeldbedingungen (bestehender Praxisanleiter-Mentorenkreis) und Leitungspersonen in Schule und Pflegedirektion, denen die Verbesserung der praktischen Ausbildung ein echtes Anliegen ist, ideal. Aber was tun, wenn diese längst bekannten Forderungen in Ihrer Einrichtung noch nicht umgesetzt werden?

TIPP
Nicht warten, bis die anderen etwas unternehmen – fangen Sie einfach bei sich an, in Ihrem Umfeld, mit Schülern in Ihrer Dienstschicht usw.

Vielleicht animiert Sie dieses Buch auch dazu, eine Fortbildung zur „Anleitung" zu besuchen oder sogar eine Weiterbildung im Bereich Praxisanleitung zu absolvieren. Und eventuell entdecken Sie sogar, dass Sie, mit gesunder Selbstkritik und durch einen unvoreingenommenen Umgang mit Schülern, mit der Zeit ein flexibleres Denken entwickeln. Denn Sie wissen ja: „Flexibilität" zählt. Nicht ärgern – sondern ändern!

Sowohl der volkswirtschaftlich gesehen große Markt der „Pflege" als auch die Themen „Anleitung" und „Beratung" werden in der Zukunft immer wieder Änderungen und Neuerungen unterworfen sein.

Verändern Sie sich und: Ihre Schüler, Ihr Team, Ihre neuen Kollegen die eingearbeitet werden – kurzum den Pflegeberuf zur Professionalität. Integrieren Sie Patientenedukation. Überall wo Pflege läuft – allein in Deutschland täglich ausgeführt von über 1 Millionen beruflich Pflegender – als die größte Berufsgruppe im Gesundheitswesen mit dem direktesten Kontakt zum Patienten, in allen Settings... Was wäre das für eine Ressource, wenn wir natürlich selbstbewusst in hoher Qualität – Patienten und Angehörige, aber auch unseren Kollegen in den anderen Berufsgruppen demonstrieren, was Pflege kann....

Wenn wir uns ändern – verändern wir die Welt!

Abschließend zum letzten Mal zurück zu den Personen, die Sie in diesem Buch begleitet haben. Der Praxiseinsatz von Schülerin Petra nähert sich nun auch dem Ende. Nach dem dann doch noch erfolgreichen Konfliktmanagement von Pfleger Karl-Heinz und Schülerin Petra entwickelte sich in der Folge auf der gesamten Abteilung ein *kollektiver Bezugskontakt.* (➤ Abb. 5.7).

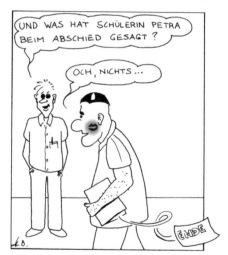

Abb. 5.7

Der Willkommensgruß steht für zwei Möglichkeiten:
1. Wenn Sie der Anweisung im einführenden Teil gefolgt sind, erwartet Sie hier ein kleiner Auftrag:

> Bitte legen Sie bei der Lektüre dieses Buches ein Blatt Papier mit nachfolgender Rasterung zur Seite.
> Tragen Sie Ihre spontanen und intuitiven Ideen direkt handschriftlich ein. Nachdem Sie das gesamte Buch bearbeitet haben, sehen wir uns bei Punkt 2 wieder.

2. Herzlichen Glückwunsch zur Durcharbeitung von „Spielend anleiten und beraten". Ich bin mir sicher, dass Sie durch Ihre eigenen Notizen nun über eine schriftliche Ideenbörse verfügen, mit der Sie etliche Verbesserungs- und Optimierungsmöglichkeiten für Ihren Berufsalltag besitzen.

Gemäß dem Grundsatz des „Kaizen" freue ich mich über Ihre Kritik, Ihre Ideen und Wünsche zur Verbesserung und Bearbeitung der vierten Auflage. Ich freue mich auf Ihr Feedback per Email oder Brief. Weiterhin viel Freude beim Anleiten und Beraten!

Diese Anregungen setze ich selbst sofort um	Zur Umsetzung benötige ich Hilfe meines Kollegenteams	Zur Umsetzung benötige ich organisatorische Unterstützung (PDL, Schule, Praxisanleiter)

Anhang

Abkürzungsverzeichnis

AltPflAPrV		Ausbildungs- und Prüfungsverordnung für die Berufe in der Altenpflege	KrPflG		Krankenpflegegesetz
			LZ		Lernziel
			MK		Mittelkursschüler
AltPflG		Altenpflegegesetz	MTS		Medizinischer Thromboseprophylaxestrumpf
ATL		Aktivitäten des täglichen Lebens	OK		Oberkursschüler
			PA		Praxisanleiter
AVR		Arbeitsvertragsrichtlinien	PB		Praxisbegleitung
DBfK		Deutscher Berufsverband für Pflegeberufe	PDL		Pflegedienstleitung/ Pflegedirektion
DKG		Deutsche Krankenhausgesellschaft	PIZ		Patienteninformationszentrum
DRGs		Diagnostic Relation Groups	PU		Praktischer Unterricht
			STB		Stellenbeschreibung
EWZ		Einwirkzeit	UK		Unterkursschüler
GKW		Ganzkörperwaschung	VW		Verbandwechsel
IBF		Innerbetriebliche Fortbildung	Wtb		Weiterbildung
			ZVD		Zentraler Venendruck
KrPflAPrV		Ausbildungs- und Prüfungsverordnung für die Berufe in der Krankenpflege	ZVK		Zentraler Venenkatheter

Glossar

Auditiv	Hörend	**Salutogenese**	Entstehung von Gesundheit
Bezugskontakt	Übereinstimmung, gleiche Ebene herstellen	**Sebostase**	Verminderte Talgdrüsenproduktion der Haut
Clinical Pathway	Interdisziplinärer Versorgungspfad	**Somatisch**	Körperlich
Compliance	Bereitschaft mitzuwirken	**Stabsstelle**	Liefert Expertenwissen / Beratung für Vorgesetzten, unabhängig von der Organisationshierarchie
Dekubitusinzidenz	Häufigkeit des Auftretens		
Empowerment	Selbstverantwortung		
Kaizen	Ständiges Verbessern		
Kalibrieren	Einstellen, justieren	**Taktil-haptisch**	Tastend, berührend
Kongruent	Stimmig	**Teamteaching**	Gemeinsamer Unterricht z.B. von Lehrern und Praxisanleitern
Monitoring	Überwachungstechniken zur Diagnostik von Körperfunktionen		
		Validieren	Wertschätzen
Paraphrasieren	Etwas umschreiben	**Vibratorisch**	Erschütternd, vibrierend
Psychohygiene	Vorbeugende Maßnahmen zur Gesundheitserhaltung der Psyche, (Seele, Gemüt)	**Visuell**	Sehend

Zitatenverzeichnis

Nr. Autor unter Bezug des Literaturverzeichnis/Fundstelle (Seitenangabe)
1. Gordon, M.: Handbuch Pflegediagnosen. 4. Auflage München: Elsevier 2003, S. 265.
2. Schwegler, J.: Der Mensch: Anatomie und Physiologie, 3. Aufl., Stuttgart: Georg Thieme Verlag 2002.
3. Fasel, C.: „Kopfarbeit: Fitneß fürs Gehirn" in STERN 45 (1991): S. 86.
4. O'Conner, C.; Seymour, J.: Weiterbildung auf neuem Kurs, VAK 1996, S. 226.
5. Oelke, U. et al.: Lernen in der Pflege. Baunatal: Baunataler Verlag & Software GmbH, 1995, S. 61.
6. Bandura, A.: Lernen am Modell. Stuttgart: Klett, 1976, S. 27.
7. Benner, P.: Stufen zur Pflegekompetenz. From Novice to expert. Aus dem Engl. übers. von Matthias Wengenroth. Bern: Verlag Hans Huber, 1994.
8. KrPflAPrV http://www.gesetze-im-internet.de/bundesrecht/krpflaprv_2004/gesamt.pdf. Stand Januar 2009.
9. Storsberg, A. et al.: Krankenpflegegesetz. 6. Aufl. Kohlhammer Stuttgart, 2006, in ihrem Schreiben vom 6.08.03
10. Deutsche Krankenhaus Gesellschaft (DKG): „Positionspapier zu Einsatz, Qualifikation und Personalbedarfsermittlung von Mentoren für die Ausbildung in Krankenpflegeberufen" in DAS KRANKENHAUS 12 (1992), S. 590.
11. Geschäftsführer der Arbeitsrechtlichen Kommission des Deutschen Caritasverbandes, Hg: Richtlinien für Arbeitsverträge in den Einrichtungen des Deutschen Caritasverbandes (AVR). Stand: 16. Juni 1994. Freiburg im Breisgau: Lambertus.
12. Rückerl, T.: In Action. Paderborn: Junfermann 1997, S. 257.
13. AG der Direktor (...) von Schulen (...) Österreichischen Gesundheits- und Krankenpflegeverband: „Handbuch Praktische Ausbildung", S. 16.
14. nach Münchner Kommentar-Mertens § 831 BGB Rd.Nr.1 nach Sträßner, Heinz R. / Ill-Groß, Manuela in PflegeRecht 99
15. Kurtenbach et. Al.: Krankenpflegegesetz: mit Ausbildungs- und Prüfungsverordnung für die Berufe in der Krankenpflege. 4. Aufl. Stuttgart: Kohlhammer, 1994.
16. Kendall GmbH: Produktinformation: Antithrombosestrümpfe T.E.D. Neustadt/Donau: 1995.
17. Schwegler, J.: Der Mensch: Anatomie und Physiologie, 3. Aufl., Stuttgart: Georg Thieme Verlag 2002.
18. Krankenpflegegesetz, S. 1444. http://www.bmg.bund.de/cln_110/nn_1168248/SharedDocs/Downloads/DE/GV/GT/Gesundheitsberufe/4-Gesetz-ueber-die-Berufe-in-de-, templateId=raw,property=publicationFile.pdf/4-Gesetz-ueber-die-Berufe-in-de-.pdf entnommen am 04.03.2009
19. Wahrig, Gerhard: Deutsches Wörterbuch: Mit einem Lexikon der deutschen Sprachlehre. Jubiläumsausgabe. Gütersloh: Bertelsmann Lexikon Verlag GmbH, 1991, S. 7.
20. Altenpflegegesetz, S. 4. http://www.gesetze-im-internet.de/bundesrecht/altpflg/gesamt.pdf entnommen am 04.03.2009.
21. Elkeles, T.: Arbeitsorganisation in der Krankenpflege: zur Kritik der Funktionspflege. Hochschulschriften 258. Köln: Pahl-Rugenstein Verlag, 1988, S. 152.
22. Deutscher Pflegerat e.V. Rahmenberufsordnung für professionell Pflegende, Berlin 2004, S. 7.
23. O'Conner, C.; Seymour, J.: Weiterbildung auf neuem Kurs, VAK 1996, S. 37.
24. Bundessozialhilfegesetz: http://www.sozialgesetzbuch-Bundessozialhilfegesetz.de/_buch/sozialgesetzbucht1024x768.htm. entnommen am 4.3.2009

Das Literaturverzeichnis finden Sie unter www.pflegeheute.de 🖥

Register

A
Abgrenzung 280
Alten-/Krankenpflegehelfer 182
Altenpflegegesetz 69, 182, 212
An- und Entspannung, Lernen 37
Anfänger, nach Benner 58
Angleichung 260
Anleiter
– Anleitungsbedingungen 118
– Aufgaben 67
– Eigenschaften 67
– Fehler 154
– Kompetenz 29, 65
– Motivation 81
– Schulintegration 198
– Überwachungsqualität 97
– Voraussetzungen 65
– Vorbereitung 128
– Vorbildfunktion 65
Anleiteranalyse 119
Anleiterkreis 194
Anleitung 10
– Ablauf 148
– Aktiv- und Passivphasen 46
– Aktivierung 44
– als Ausbildungsinhalt 72
– Anfangs- und Endbetonung 43
– Anpassung an Kompetenzstufen 62
– Auswertung 157
– Beobachtungsschwerpunkt 143
– Definition/Qualifikation 73
– Dokumentation 100
– Durchführung 149
– durch Lehrer für Pflege 194
– Engagement 191
– neuer Mitarbeiter 97
– Neuplanung 157
– Planung 134
– Qualität 162
– Stellenwert im Team 78
– strukturieren 45
– Tätigkeitsfeld 67
– Vorgehen, allgemeines 43
– Zeitplanung 104
– Ziel- und Handlungsorientierung 43
Anleitungsform 131
Anleitungsformular 130
Anleitungsthema
– Bedingungen durch 126
– Eingrenzung 131
– vertiefen 159
Anleitungsthemenanalyse 124
Anleitungsverpflichtung 72, 83, 96
Anleitungsziel 131
Arbeitsverweigerungsrechte 100

Assoziationen 42, 46
Aufmerksamkeit 40
Außendienst, Übergabesituation 204

B
Benner, P. 56
Beobachterrolle 148
Beobachtung 172, 219
– nicht-teilnehmende 147
– Prozess 182
– teilnehmende 147
Beobachtungslernen 1, 89
Berater
– Einstellung 249, 279
– Kompetenz 250
– Selbstverständnis 252
Beratung 13
– Abgrenzung Therapie 238
– Abschluss 269
– Alltagsberatung, Pflege 234
– Definition 234
– Dokumentation 270
– Durchführung 268
– Expertenstrategien 263
– Freiwilligkeit 249
– Informationsphase 269
– Ort und Zeit 267
– Pflegeziele 268
– professionell 234
– Qualität 236
– unter Gleichen 245
– Vorbereitung 267
– Wirkung 248
– Ziel- und Handlungsorientierung 44
Beratungsanamnese 268
Beratungsleistungen, Abrechnung 269
Beratungsverpflichtung 269
Berufspolitik 84
Beurteilung 113, 182
– Ablauf (Vier-B) 179
– Kompetenzorientierung 173
– Noten 178
– Subjektivität 174
– Ziele 178
Bewerberauswahl 94
Bezugskontakt 250, 267
– als Beratungsvoraussetzung 255
– herstellen 252
– Missbrauch 265
Blackout 39

C
Coaching 163, 247, 248, 276, 279
Compliance 33

D
Dokumentation 161
Dokumentationspflicht 100
Durchführungsverantwortung 100

E
Erfahrene Pflegende, nach Benner 60
Ernährung, hirngerechte 28
Erstgespräch 108, 115
Erziehung 4

F
Fachliteratur 122, 219
Flexibilität 36, 93, 277
Folgen 252
Förderungsvorschläge 158
Führen, Beratungsgespräch 260

G
Gedächtnisarten 22
Gedächtnislandkarten 24
Gefühle 22, 253
Gehirnhälften 42
Gezielte Anleitung 163, 187

H
Haftung
– Delegation 98, 101
– zivil-/strafrechtlich 100
Hirngymnastik 27
Home-Care-Konzept 245
Hospitation 199

I
Impulslernen 229
Informationsvermittlung 39
– Ein-Kanal vs. Mehr-Kanal 30

J
Jugendarbeitsschutzgesetz 101

K
Kaizen 36, 89, 262
Kalibrieren 259
Klassenbuchauszüge 194
Klient
– Einstellung 249
– Ressourcen 262
– Wissensstand 260
Kommunikationsstrategie 20
Kompetente Pflegende, nach Benner 59
Kompetenz, interaktive 252
Konflikt 113
– Beteiligung, eigene 272
– Stresssymptome 274
– Umgang 275

288 Register

Konfliktmanagement 275, 277
Körpersprache 139, 253, 258
Krankenpflegegesetz 182, 208
Kritik 113
- begründen 156
- Schwerpunkte setzen 155
Kündigung, innere 84
Kündigungen 93

L
Lehrmaterial 219
Lernauftrag 45, 135, 136, 226
Lernen
- Beeinträchtigungen 3
- dramatisiertes 29
- durch Fehler 36
- Eigendynamik 44
- unter Angst 39
- unter Stress 39
Lernformen 232
Lerninhalt 121, 132
- lt. Anleitungsformular 133
Lernmarathon 42
Lernmaxime 66
Lernmodelle 141
- Beobachtungslernen 53
- Einsicht 55
- Signallernen 51
- Versuch und Irrtum 52
Lernstrategien
- Lerngruppen 49
- Lesetechnik 48
- Rituale 48
- Zeitplan 49
Lernstufen 30
Lerntyp 40
Lerntyptest 111
Lernverlaufsbogen 219
Lernziele 16, 111, 121, 131
- lt. Anleitungsformular 132
- Umsetzung 209
- Unter-/Mittel- und Oberkurs 216
Lernzielkataloge 16
- erstellen 215

M
Mediation 276
Medien 122
Memotechnik 50
Menschlichkeit 260
Mentale Landkarte 264
Mentor 71
- Definition/Qualifikation 73
Methode 121, 132
Methodik 6
Mitarbeiterführung 92
Motivation
- Bedürfnisbefriedigung 34
- durch Anforderung 35
- Förderung von 34

N
Nachgespräch 163
- Einstieg 153
- Ort und Zeit 150
- Protokoll 158
- Schluss 161
- Selbsteinschätzung Schüler/Klient 153
- Struktur 162
- Teilschritte begründen 156
Nachrichten, schlechte übermitteln 281
Neugierde 31
Neuling, nach Benner 57
Neurodidaktik 7

P
Pädagogik 5
Patient/Bewohner
- als Anleitungszielgruppe 107
Patienten-/Bewohneranalyse 126, 128
Patienteninformationszentren 242
Pausen 41
Pflegeausbildung
- eigene 1
- Leitbilder 66
- Lernziele 213
Pflegebibliothek 122
Pflegepädagogik, 4, 8, 10
Pflegeprotokoll 165
Pflegequiz 229
Pflegeschüler
- als Anleitungszielgruppe 106
- Recht auf Anleitung 97
Pflegestandards 61
Pflegesysteme 103
Pflegeüberleitung 136
Praxisanleiter 70
- als Fachprüfer 229
- Altenpflegeausbildung 69
- Krankenpflegeausbildung 68
- Vergütung 84
Praxisanleiterkreis
- Mentorenkreis
- Praxisbericht 201
Praxisordner 198
Praxisort, standardisierte Einrichtung 207
Praxisprojekt 196
Prüfung, Anforderungen 229
Psychohygiene 279

Q
Qualitätsmanagement 88
Qualitätssicherung, Anleitung 91

R
Rollentausch 231

S
Schüler/Klient
- Handlungsanteile 136
- Selbstbild 116
- Vorbereitung 137
- Wissen- bzw. Ausbildungsstandsstand 135
Schüler/Klient
- Umgang mit schwierigem 282
Schultagesystem 190
Selbstverteidigung 274
Stationsleitfaden 217
Stufen-Modell nach Benner 56
Subjektivität 271
Supervision 248, 276

T
Training, mentales 143
Trainingsphase 131, 160, 213
Transfer 160

U
Übergabesituation 207
- lernfördernde 204
- trainieren 206
Übung 29, 46, 163
- Umsetzung 164
Umfeld, Anleitungsbedingungen 103
Umfeldsituation, Lernen 37
unbewusstes 262

V
Veränderungsstrategie 37, 75
Vergessenskurve 28, 46
Verknüpfung 29, 42
Visualisierung, lernfördernde 37
Vorgespräch 145
- Ermittlung des Lernstandes 138
- Ort und Zeit 137
- Struktur 141
- Verhaltensabsprache 141
- Zeitlimit 40
- Zielformulierung 138
Vorurteile 272

W
Wahrnehmungskanäle 174, 259
Wiederholung 29, 46
Wissen 29
Wissensdefizit 5, 29, 233
Wochenplanung 112
Wortwahl 259

Z
Zeit 40, 74
Zeitoase 207
Zentrieren 148
Zielgruppe, Anleitungsbedingungen 117
Zielgruppenanalyse 114
Zwischengespräch 177